ことばを超える

中村京亮の素描 — 失語症の世界から

菅　正明

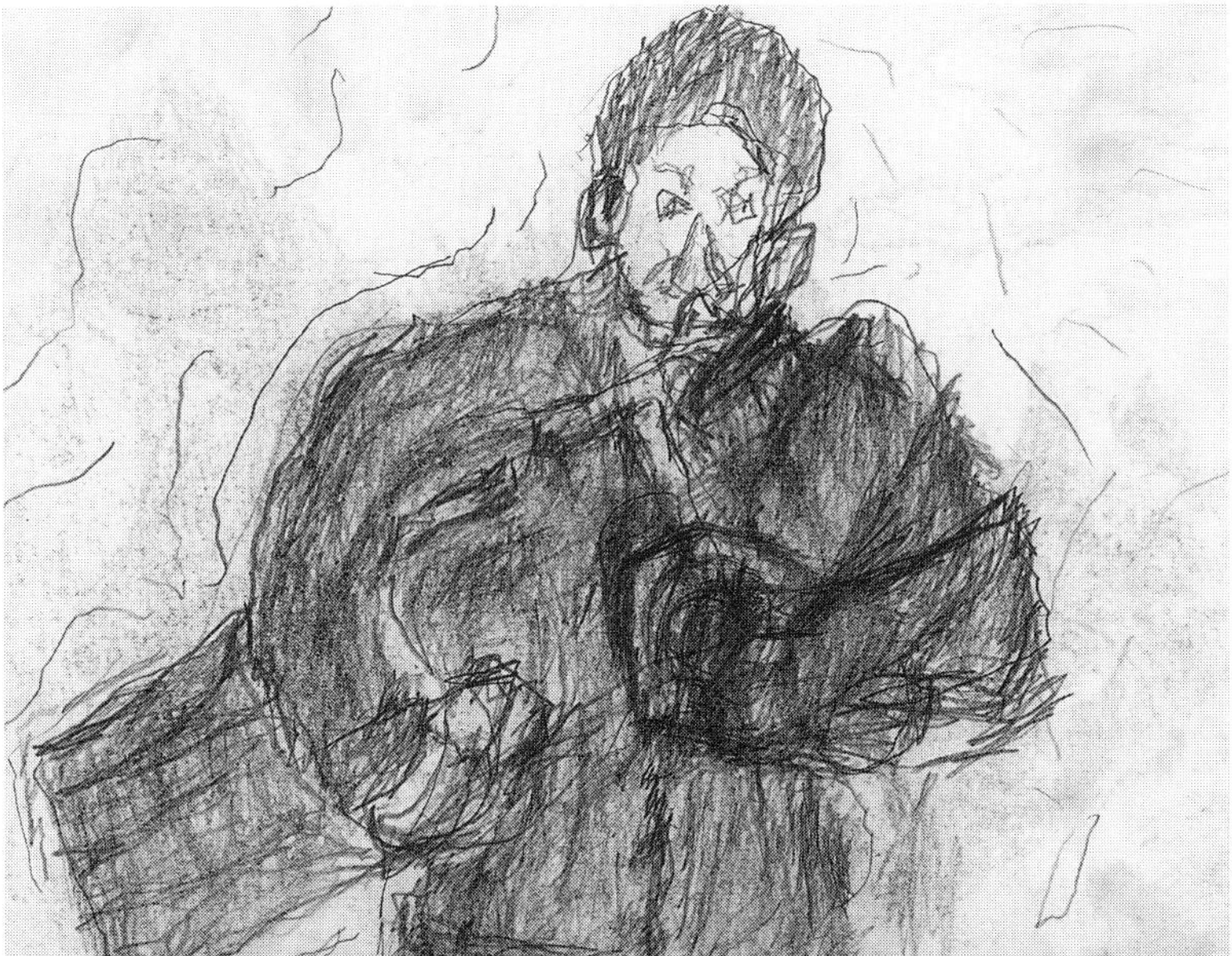

海鳥社

はじめに

介護をうけないで、いつまでも元気に過ごしたいと、健康法を守ったり、介護予防に専念しながら生きている人がいる。多くの人は、年がいくつになっても、元気でありたいと願う。自分の健康のことなどあまり考えないで、ただ自然に老い、やがて衰えて、人生の終末を迎えたらよいと思っている人もいる。

しかしながら人生は、そうたやすいものではない。年老いて不治の病に罹ったり、中村京亮先生のように八十歳を過ぎてひどい障害に陥ったりすることもある。それでもひたすら生きていかなければならない。

人は、どんな人生の終わりを迎えるか、だれにも分からない。いま中村先生の描画を並べてみると、高齢で病んだり、あるいは障害をもって老年を生きていかなければならなくなった人たちに、人生を如何に生きたらよいか、その一つの道を示してくれているような気がする。

この本で紹介する絵は、先生が脳出血の発病後、右半身不随と失語症になってから肺炎で亡くなるまでの、ちょうど一年という短い期間に描かれたものである。その間、指導する人もなく、いっしょに描こうという人たちもいない。作業療法士は、ただスケッチ・ブックと鉛筆を手渡すだけであった。
これは、他からは何の介入もうけず、なんの影響もうけていない、ただ自分の思いだけで、できあがった絵である。

二〇〇九年四月十日

菅　正明

ことばを超える●目次

絵を追って

発病以来、一年と少したった。その間にどうにか病状も安定して、訓練のために、病室からリハビリ室に出てこれるようになった。

一九八六年のある日、作業療法士のすすめで、リハビリ室で車椅子に坐ったまま、はじめて落書帖に四枚の絵を描いた。

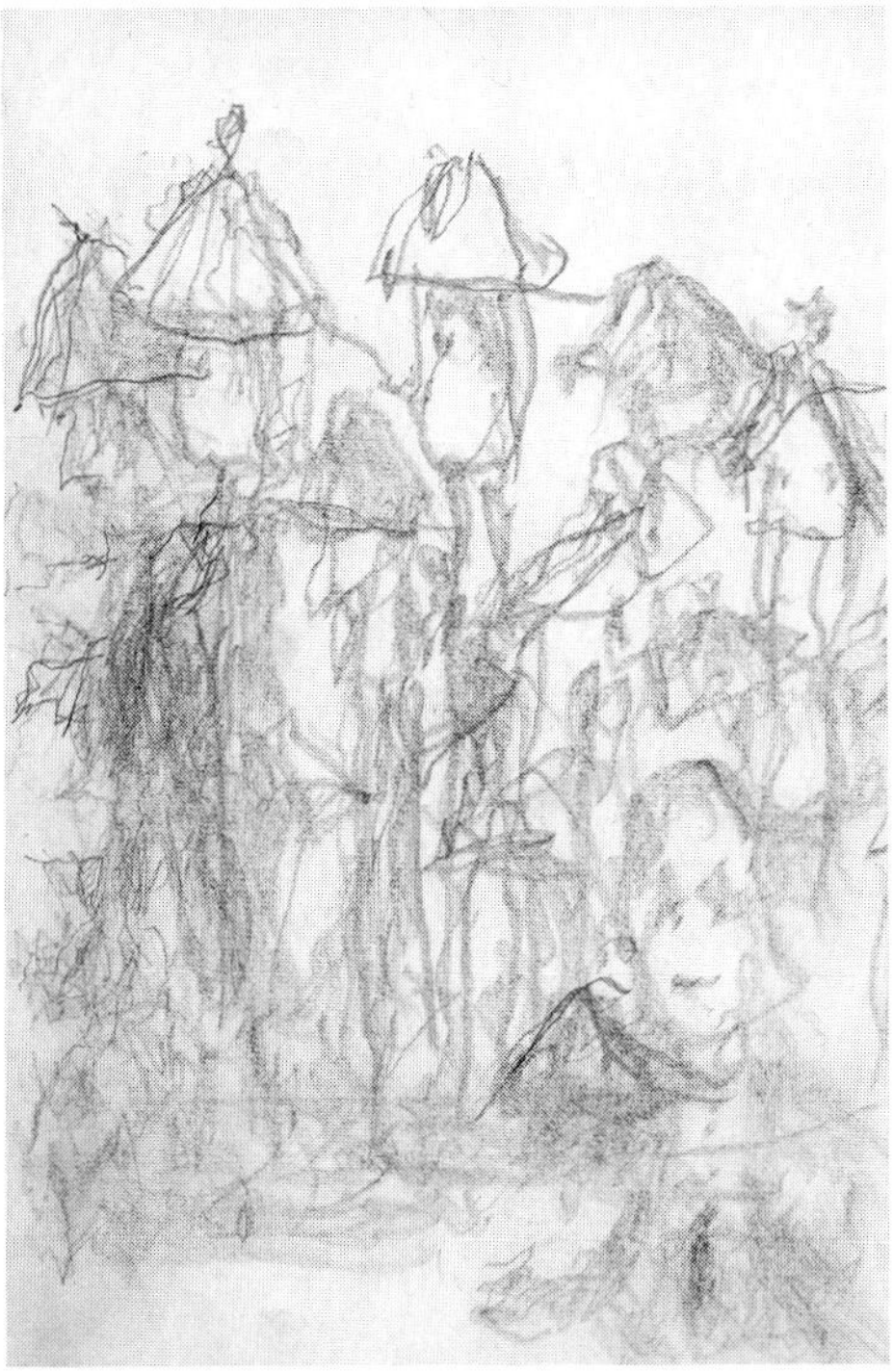

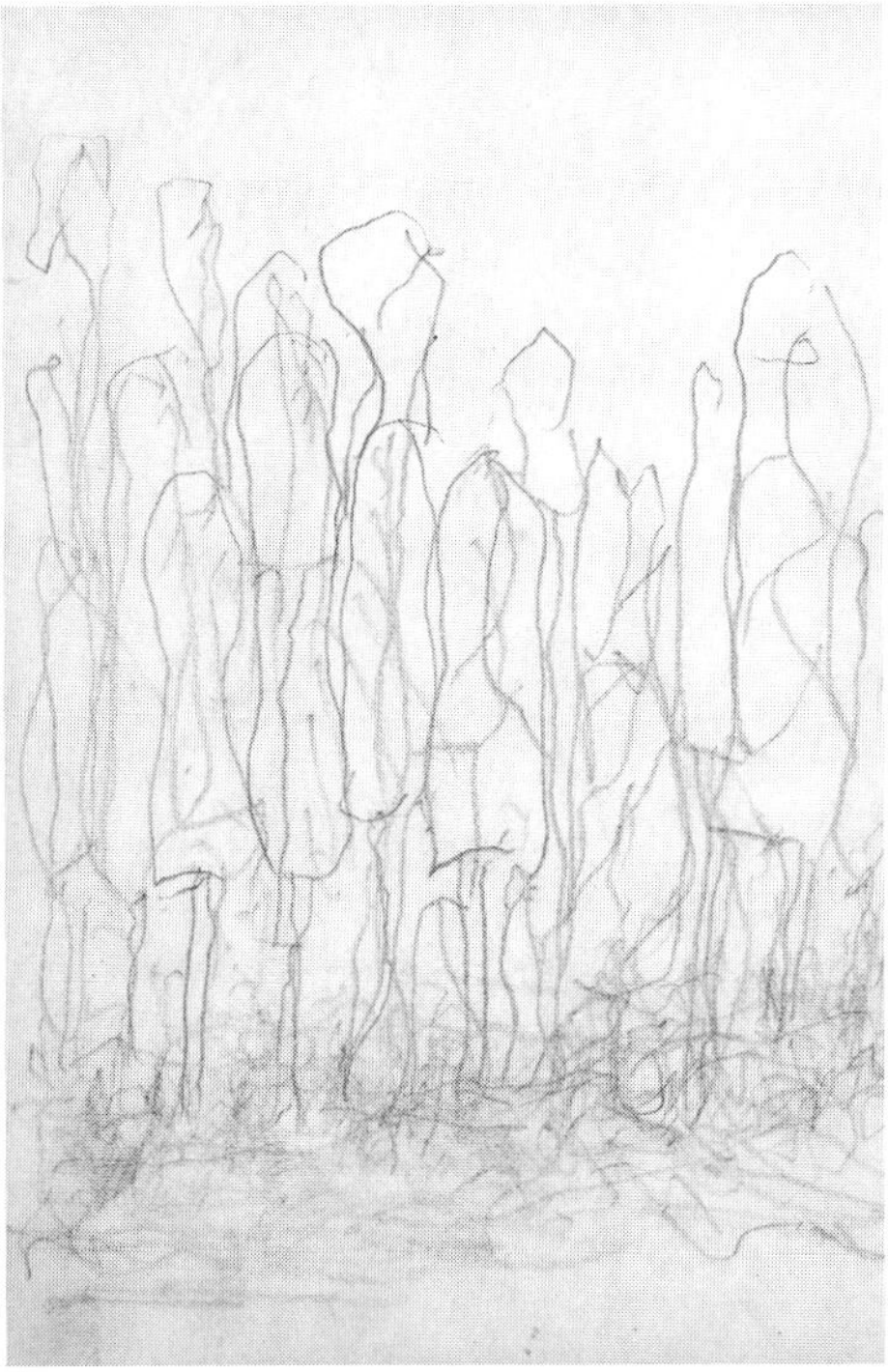

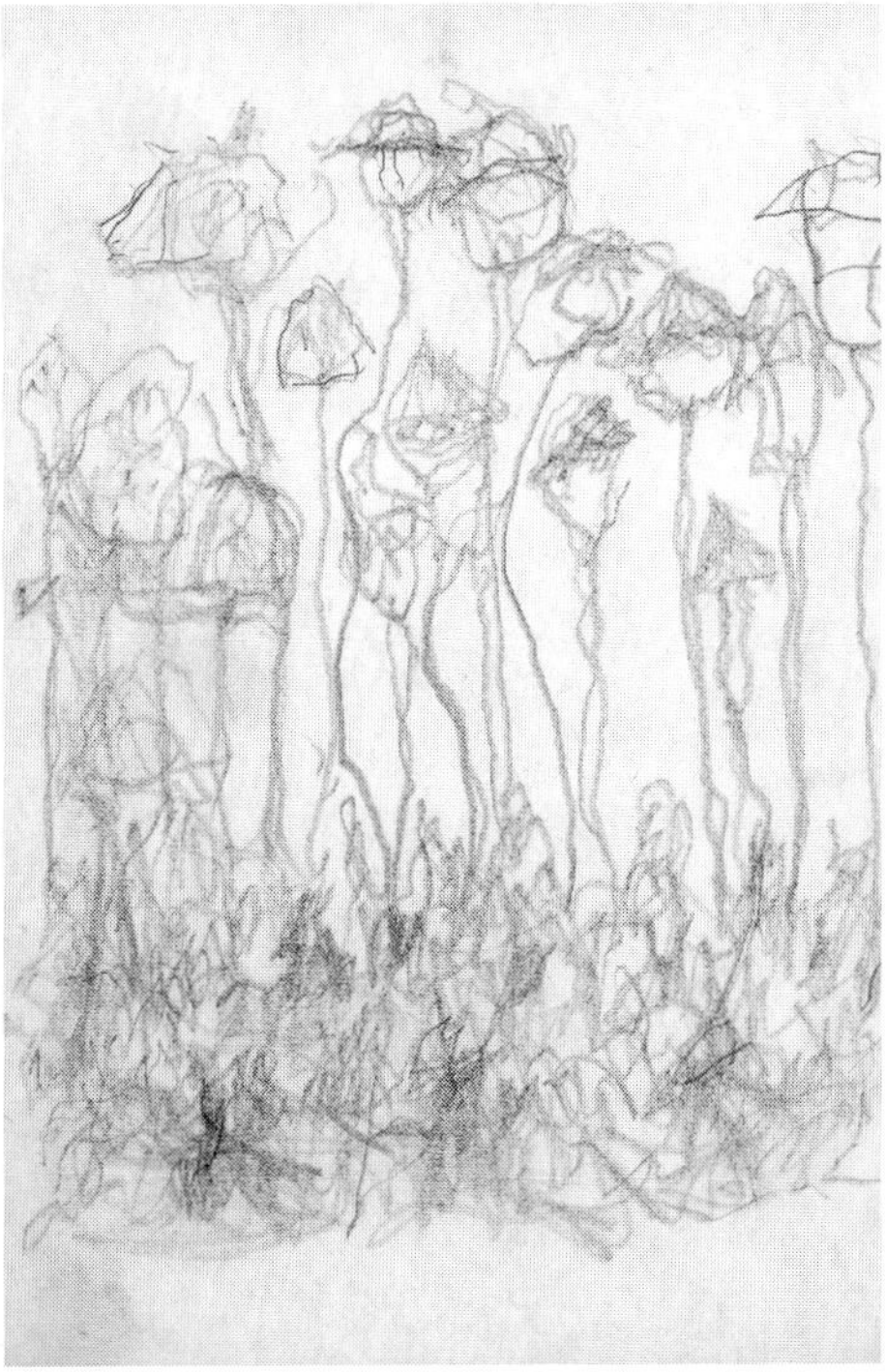

起立訓練のあと一、二時間のあいだ絵を描くという日課が続いた。

リハビリ室の窓越しに、病院の正面にあるロータリーや木立が見える。ガラス窓に面した作業療法用のテーブルの上に、植木や花瓶に生けた花を置くと、それを自分の麻痺していない方の手で動かしてみて

「オー、オー」と声をあげてよろこんだ。

やがてほとんど毎日、リハビリ室の机のまえにすわって、ときには一日に何枚も、ときには一枚の絵を何日もかけて描いた。

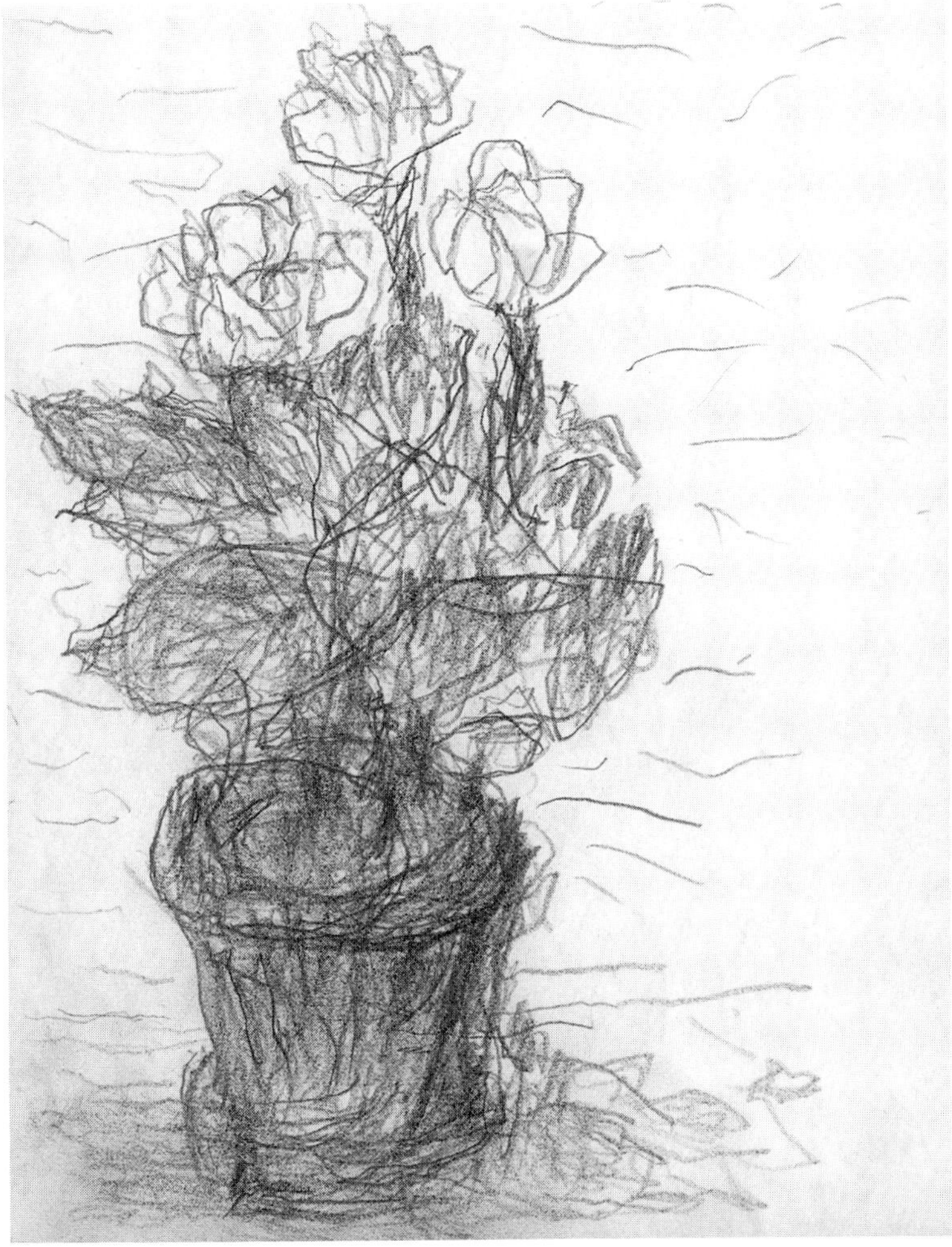

花瓶に生けた
もくれんの花

もともと絵を描くのにスケッチブックを使うのが嫌いで、広告や書き損じの原稿用紙の裏に描く習慣があった。

落書帖やスケッチブックを渡して「これに描きましょう」というと、「それは駄目だ」「紙切れをだせ」と、身振りで訴えた。新しいスケッチブックが渡されたときは、なんだか照れくさそうな顔をした。

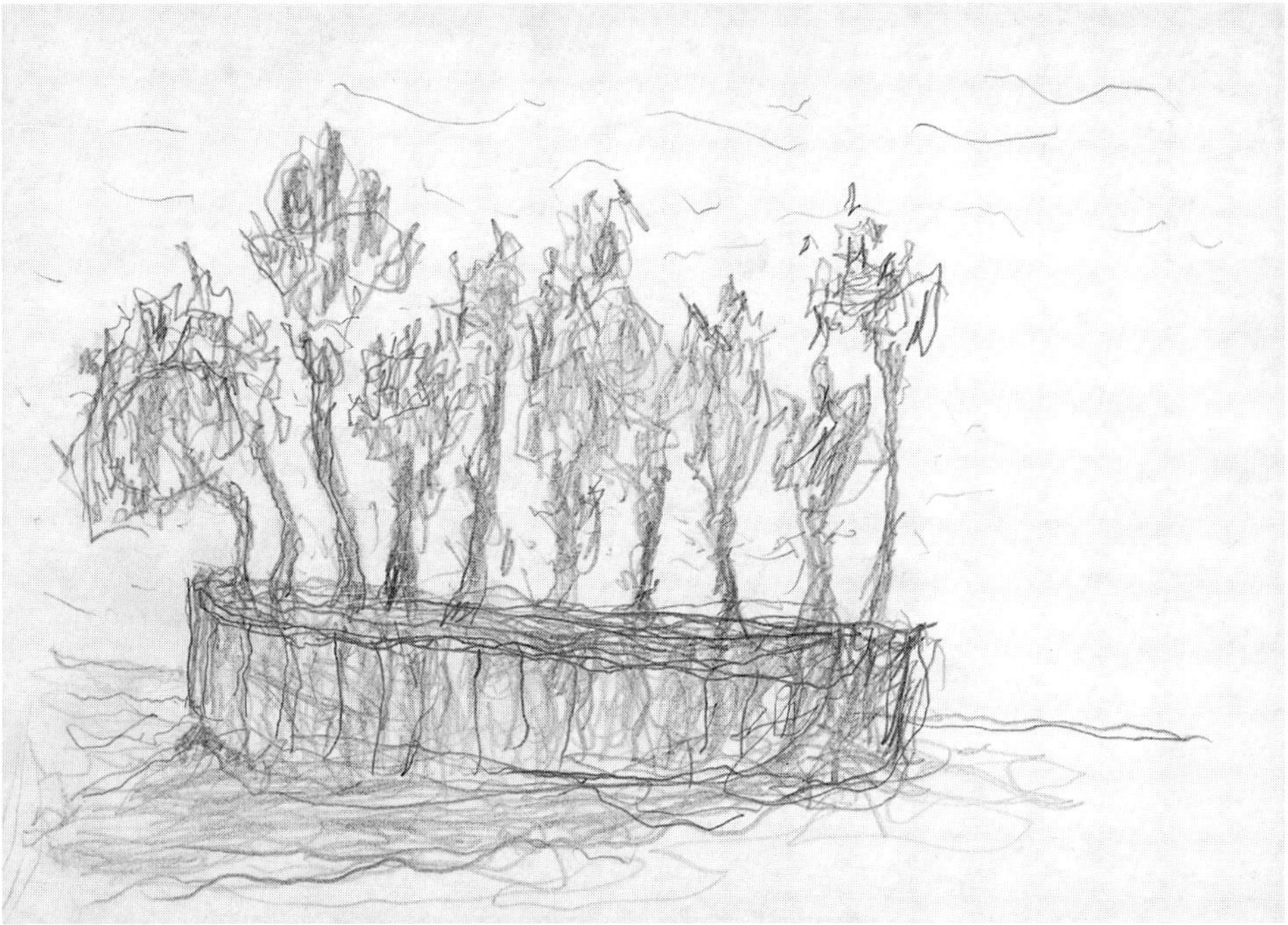

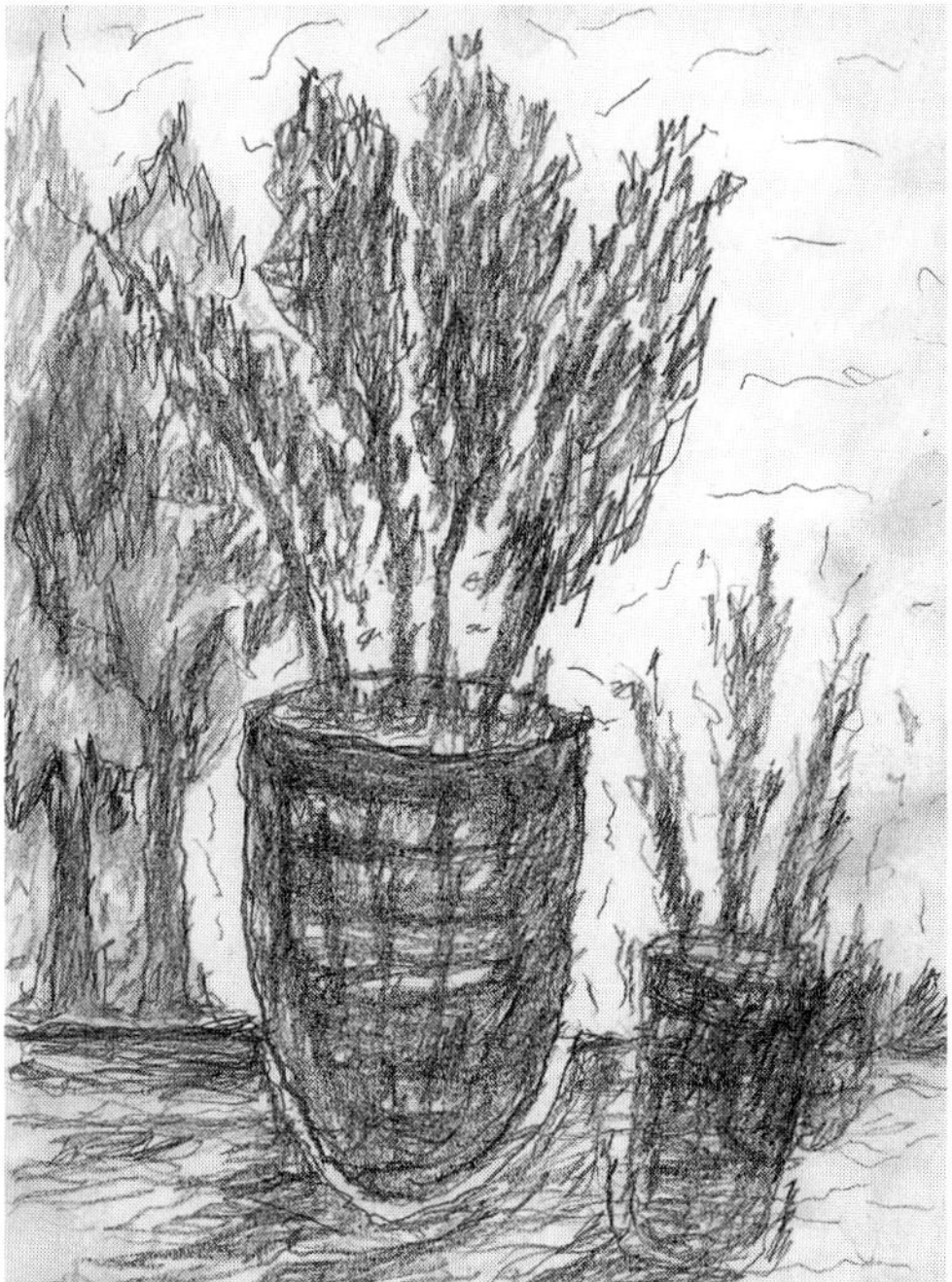

上はリハビリ室から眺めたロータリーと木立の風景。
左は、テーブルの上の活花と窓ガラス越しの玄関の木。

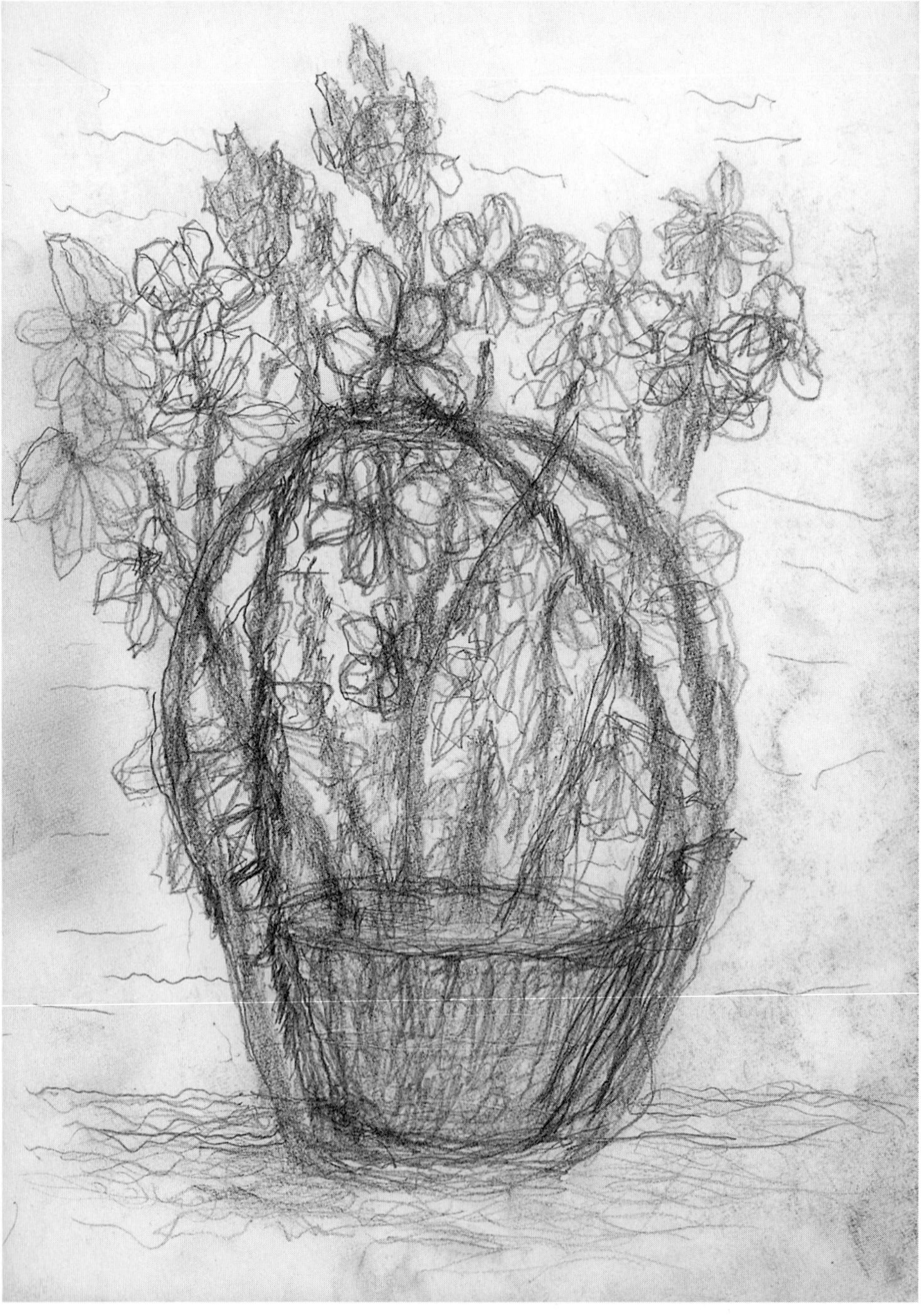

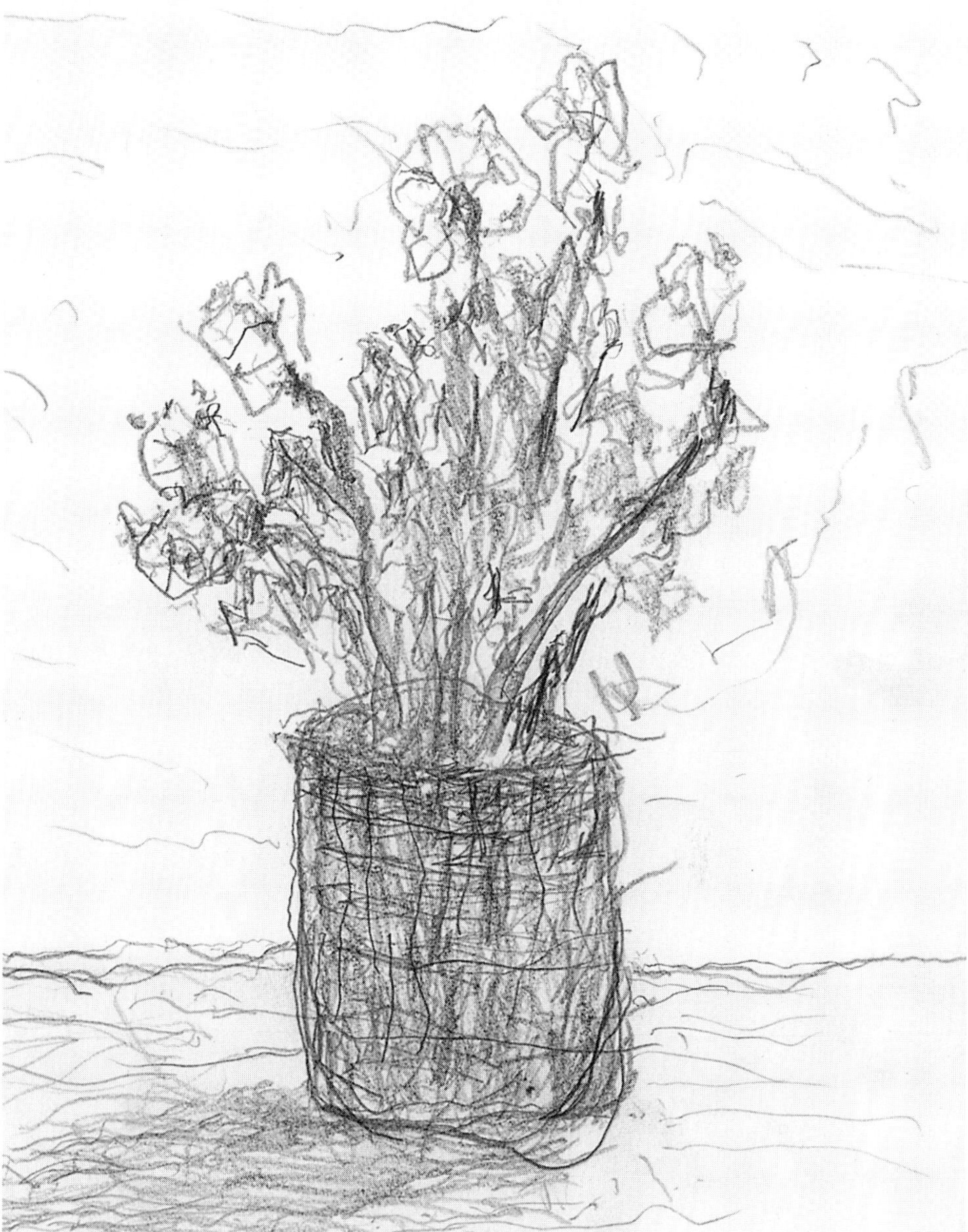

15　　絵を追って

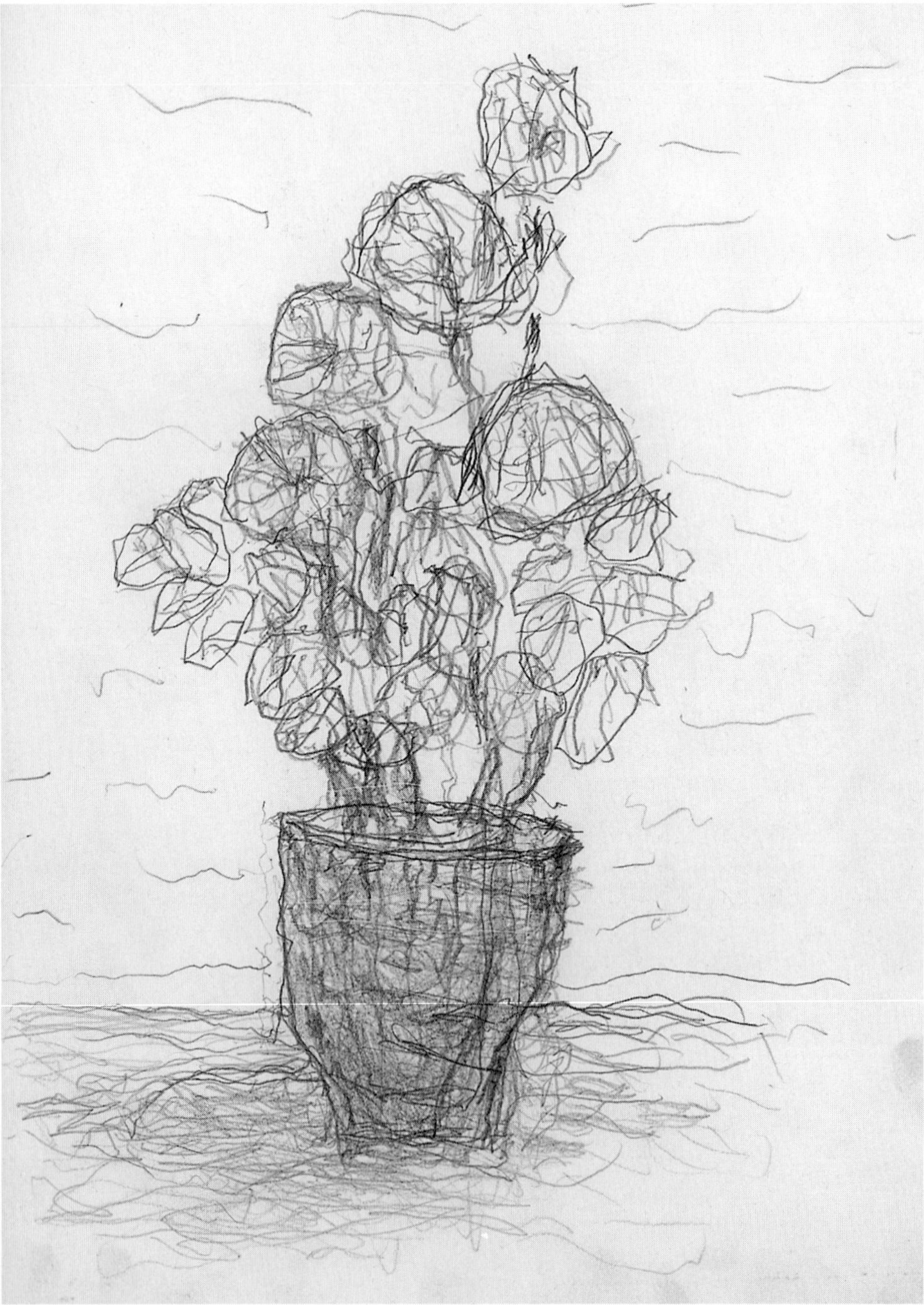

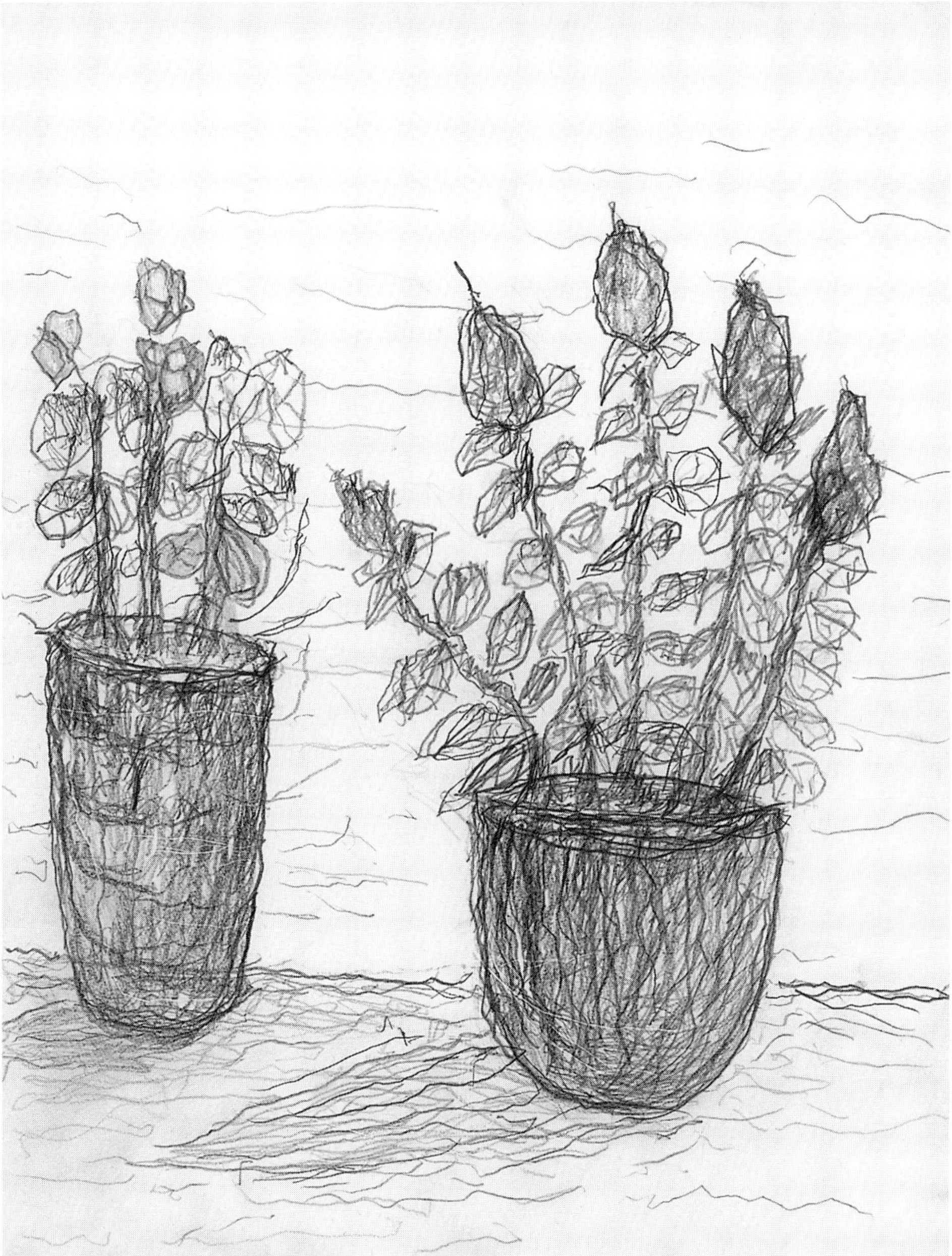

17　絵を追って

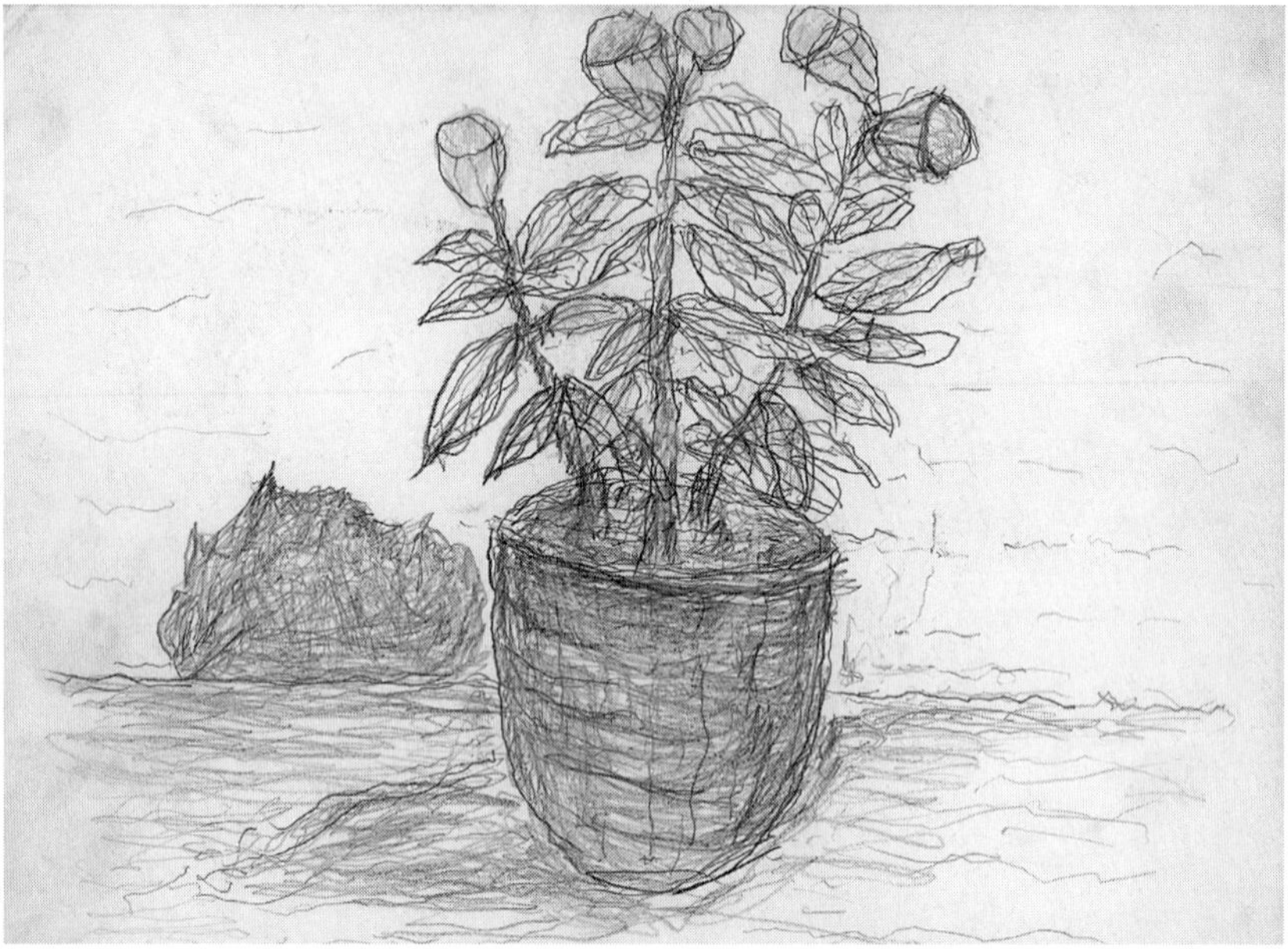

花の向こうに島が見える。
植木鉢を大小二つ並べて、バランスがとれなかったのか、右側にポットを持ってきて、構図がきまった。(左上の絵)
植木、二つのポットとジャーを前に置いて、遠くに島を配した。右側の棒を思わせるような黒い線は、なんだろうか。少しも目障りにはならないけれども。(左下の絵)

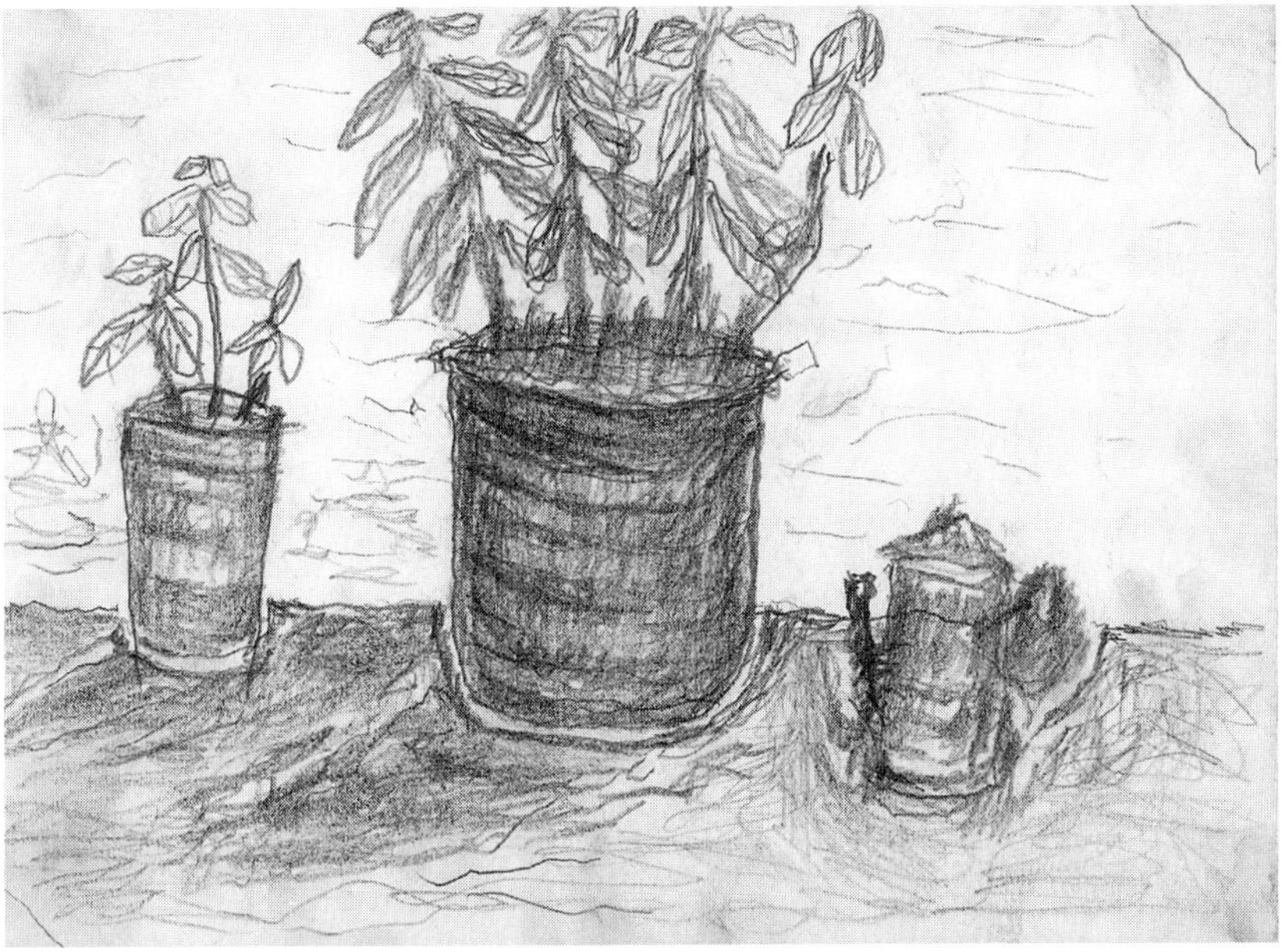

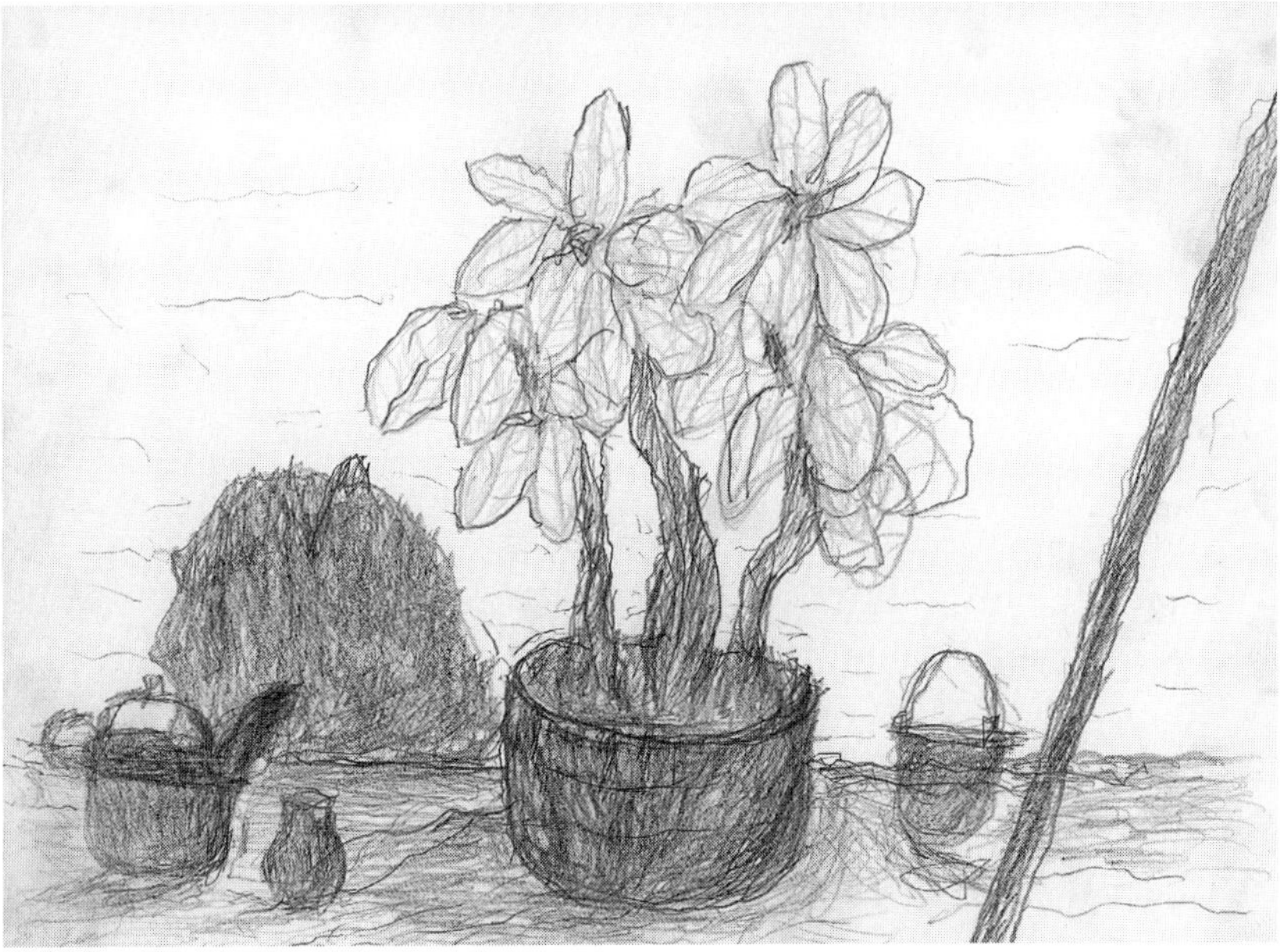

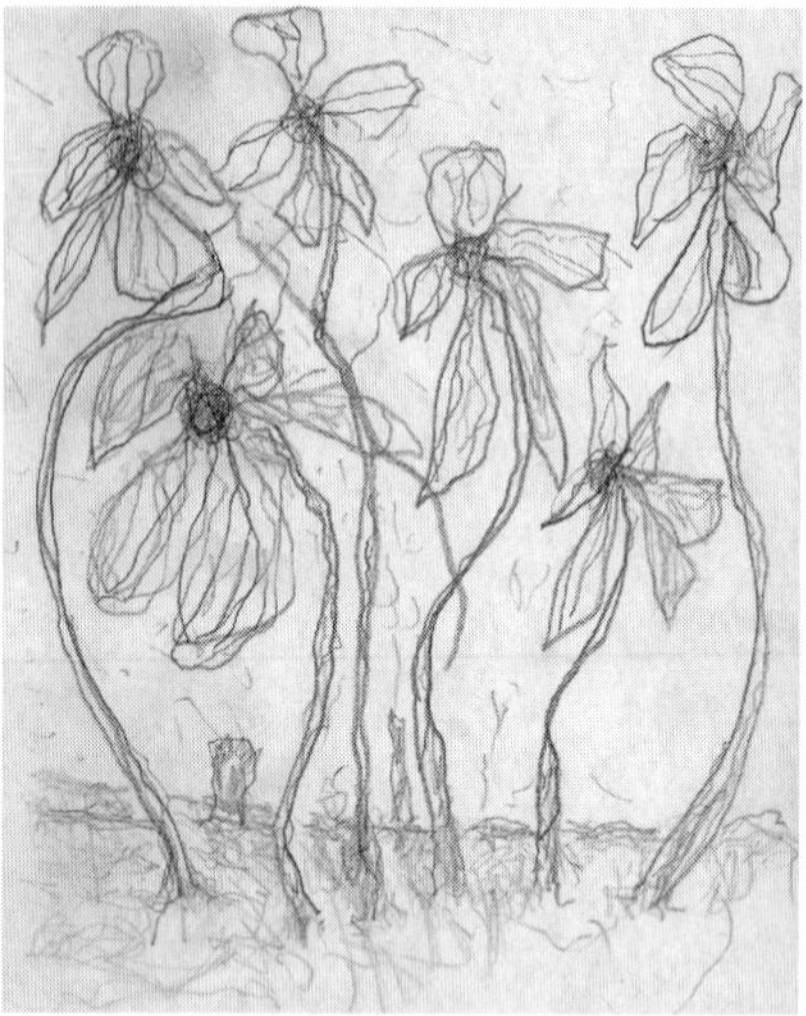

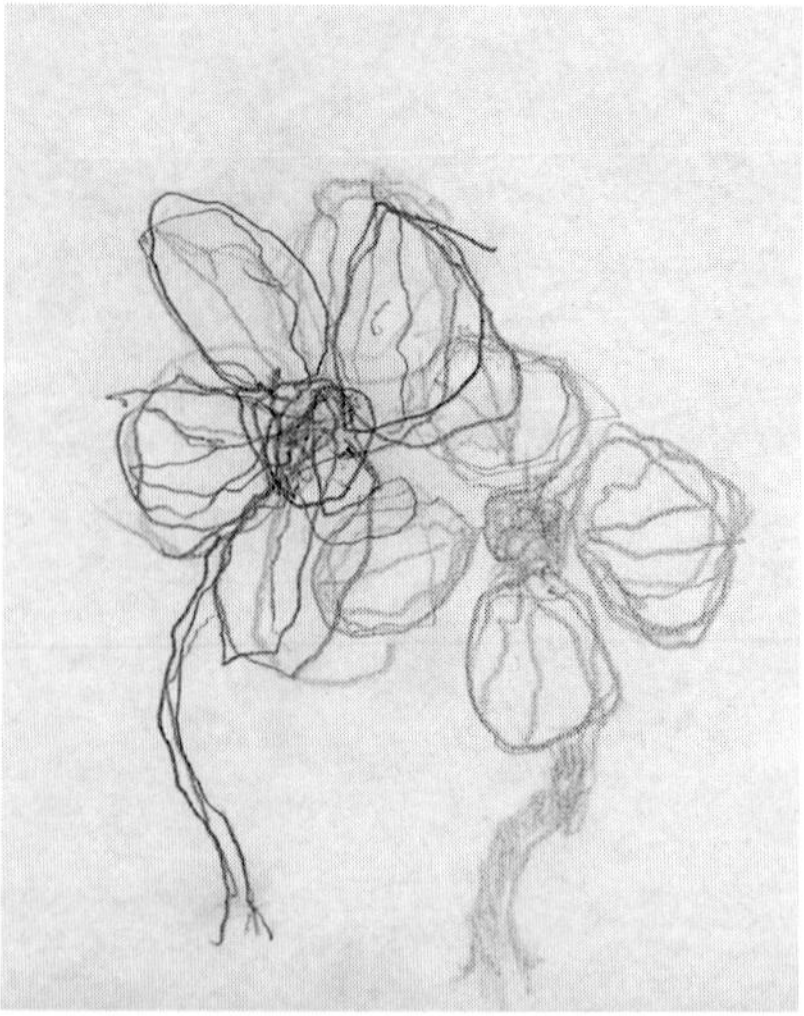

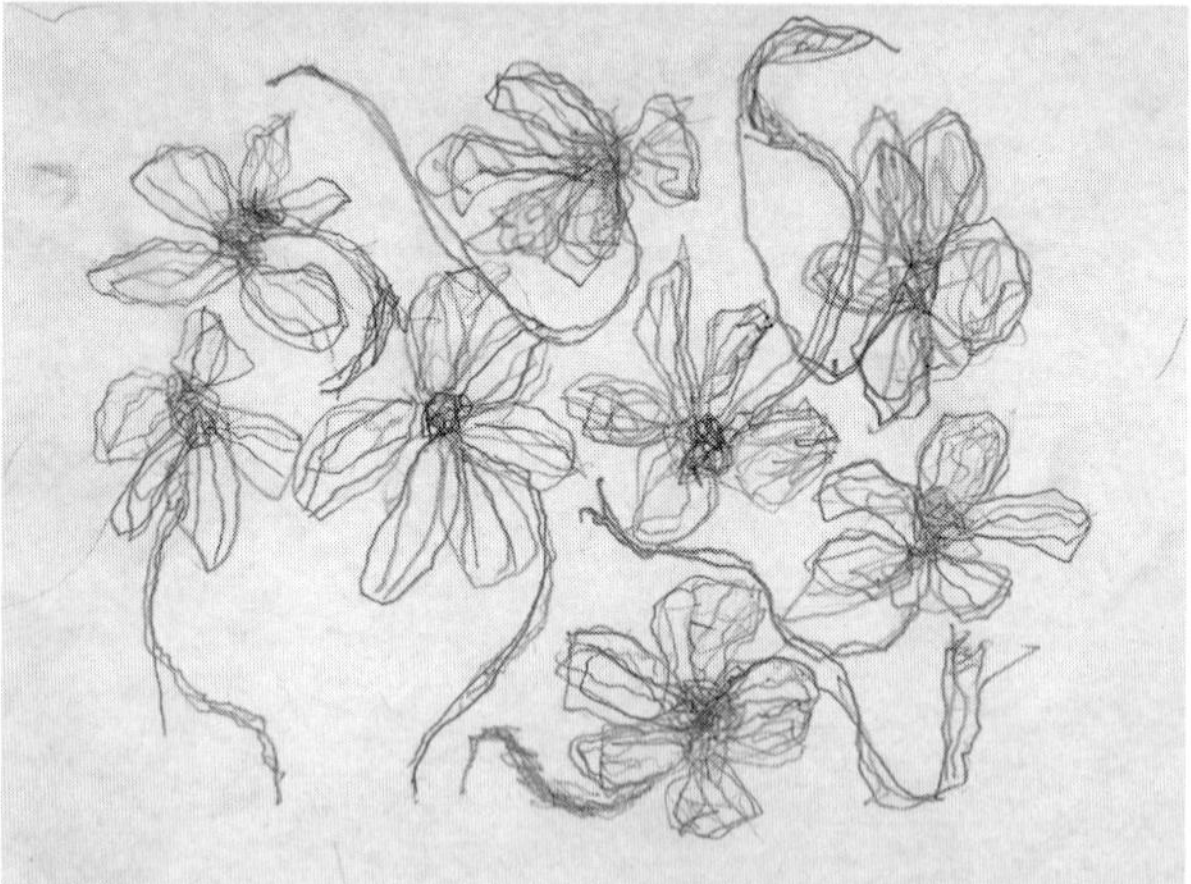

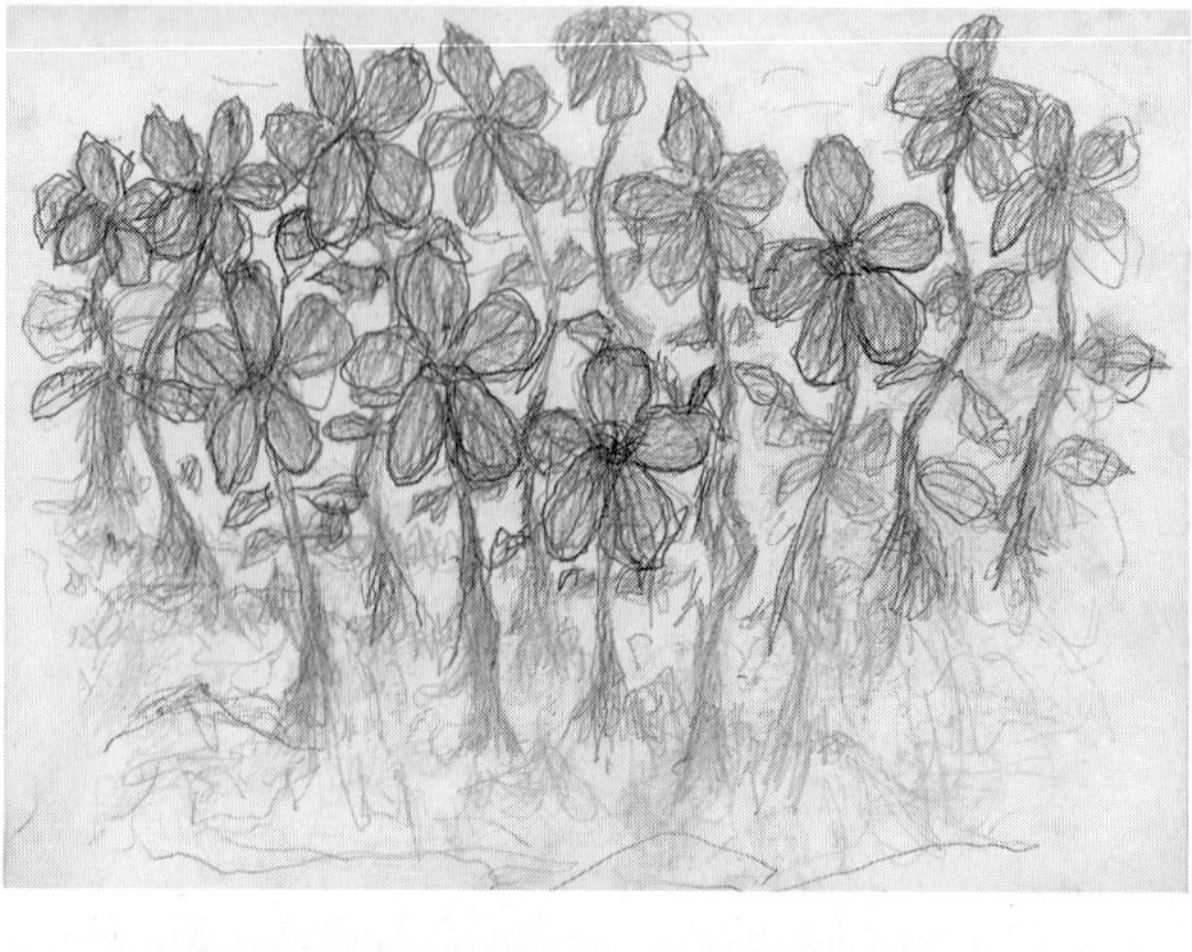

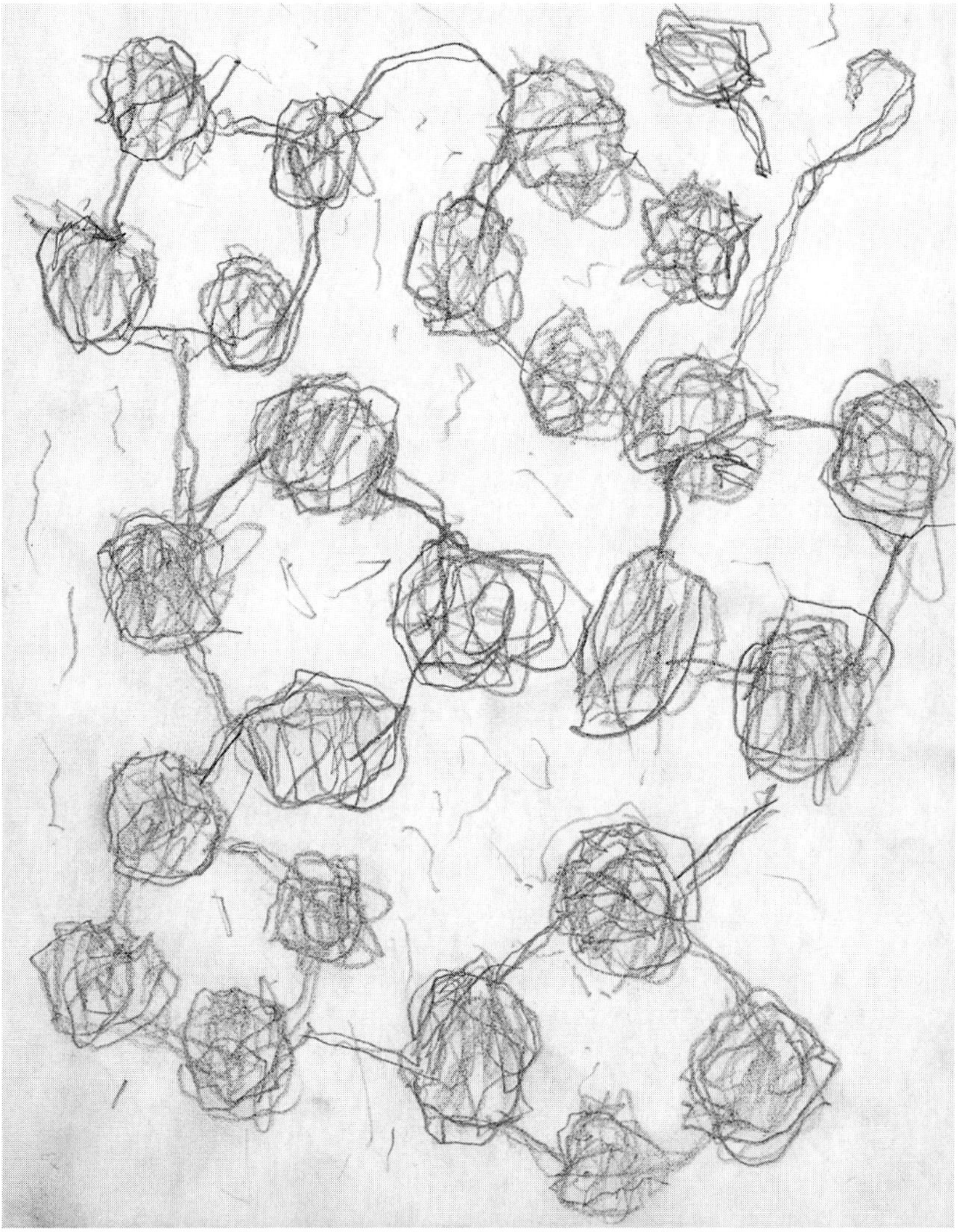

一つ二つの花があつまって、花の草叢《くさむら》になった。花は四つずつお互いに繋がり抽象化されていった

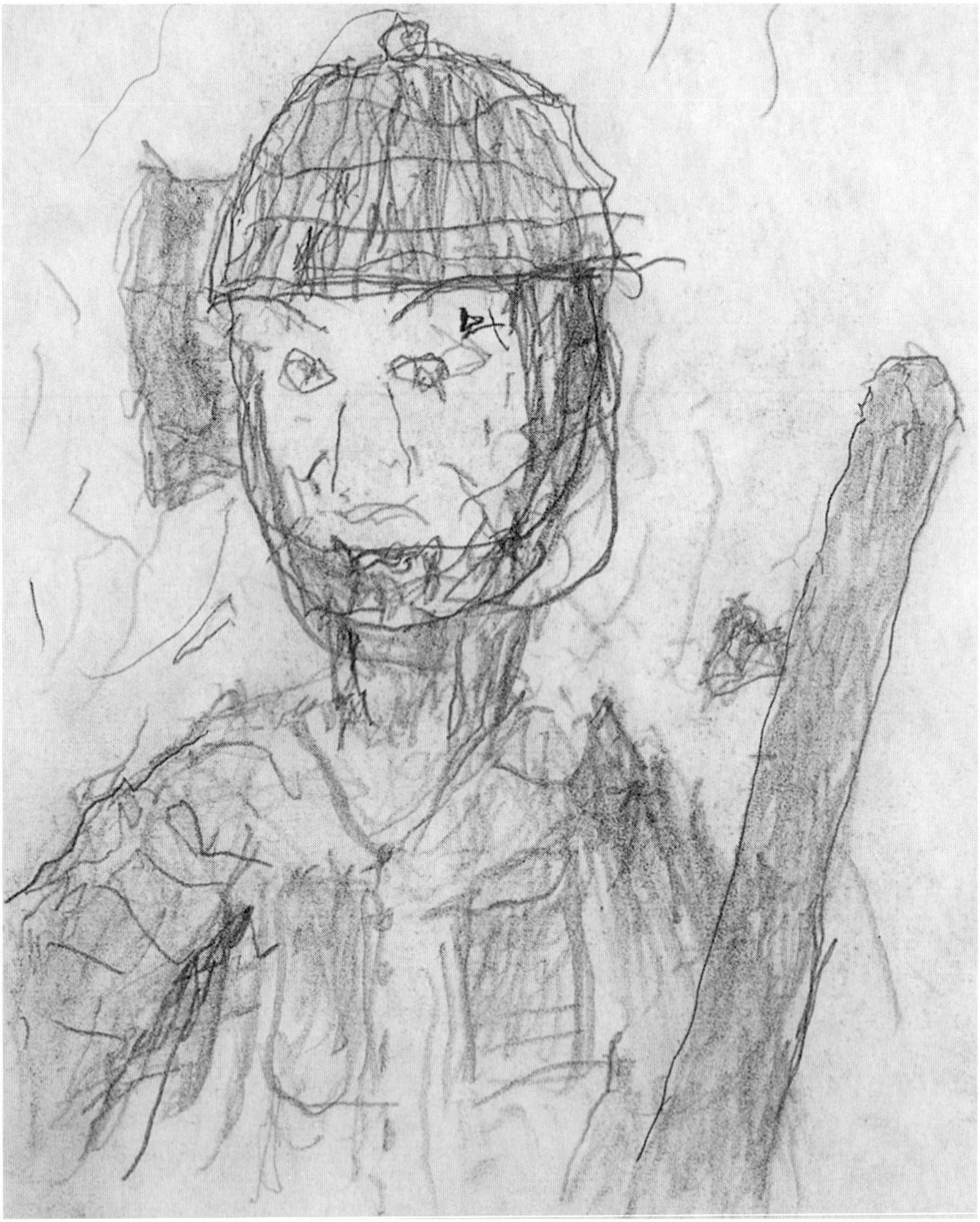

やがて遠くを見つめながら、なにかを思いだすようにして、人物を描いた。
その一年の終わりになると、人物はなくなって、もっぱら風景を描いた。風景の中に何人かの人物が点在している。

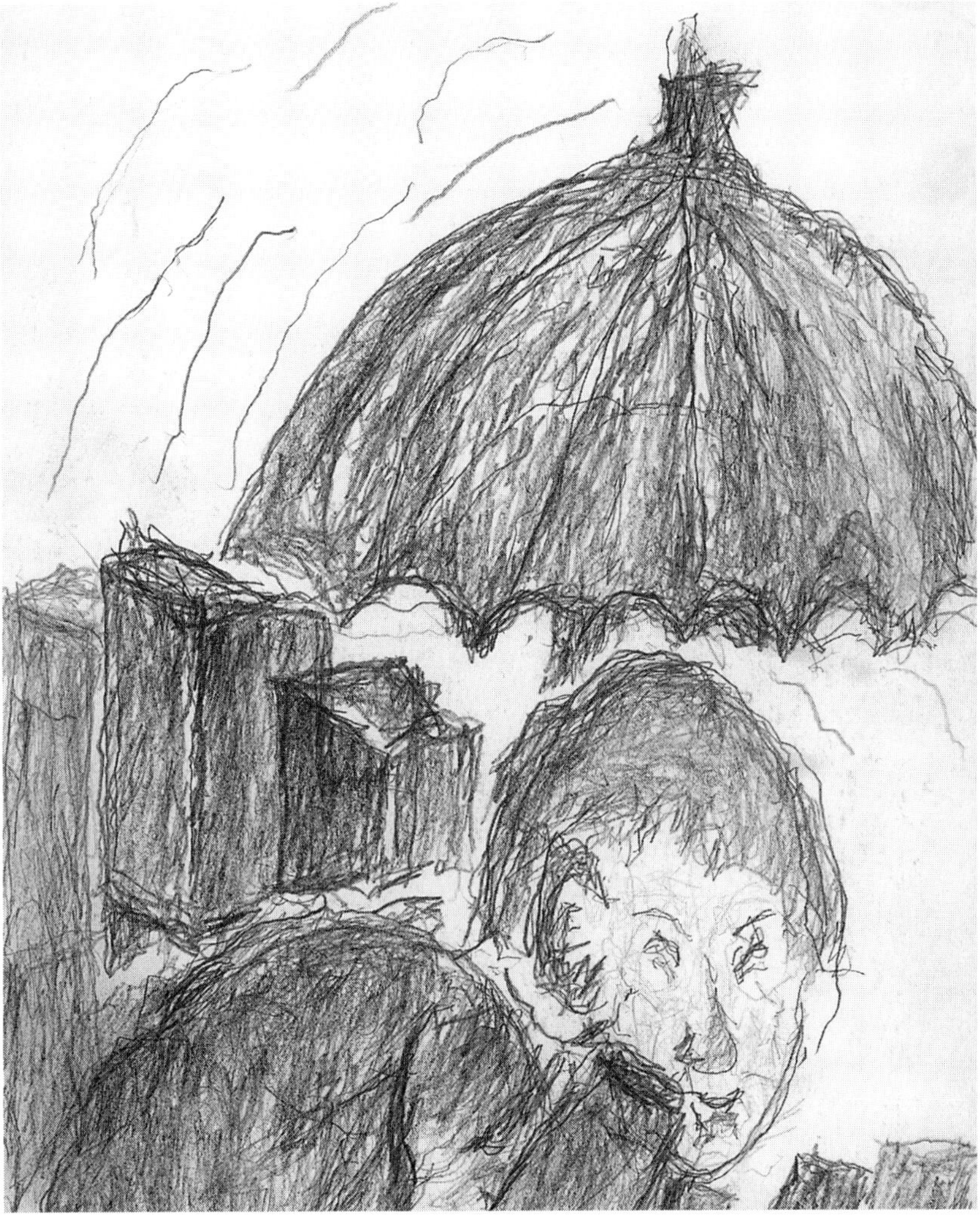

右の人物は、古い朝鮮のよろい武者。韓国の連続テレビ・ドラマを連想させる。傘をさしてこちらを眺めている少年は誰だろうか。先生の長男はじめ君かな。

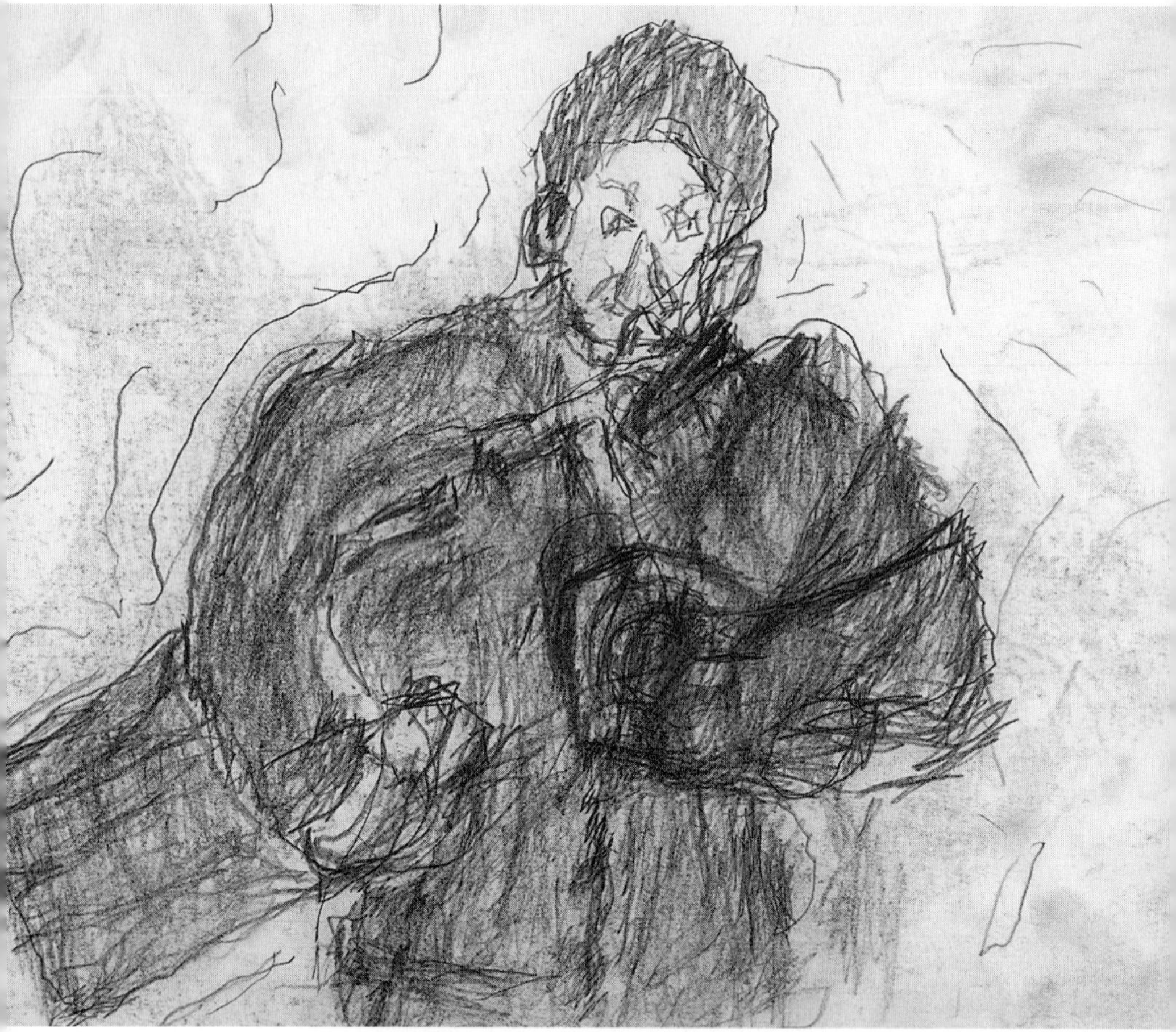

いかにも寒そうな表情。北朝鮮の冬だろう。オーバーを着て手袋をはめた坊主頭の少年は、前の図と同じ人物。右脇にはなにを抱えているのか。

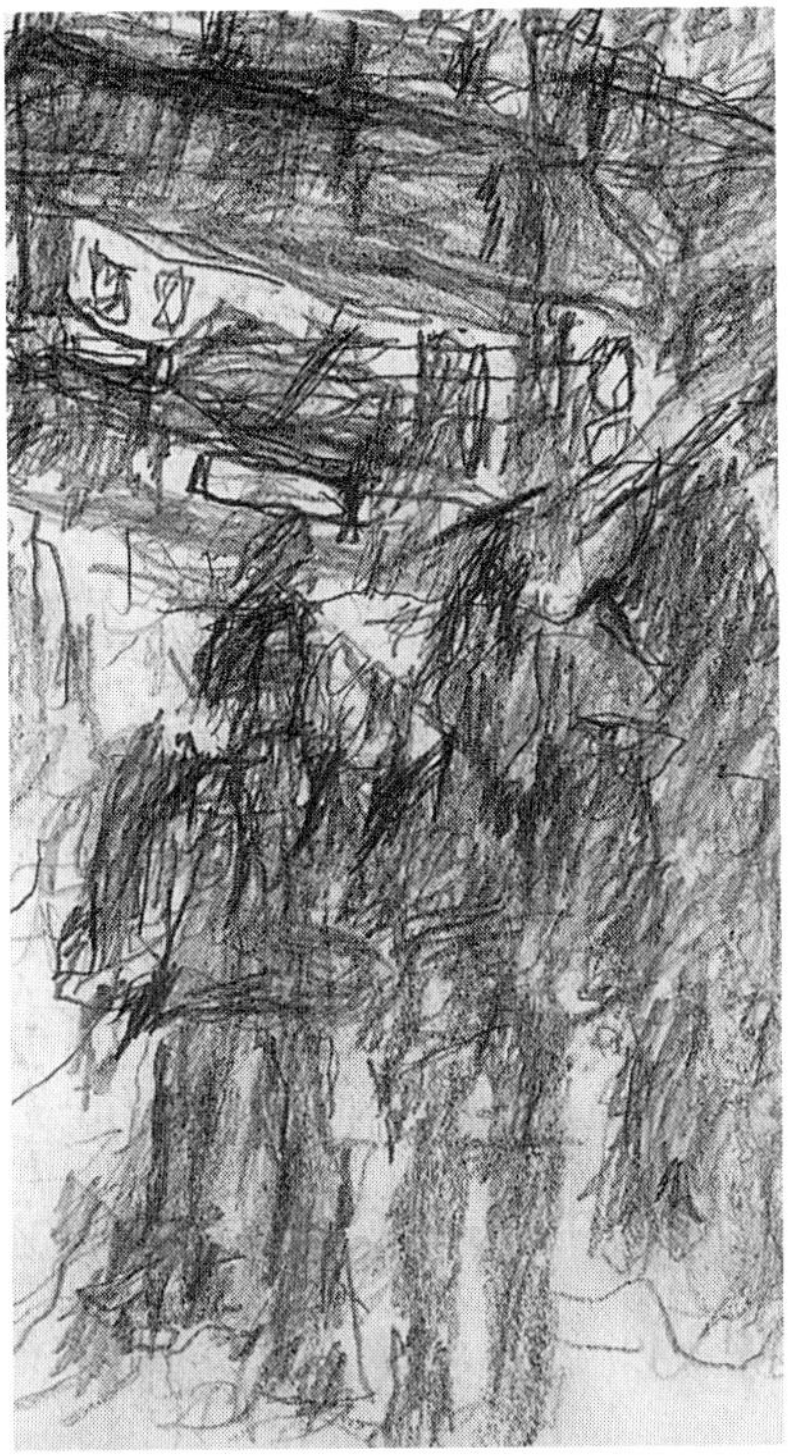

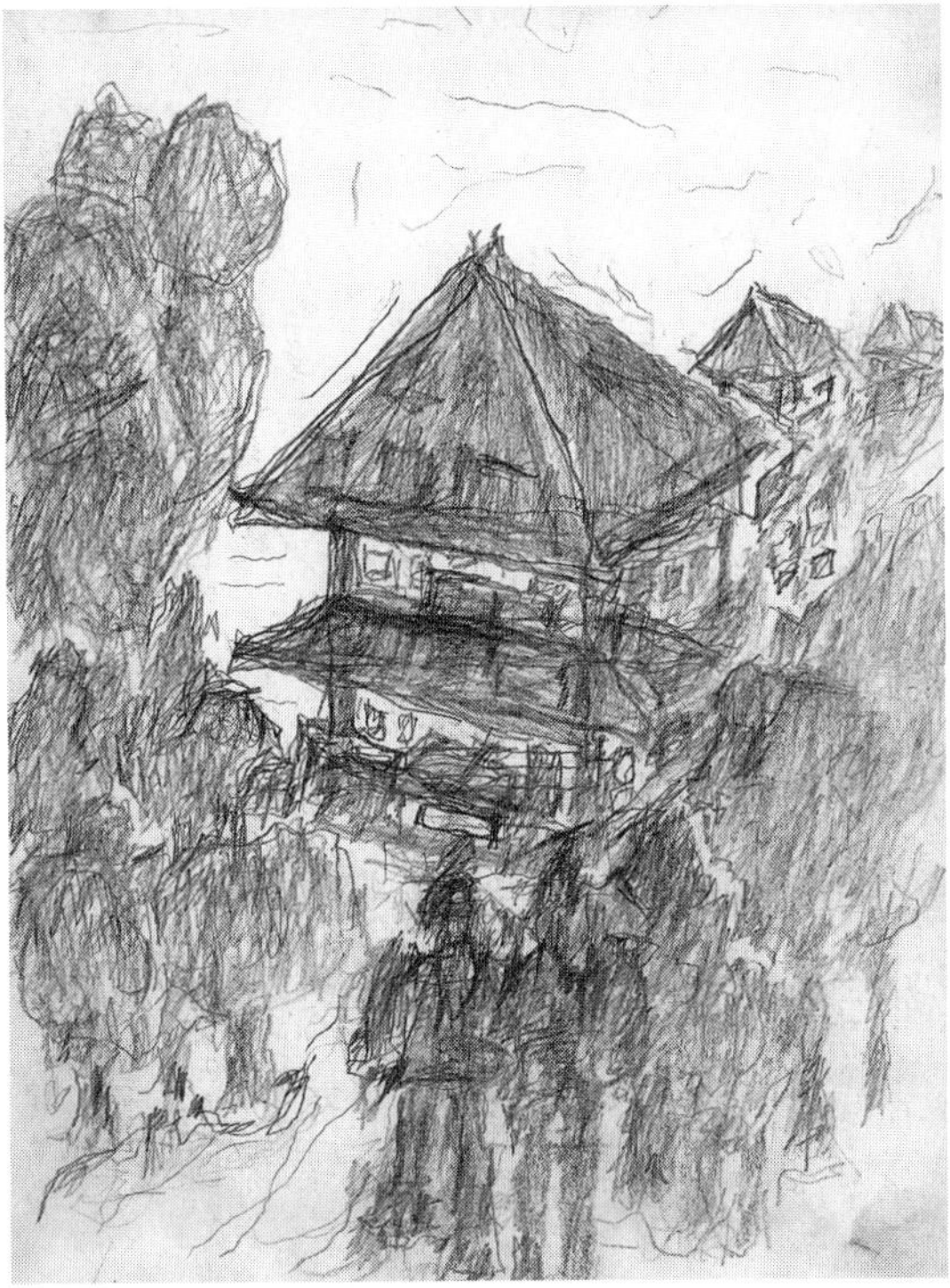

絵の中の人物は、どんなに小さく描いてあっても、表情があり動きがある。描画第一日目は心もとなげな顔だけ描いていたのが、日を追うにつれて、動きを伴い、見る人になにかを語りかけてくる。引揚げる前の住いを描いた絵では、人が踊っているようにも見える。

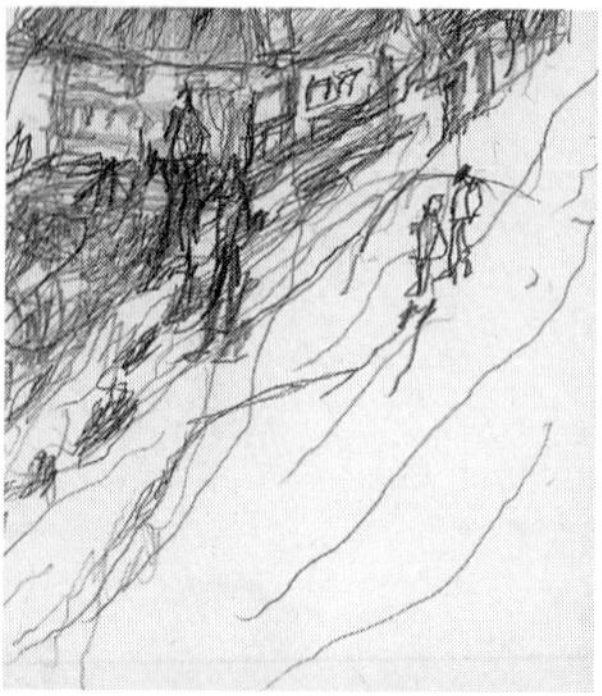
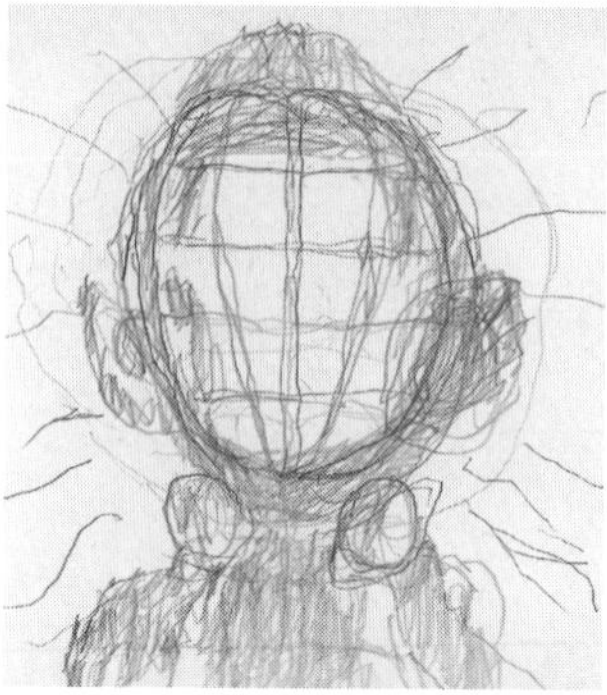
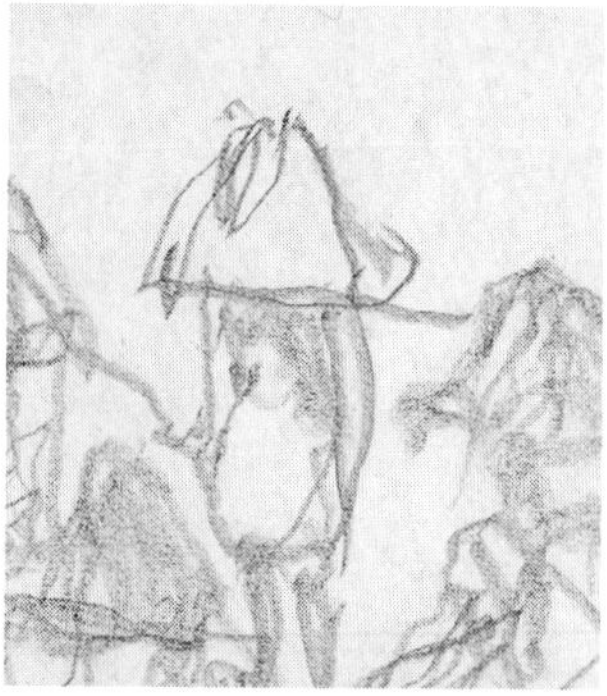
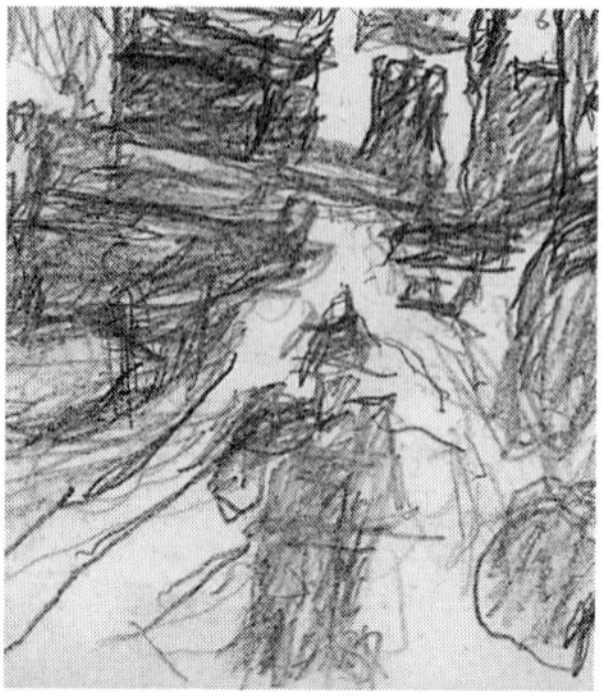
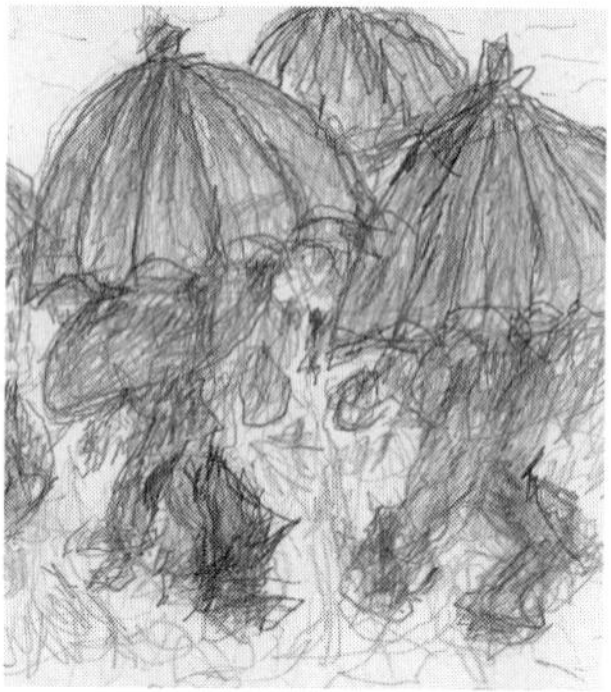
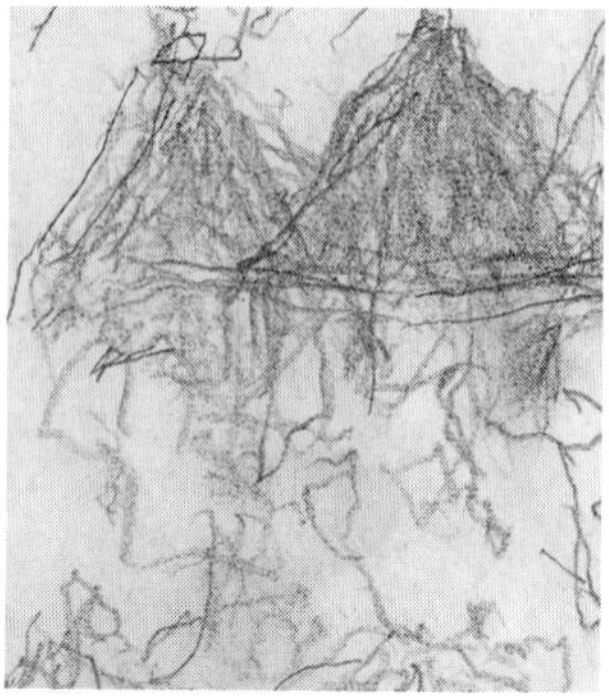
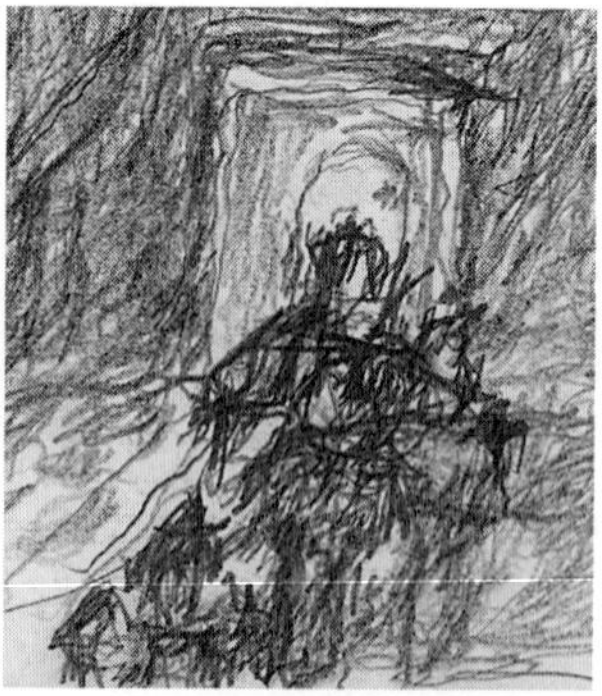
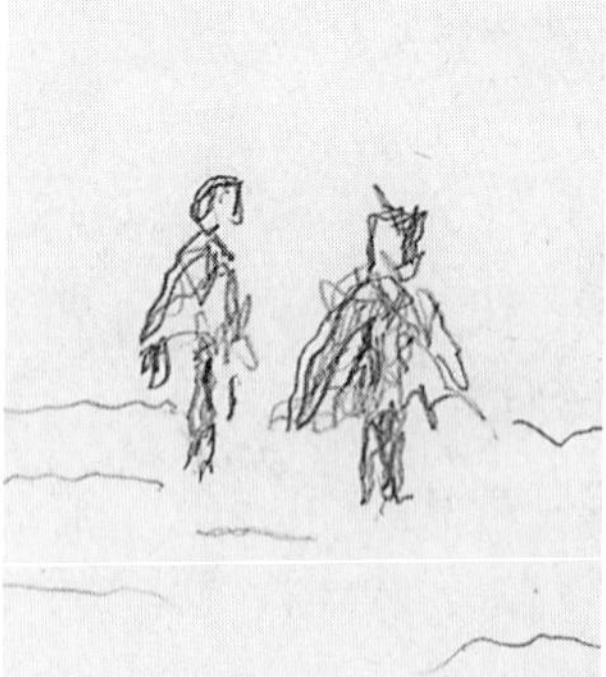
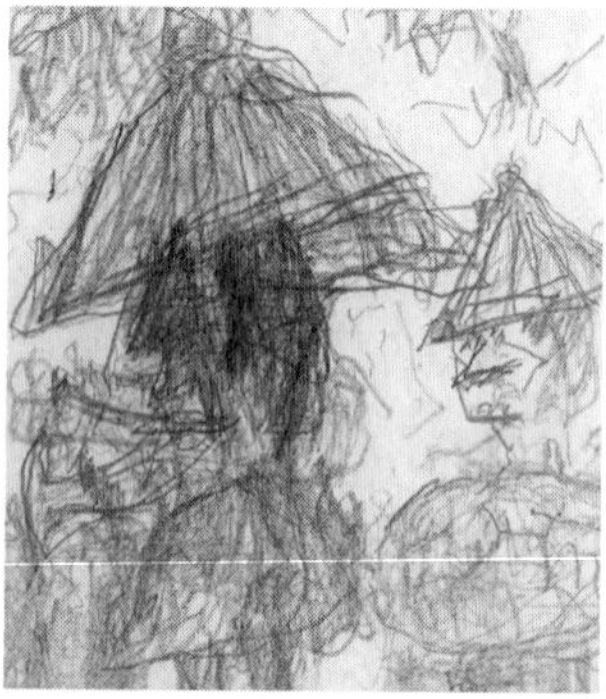
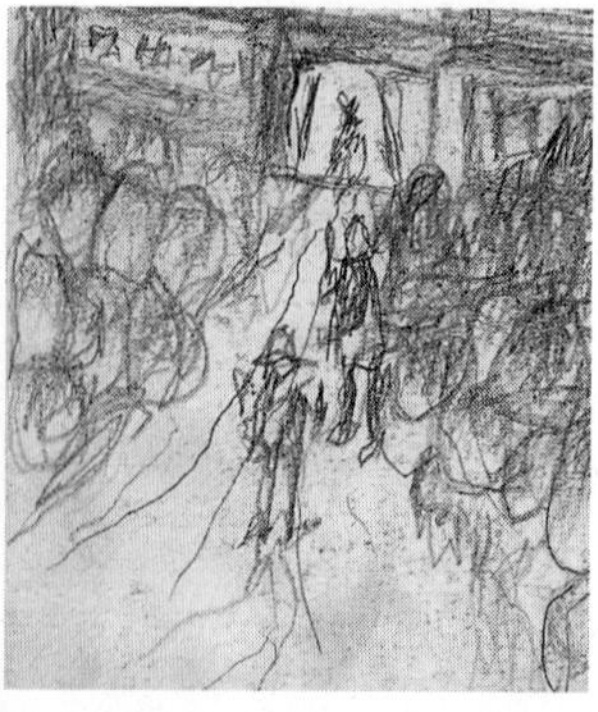
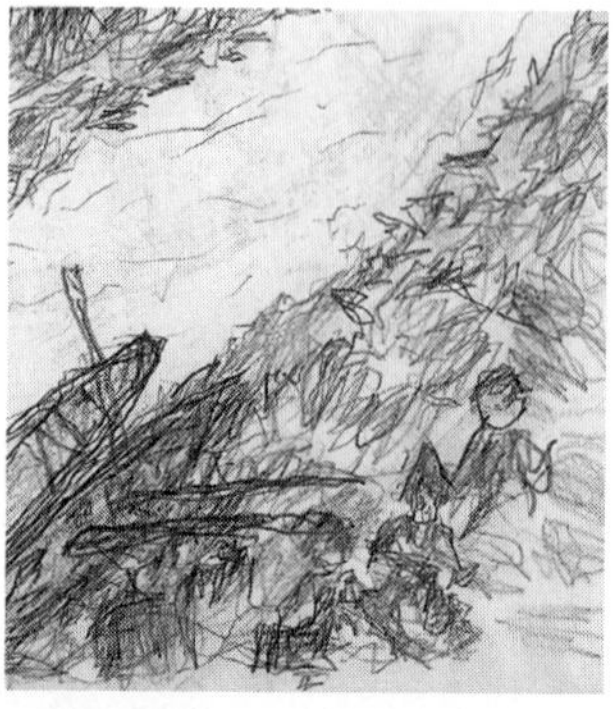
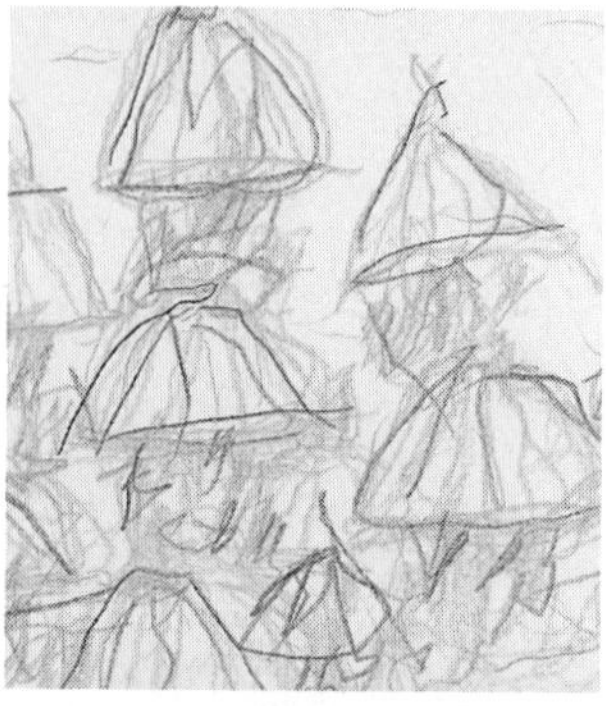

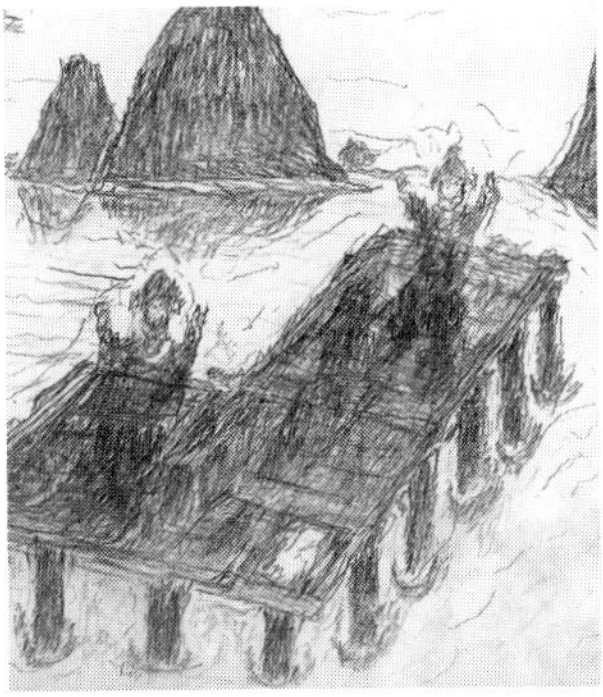
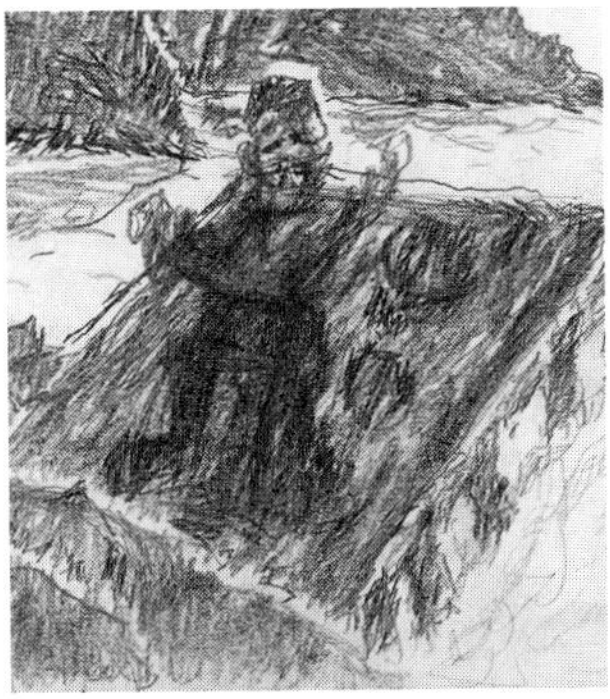
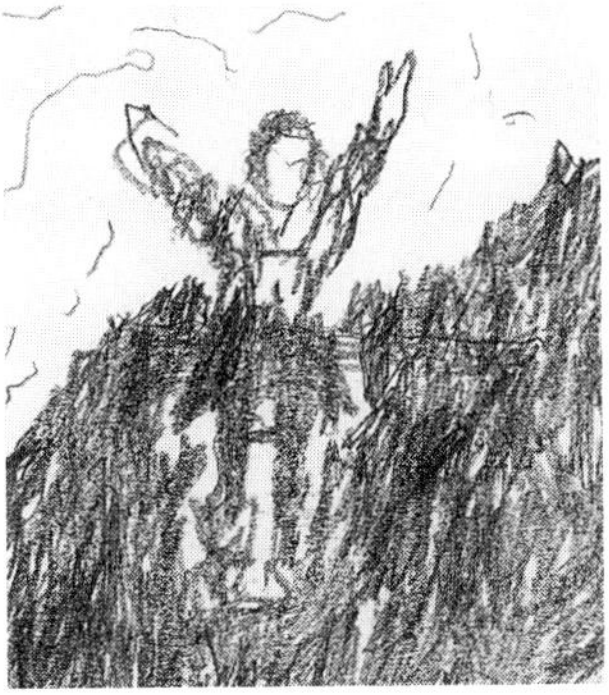
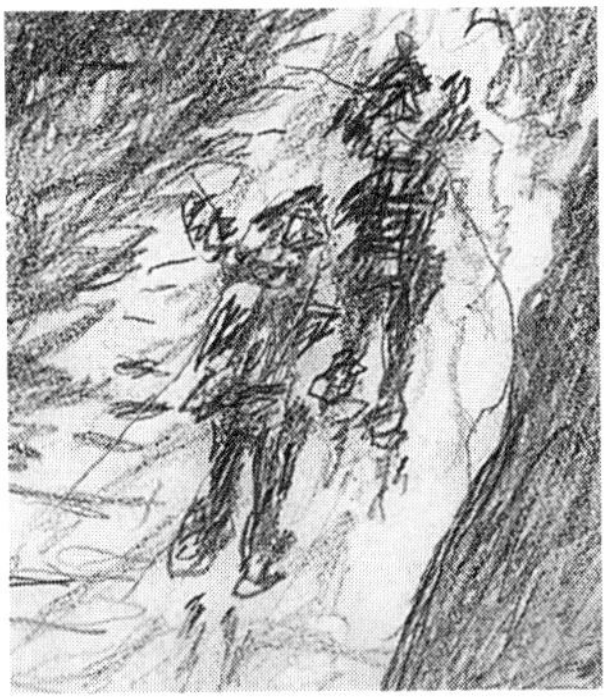
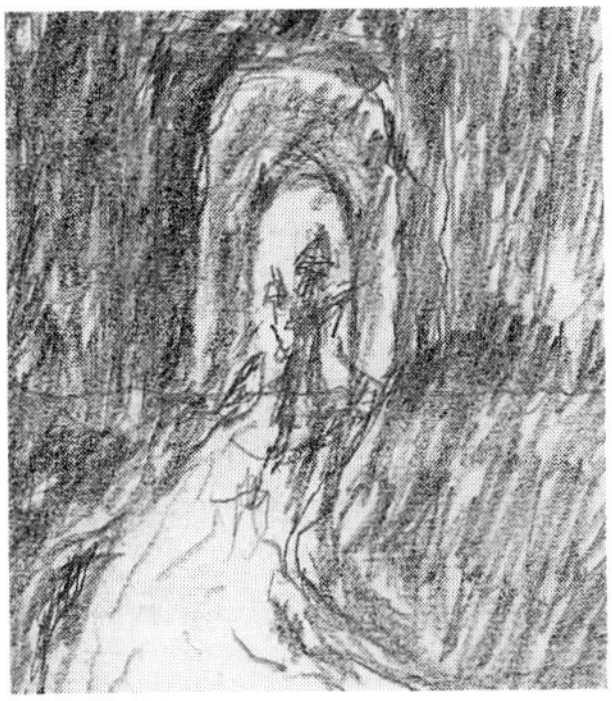
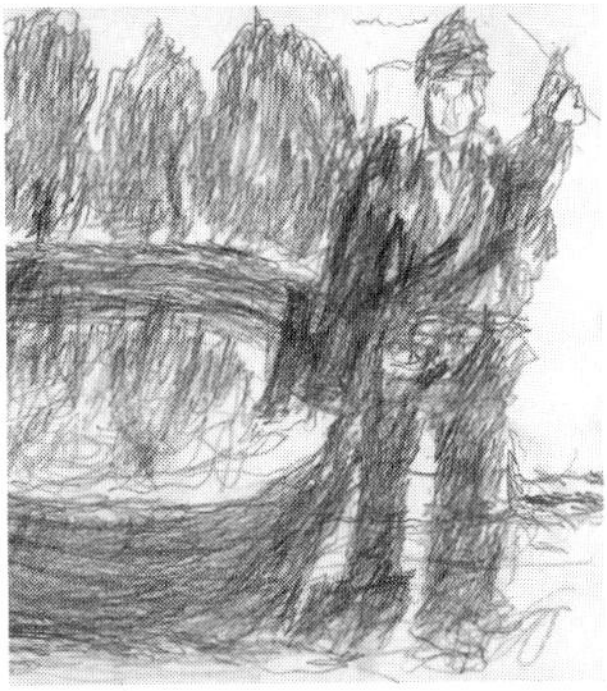
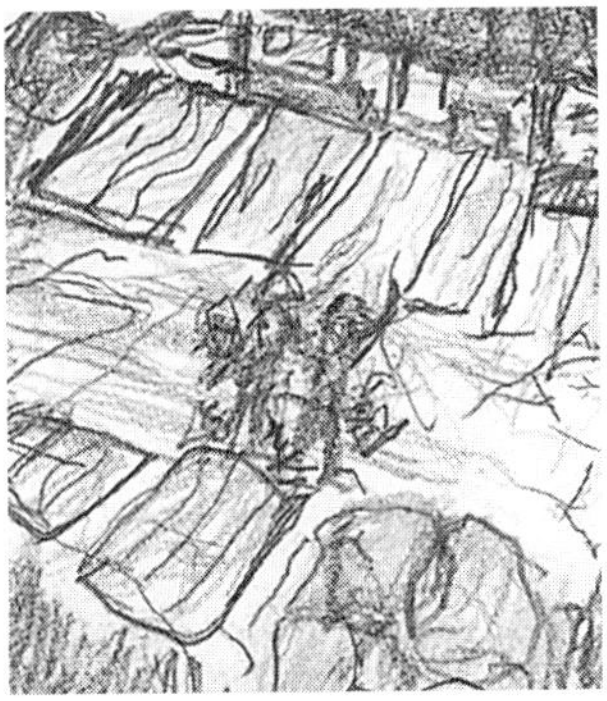
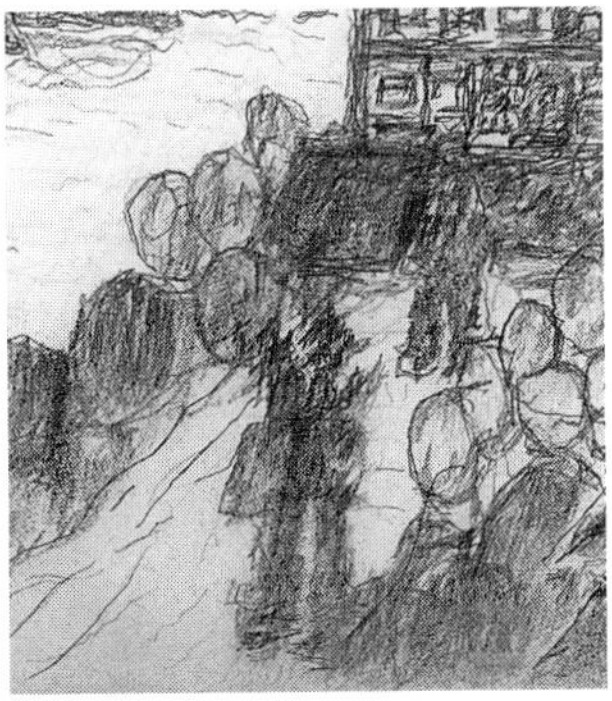
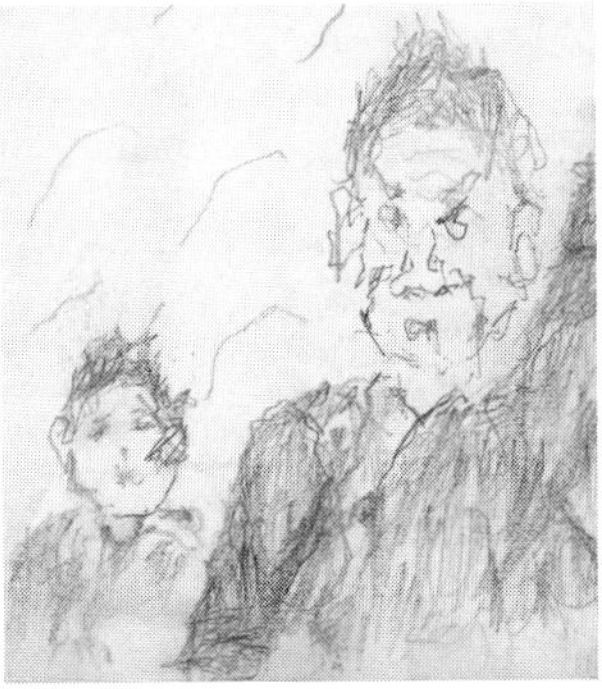
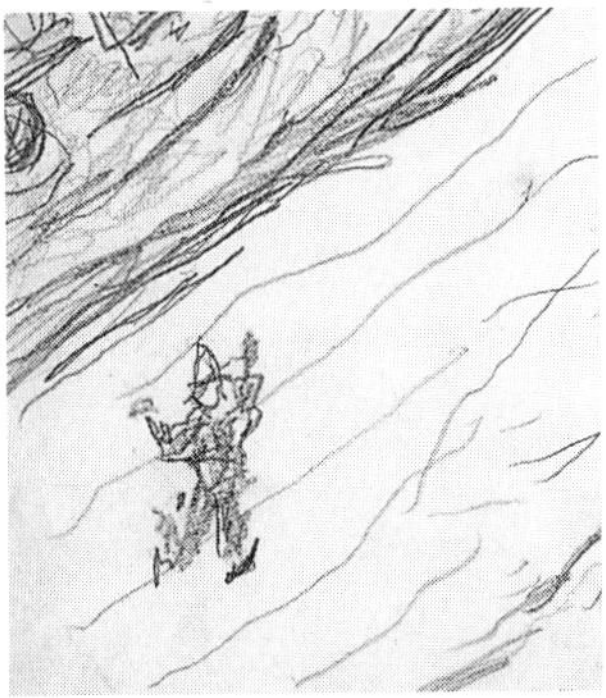
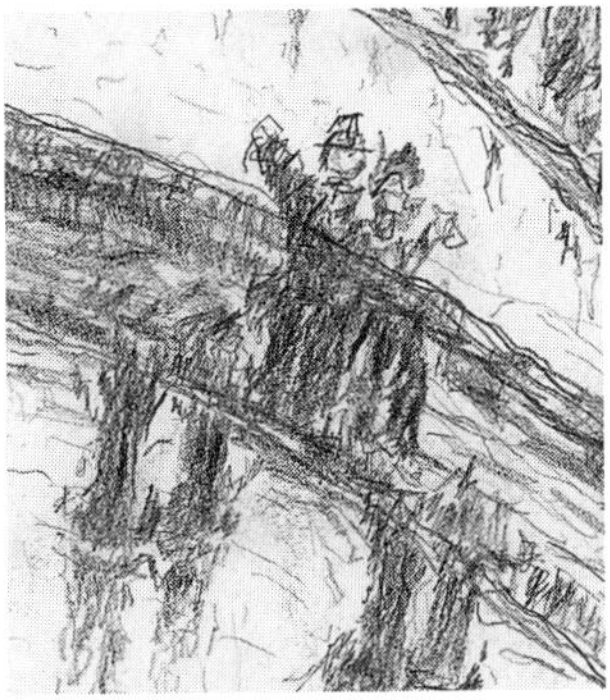
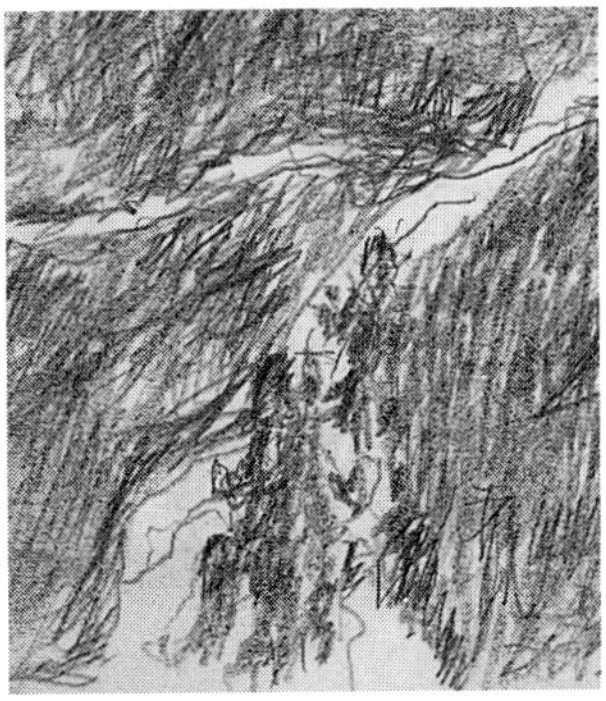

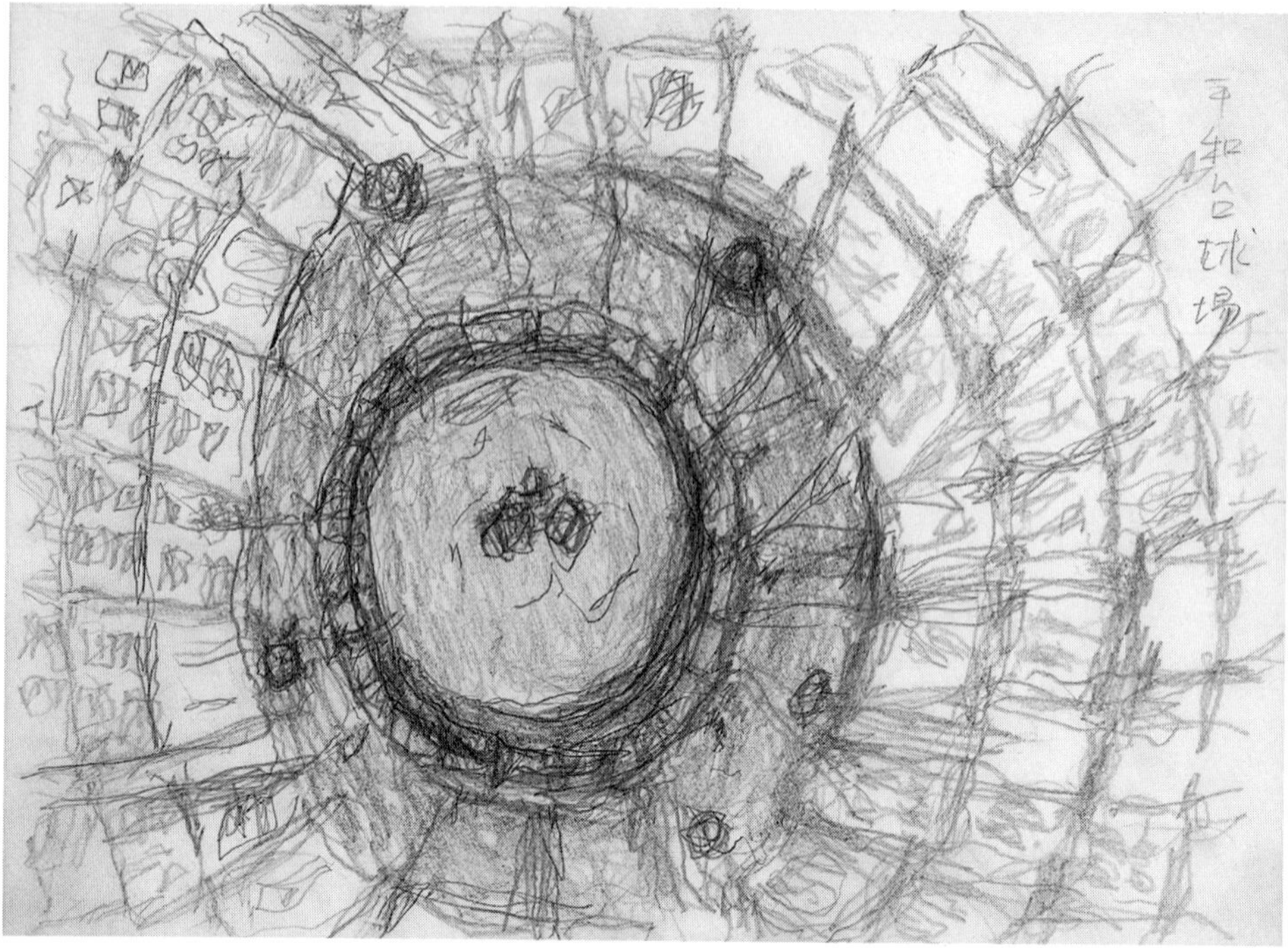

平和台俯瞰図。
野球が好きだっだ。自分でもプレーをした。観覧席のなかまで細かく描写された俯瞰図は、次第に抽象化される。体が不自由なものにとっては空を飛ぶ機械などいらない。心は自由に飛翔する。

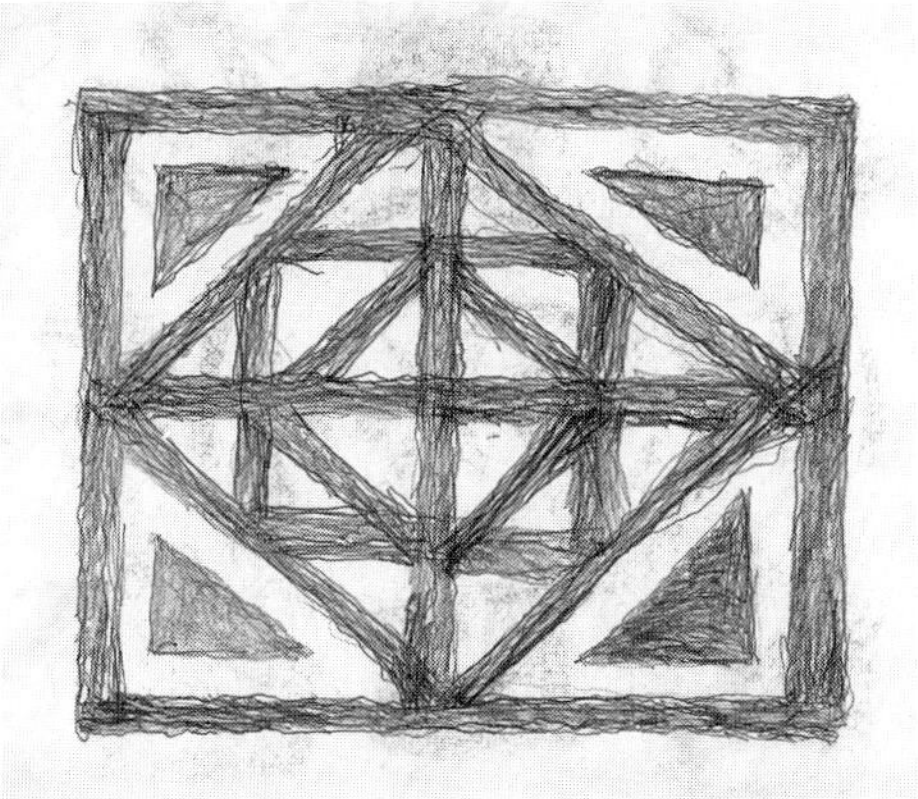
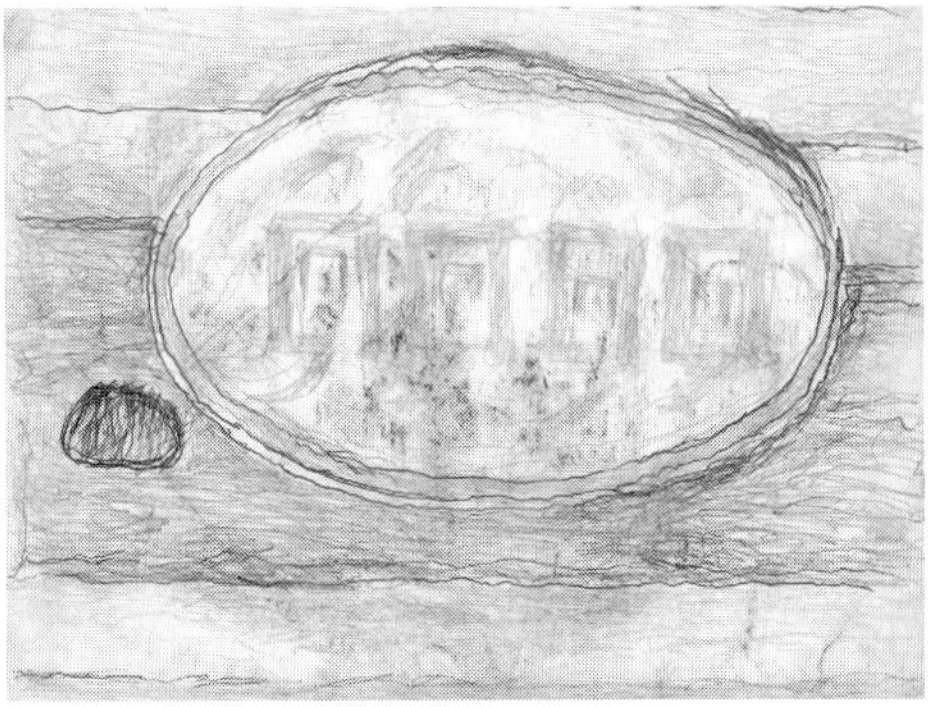

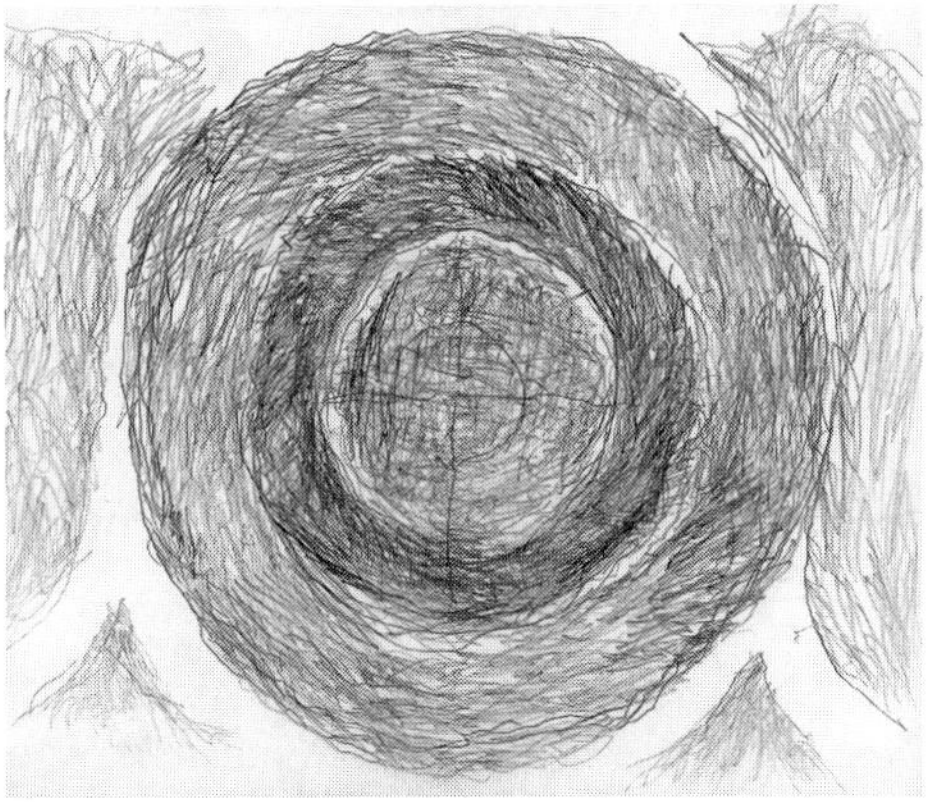
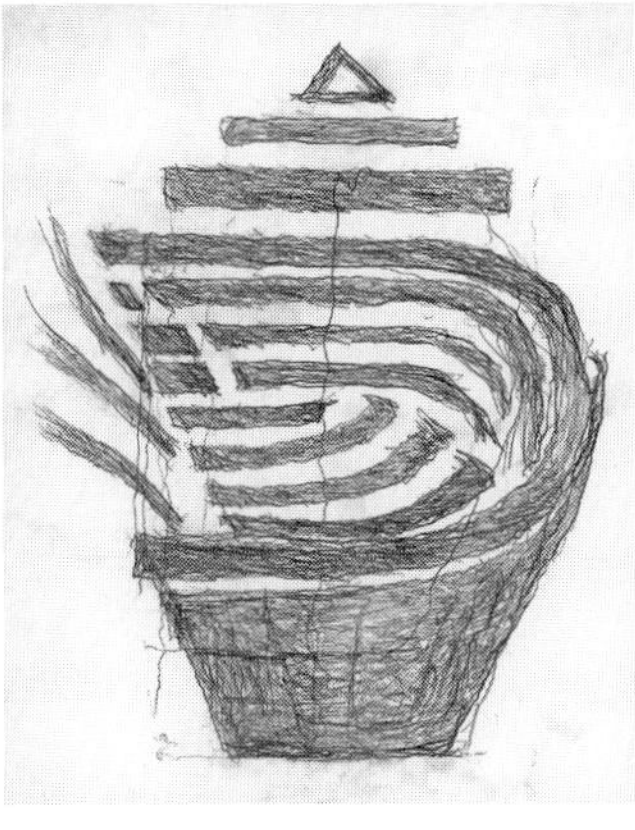
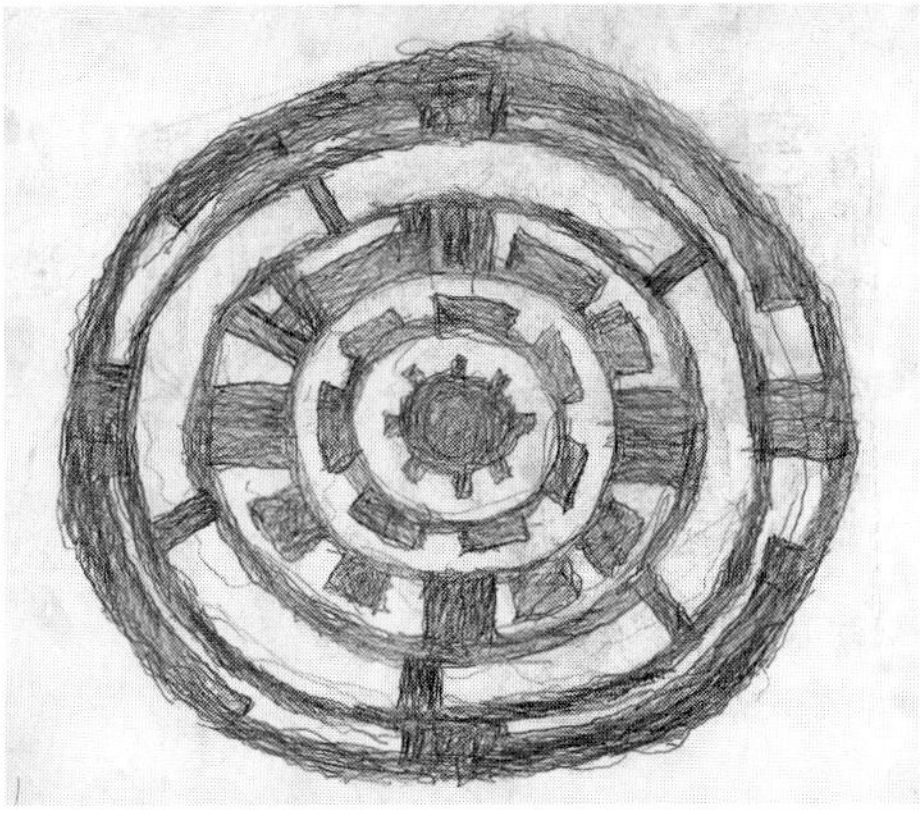

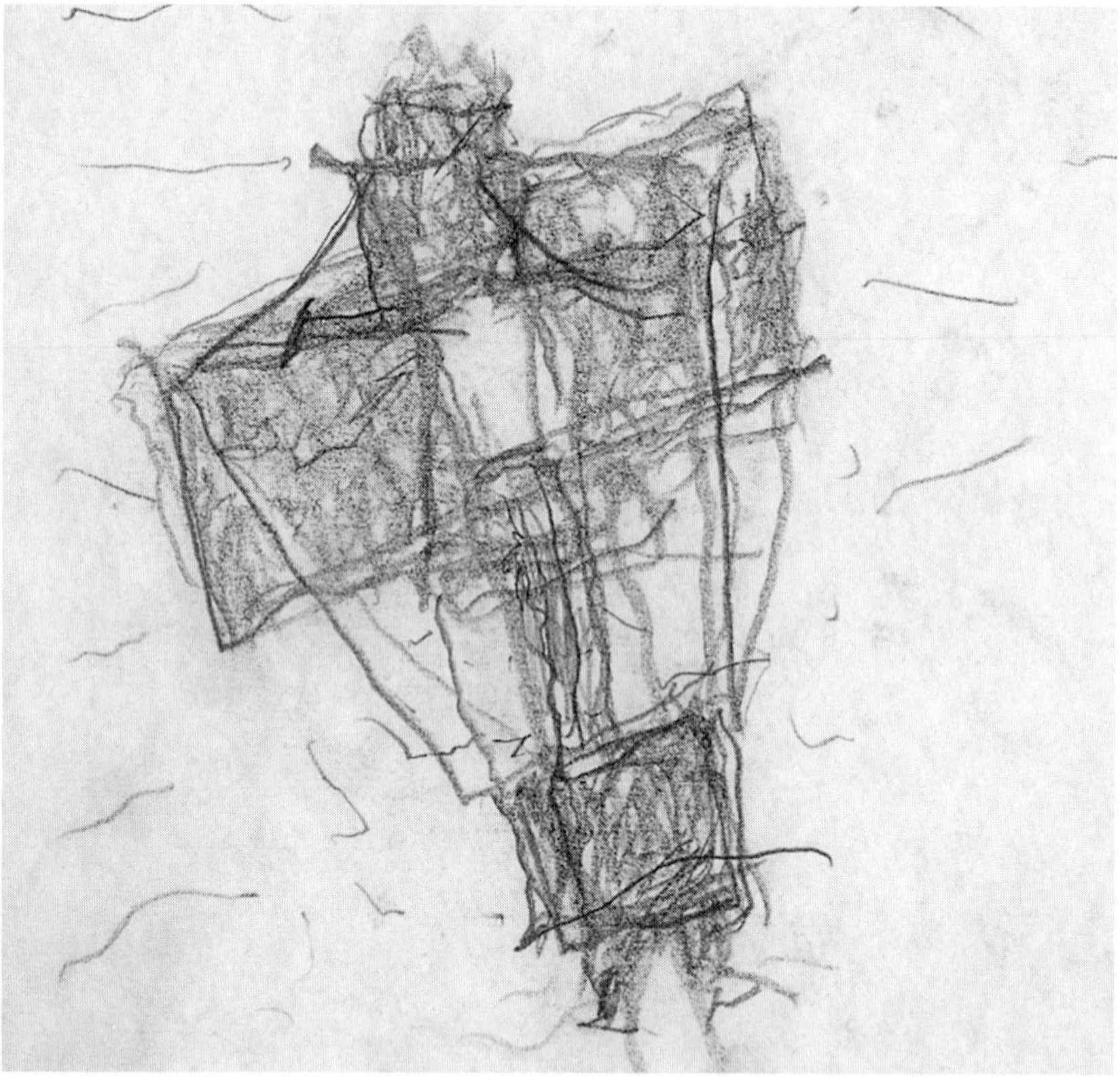

人工衛星で目指すのは。どの星だろう。地球から瞬時に発射して、瞬時に帰り着く。宇宙ステーションも完成して、活動を開始している。平和台俯瞰も宇宙ステーションからか。

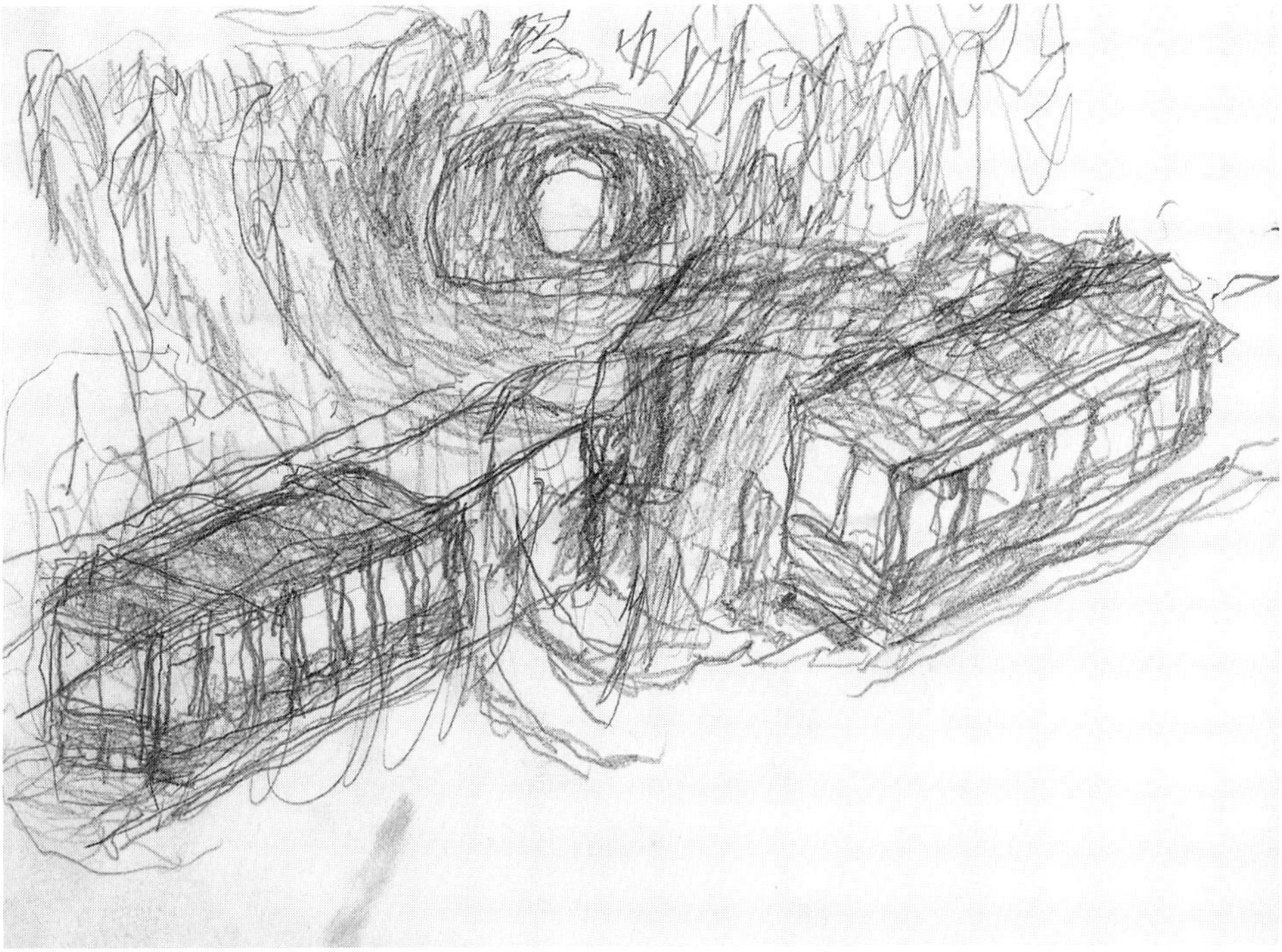

先生は、スケッチすることはなかった。帰宅してから、今日見た情景を居間の机に向って、思い出しながら紙切れに描いた。

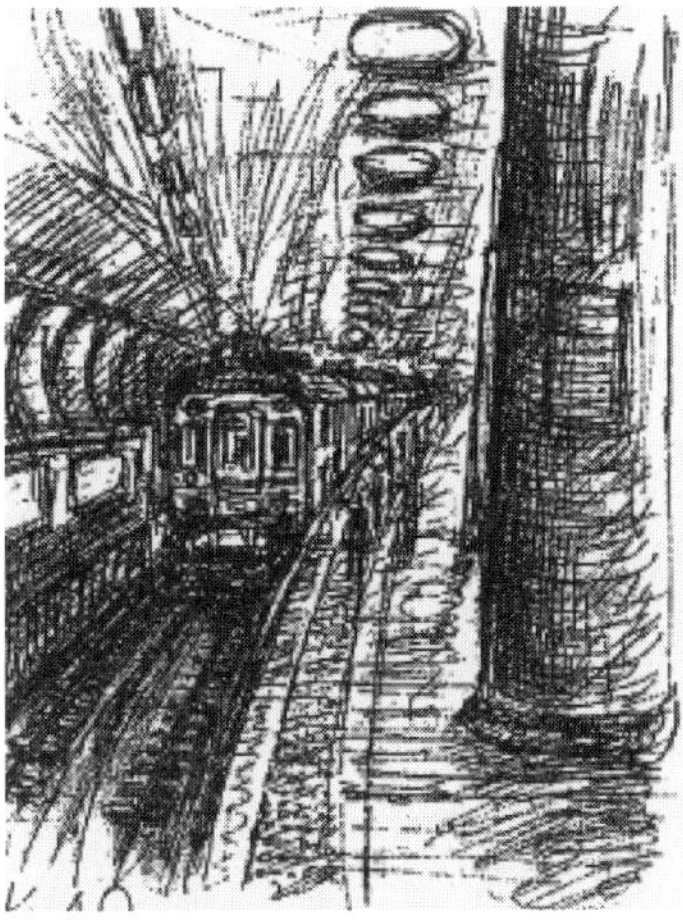

「杏林」(No.36, 1985年)の挿絵。描いたのは1983年

一九三〇年代のおわりに六輪車が作られたが、六輪の乗用車があったかどうかは知らない。道路はアスファルトではなくて、どろんこ道。

はじめは主に草花だった題材にやがて人物が加わり、自動車やロープウェイなどがでてきた。十一月ごろからは、風景や建物が主要テーマになった。人物も風景も、さらには建物もほとんどが戦前の朝鮮「平壌」を思わせる。

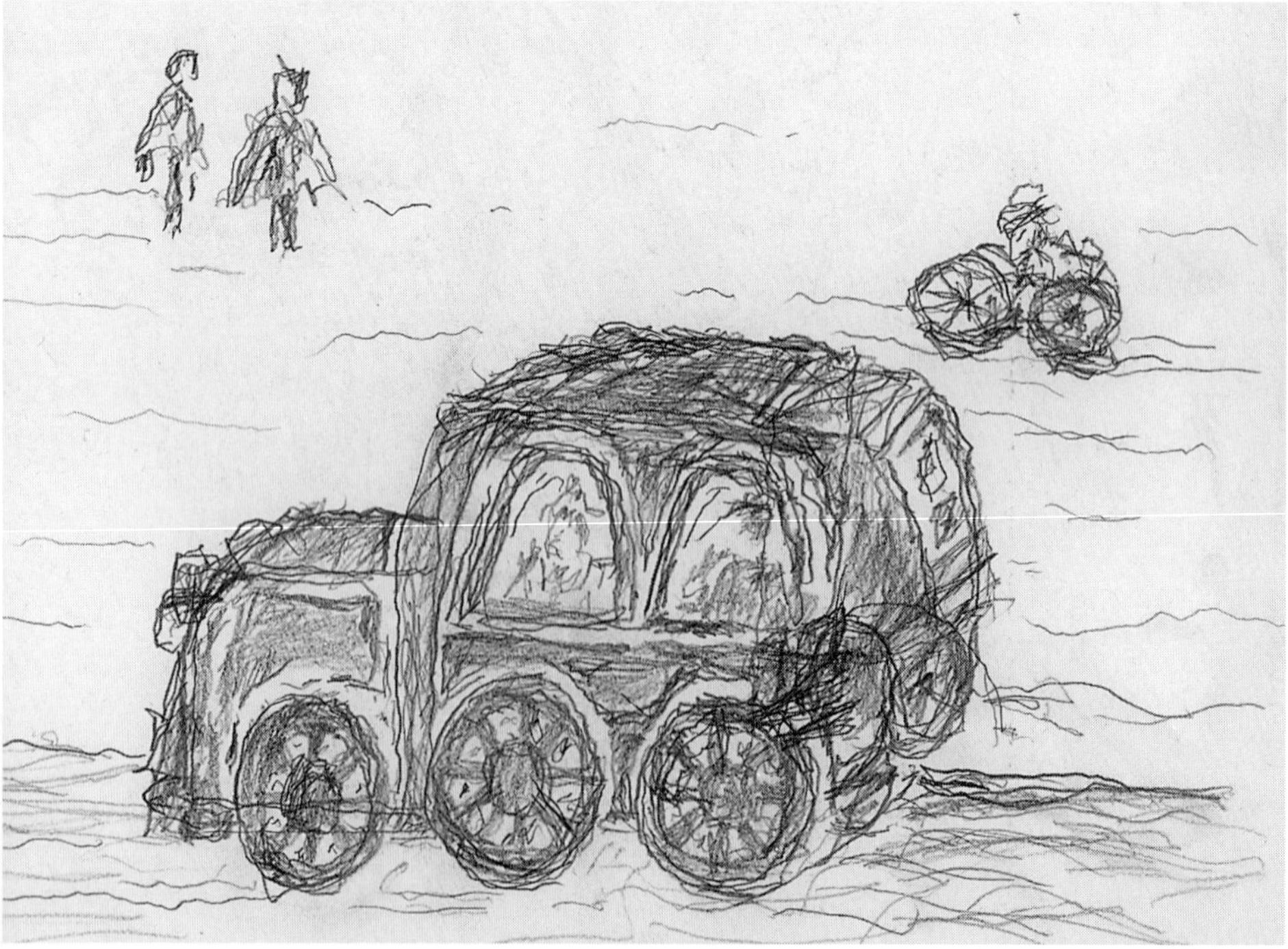

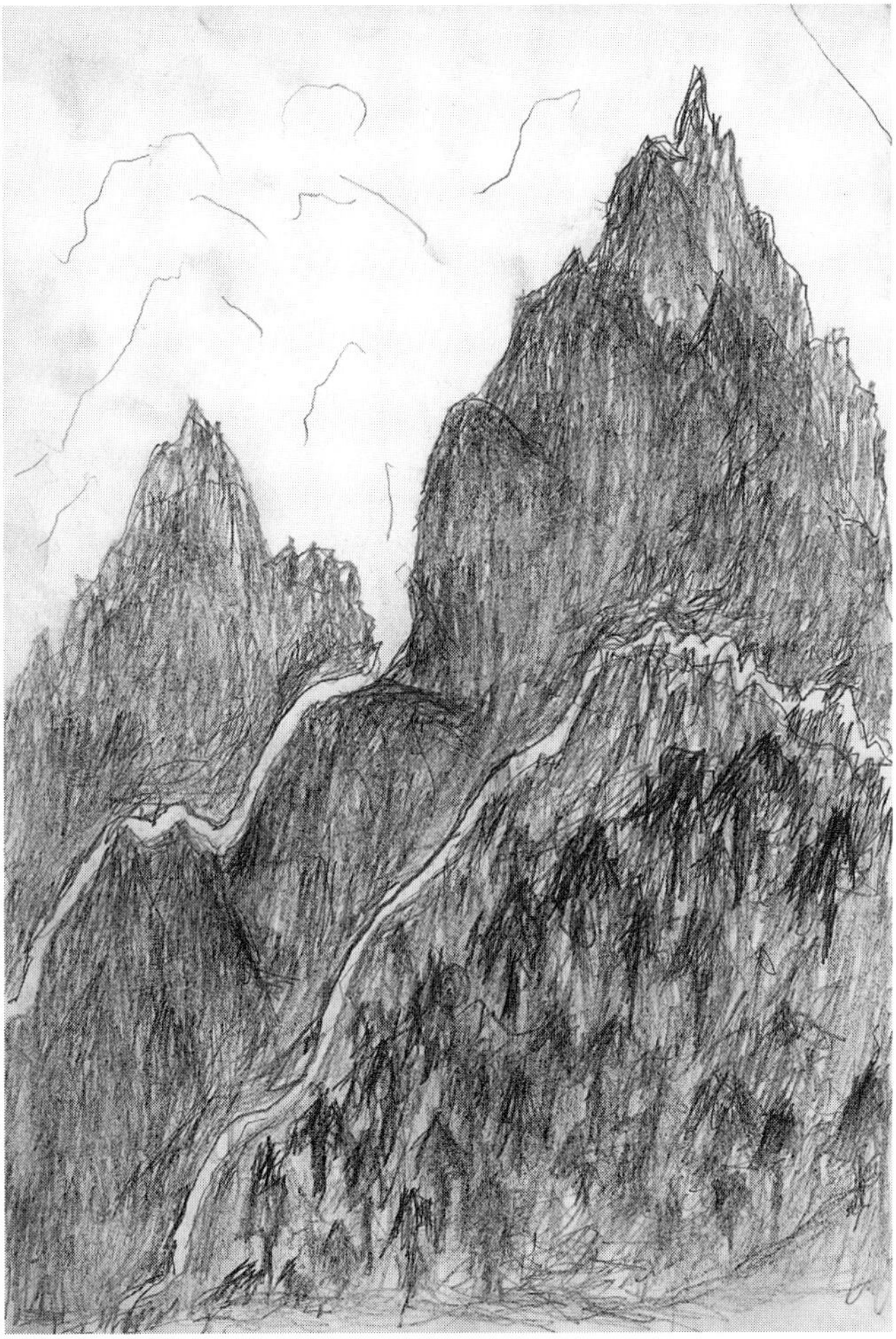

剣のように切り立った山はどう見ても朝鮮の金剛山である。海金剛を思わせる絵もある。

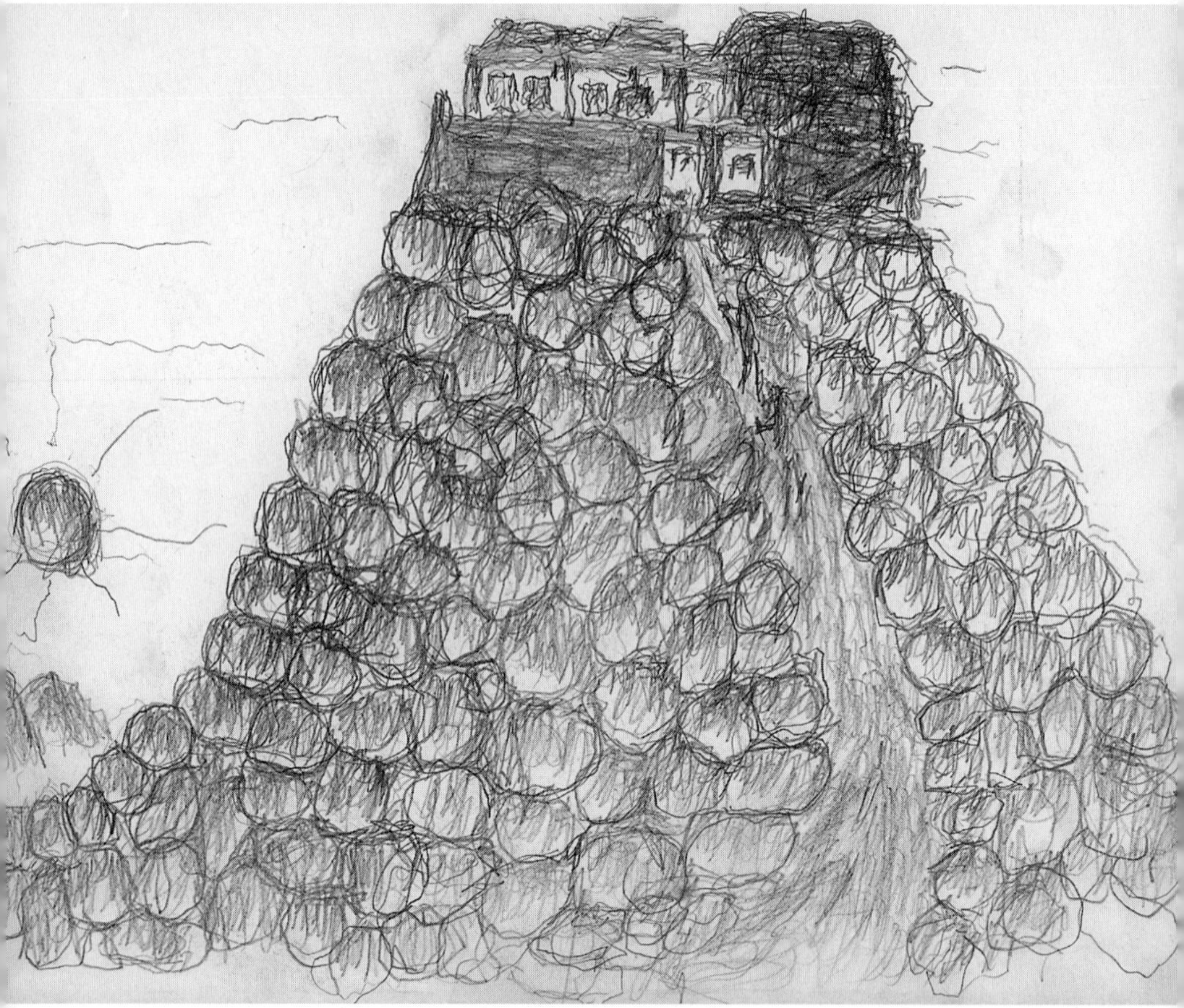

高い石垣も朝鮮の風景か。石垣の上の建物からはるかに遠く高山を見下ろす。
太陽がまばゆい。山の頂上に至る道もけわしそうだ。石垣も山道も人が二人登ってゆく。

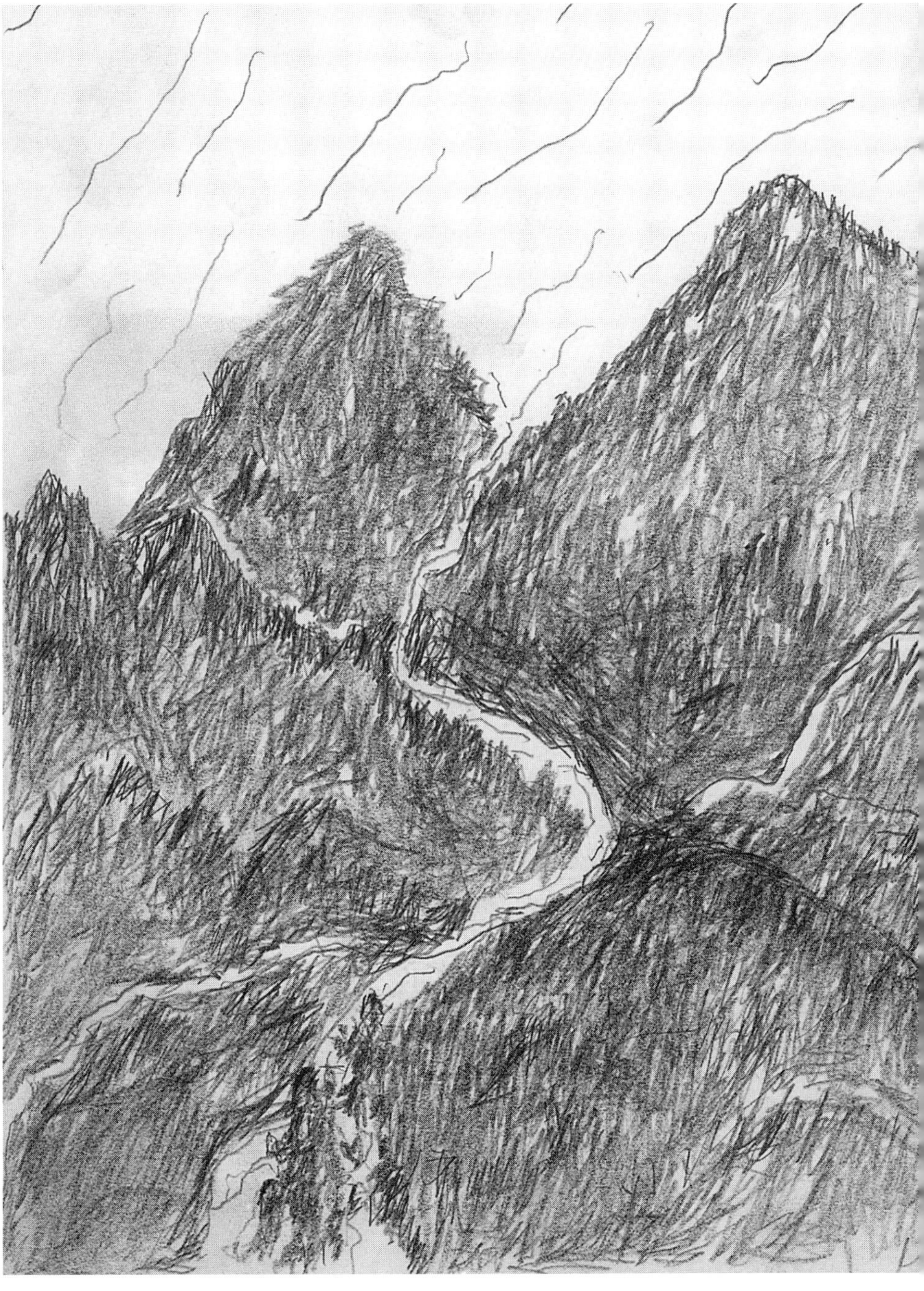

35　絵を追って

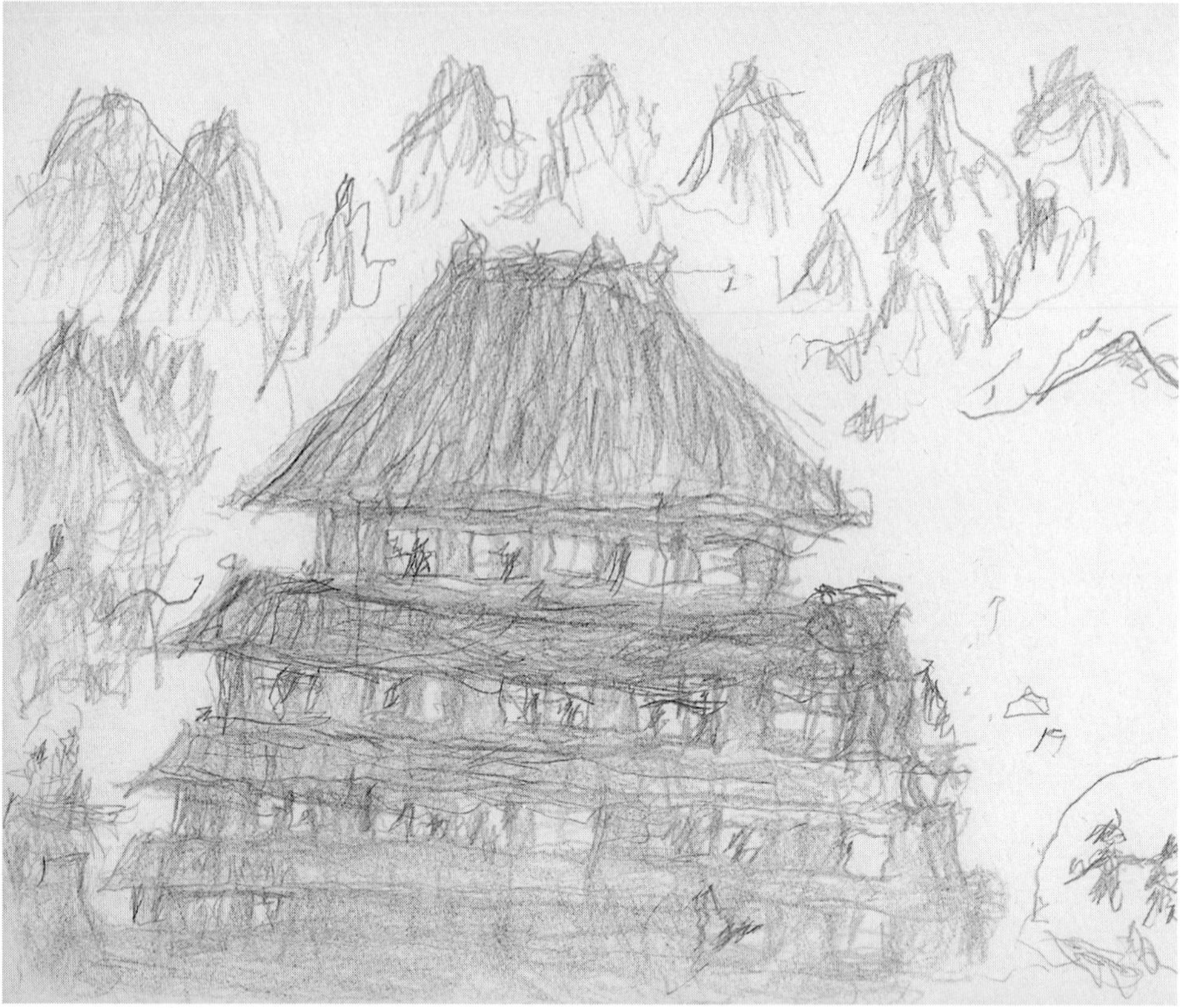

一九三一年ごろ、道立病院のすぐ隣りにあった太極殿。毎年の新年会はここで開かれていた。

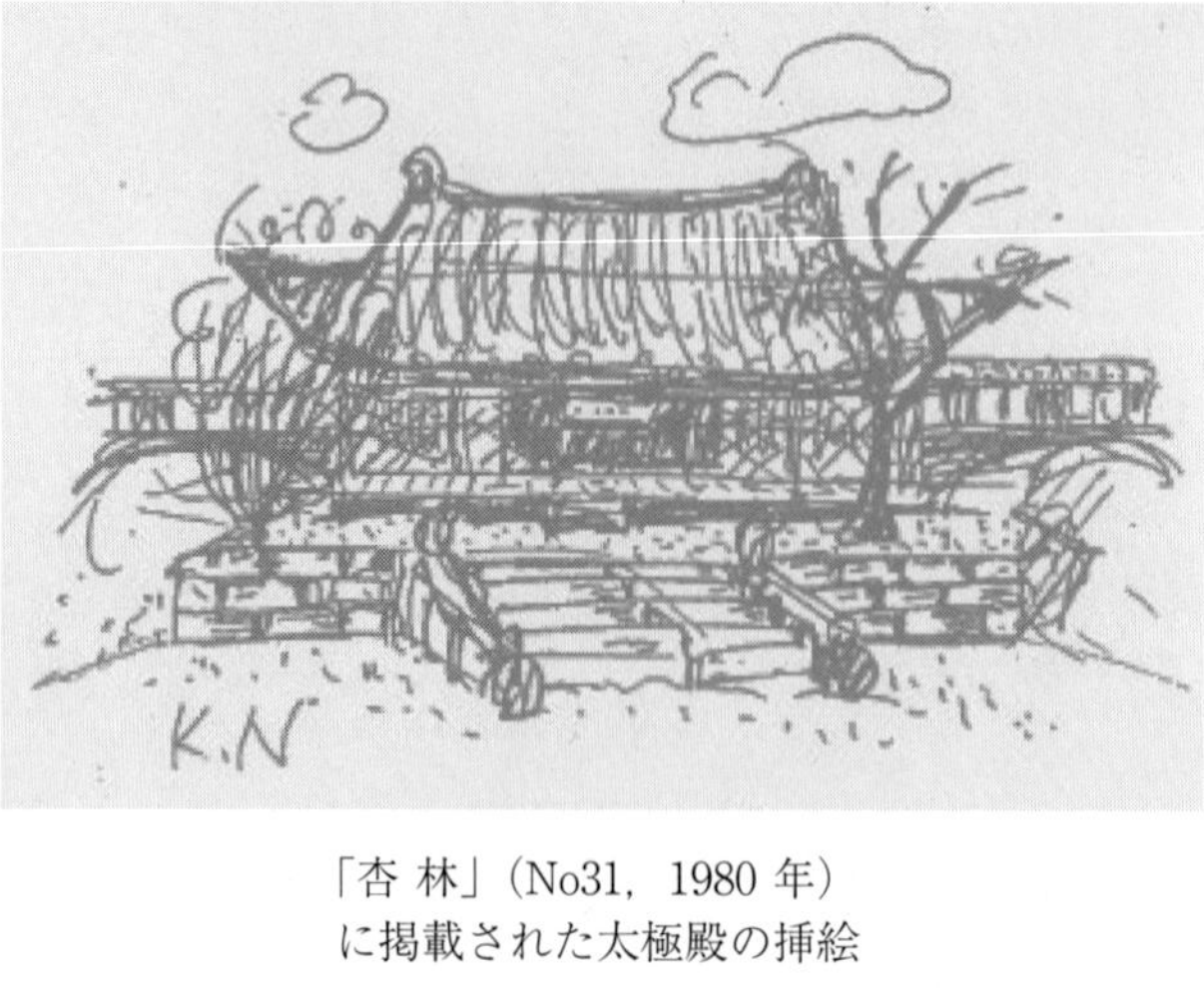

「杏 林」(No31, 1980 年)
に掲載された太極殿の挿絵

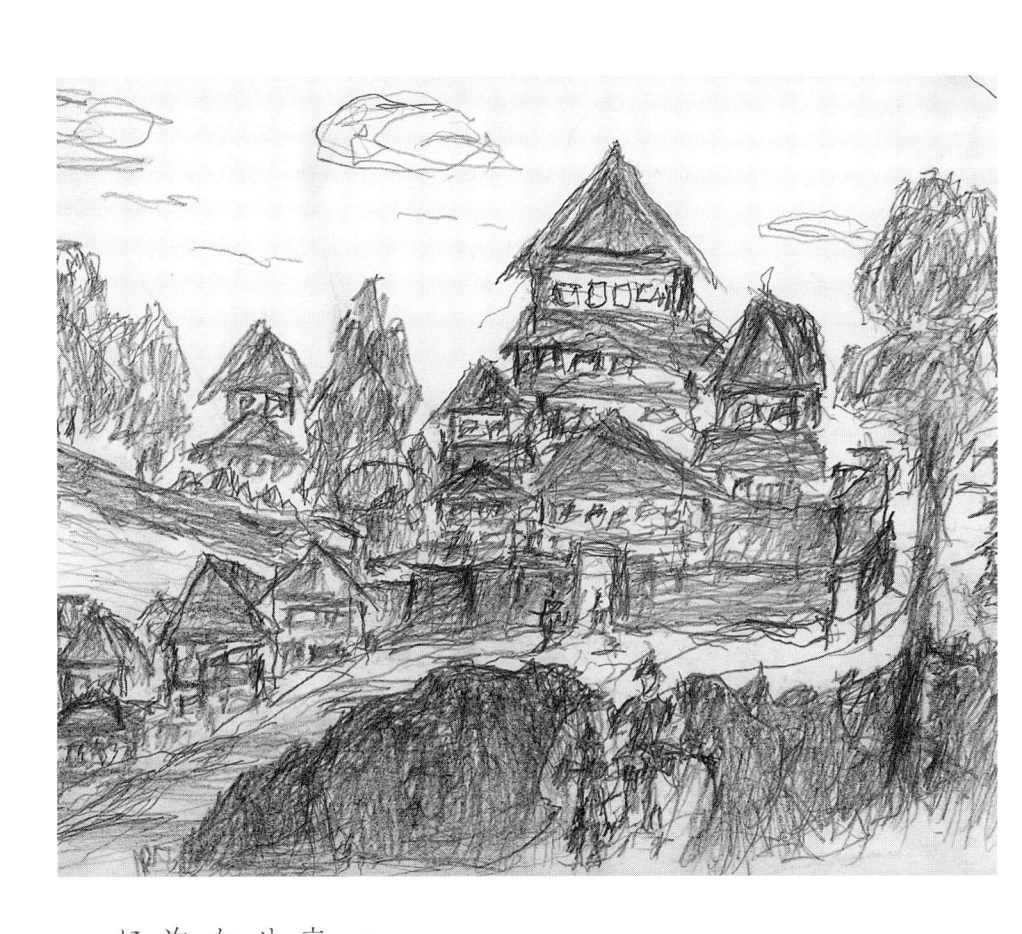

一急勾配の屋根、生垣と近景に立ち木。人物は騎馬警官を思わせる。遠景は、香椎宮の菖蒲園か。
次頁では家を描いた絵を日付順に並べてみた。

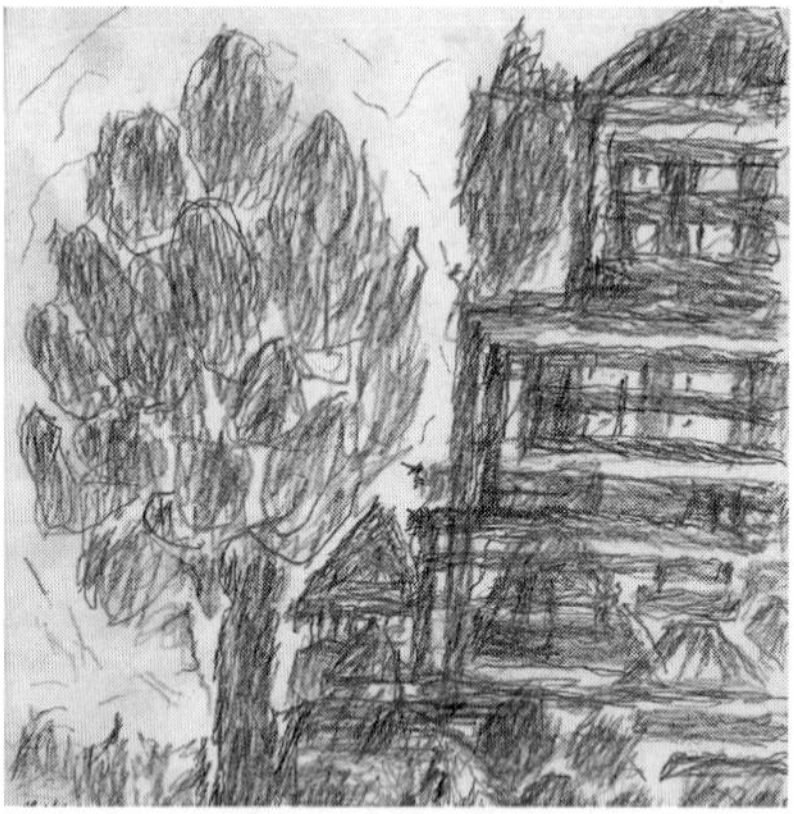

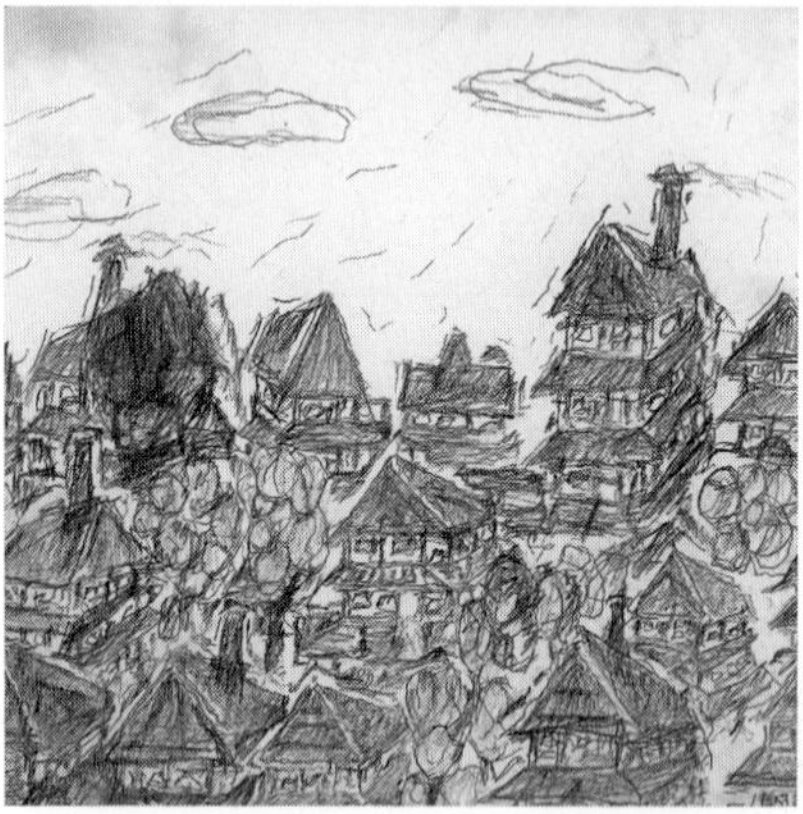
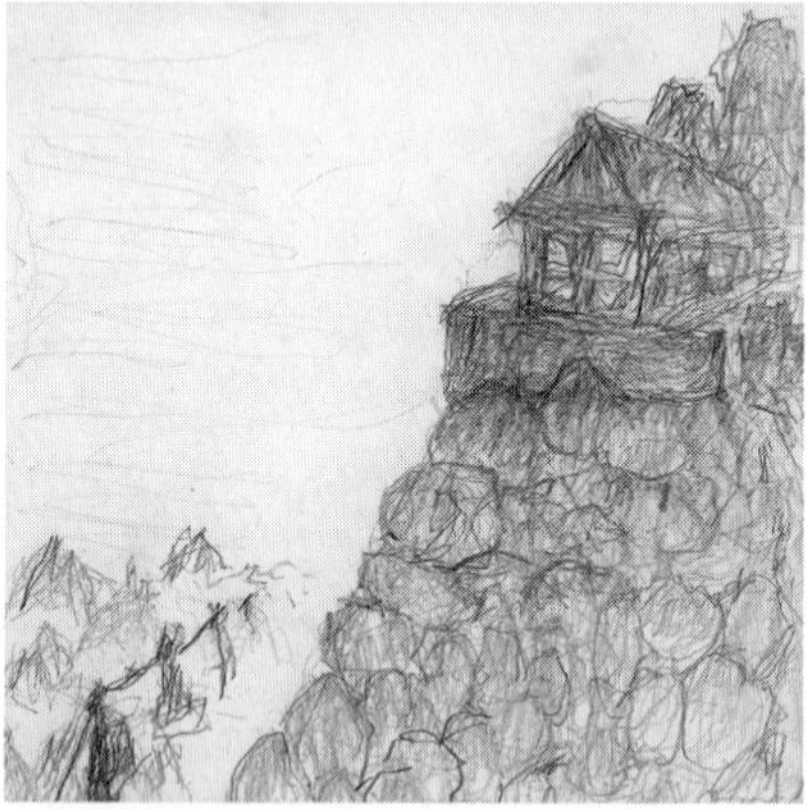
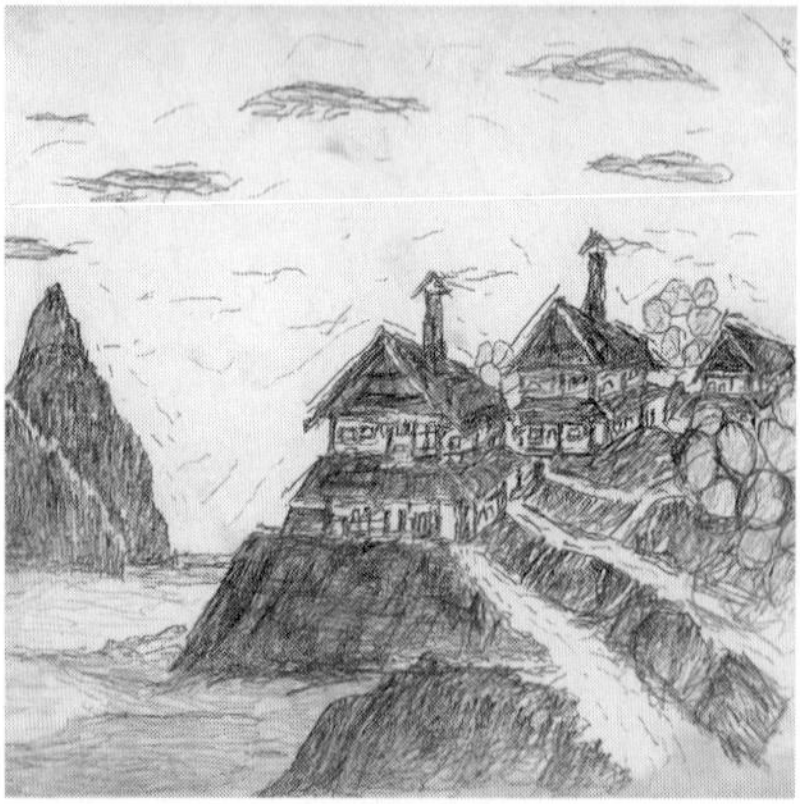
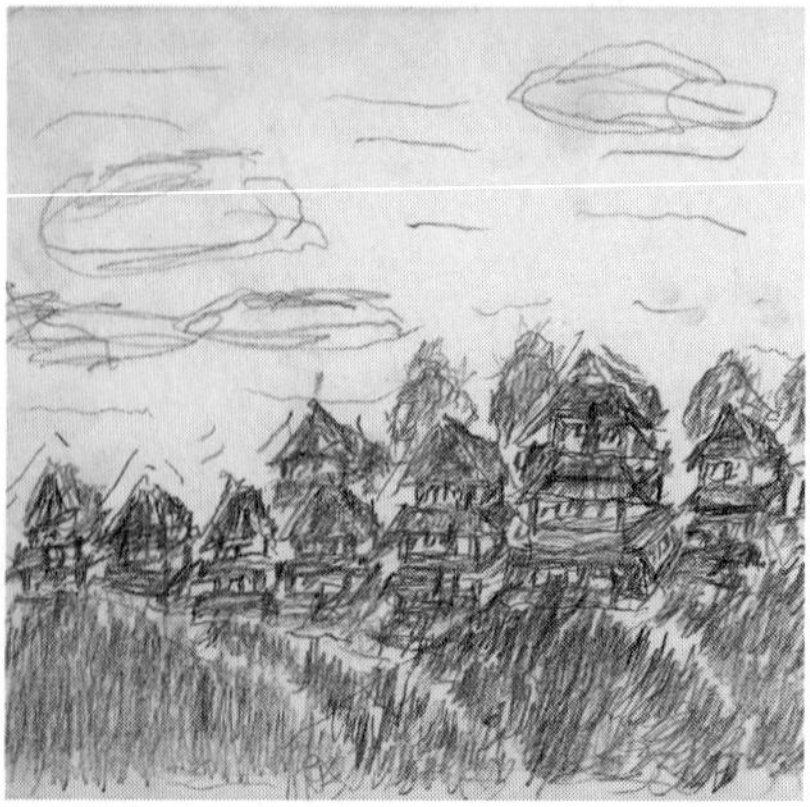

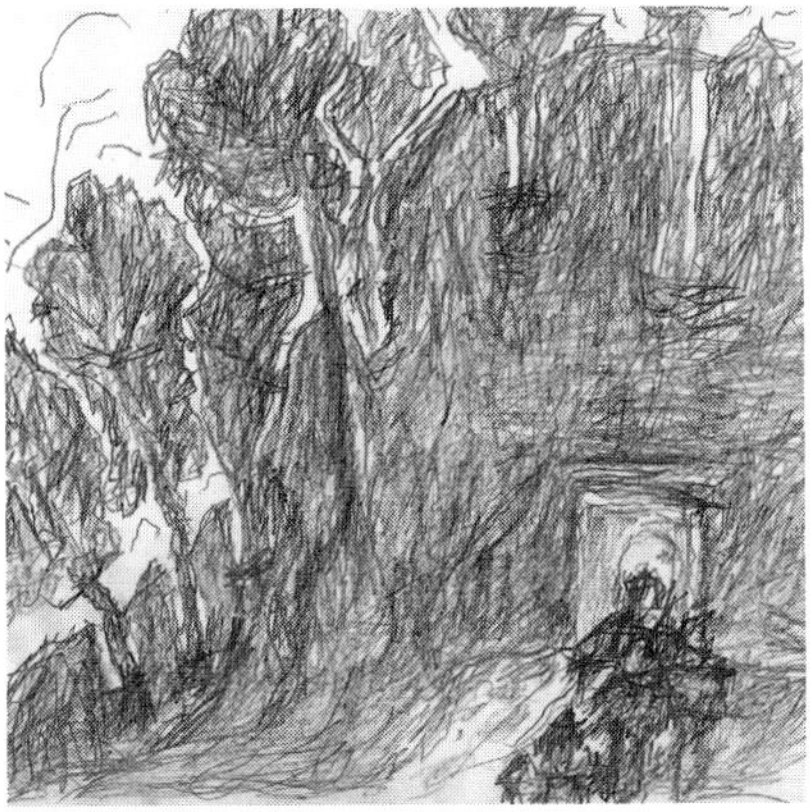
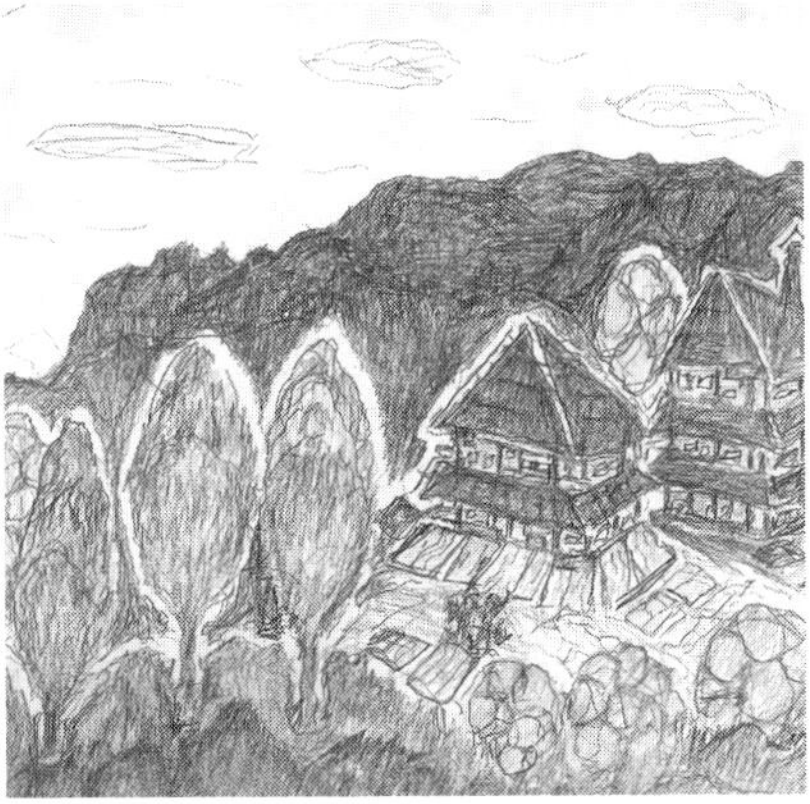
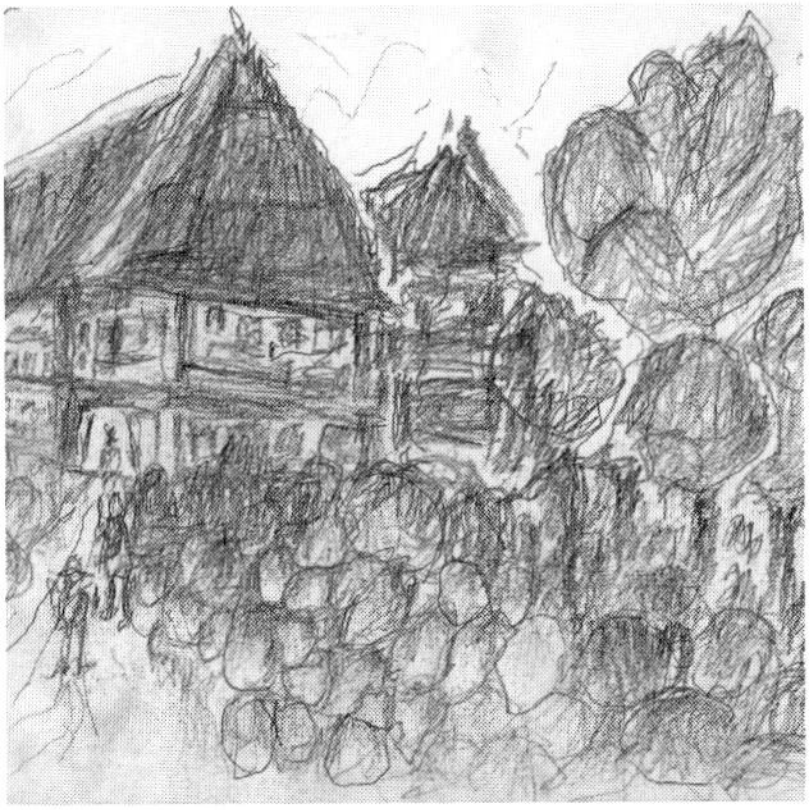
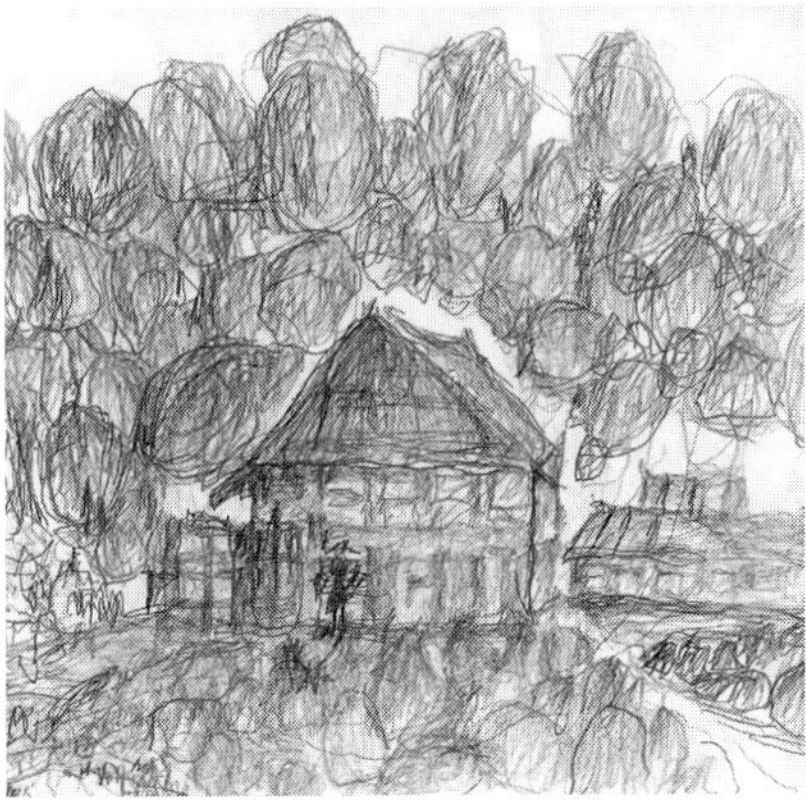
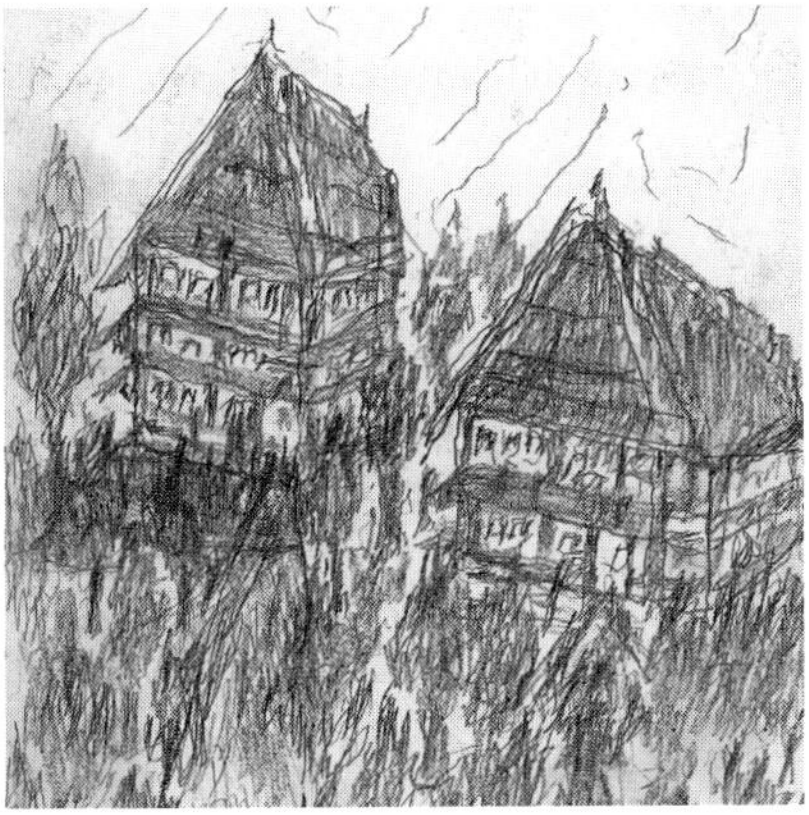
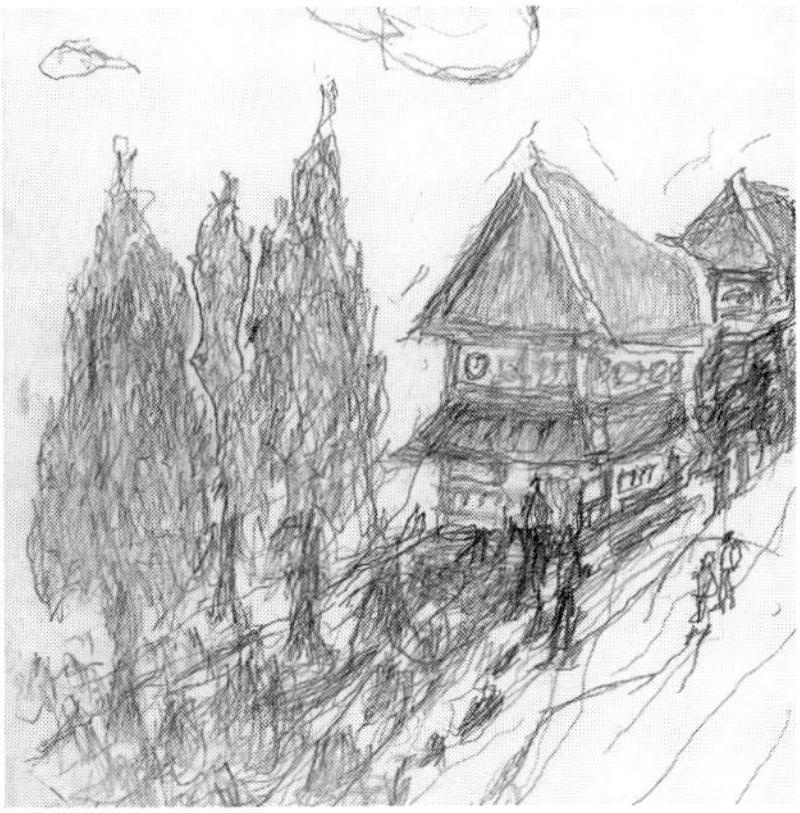

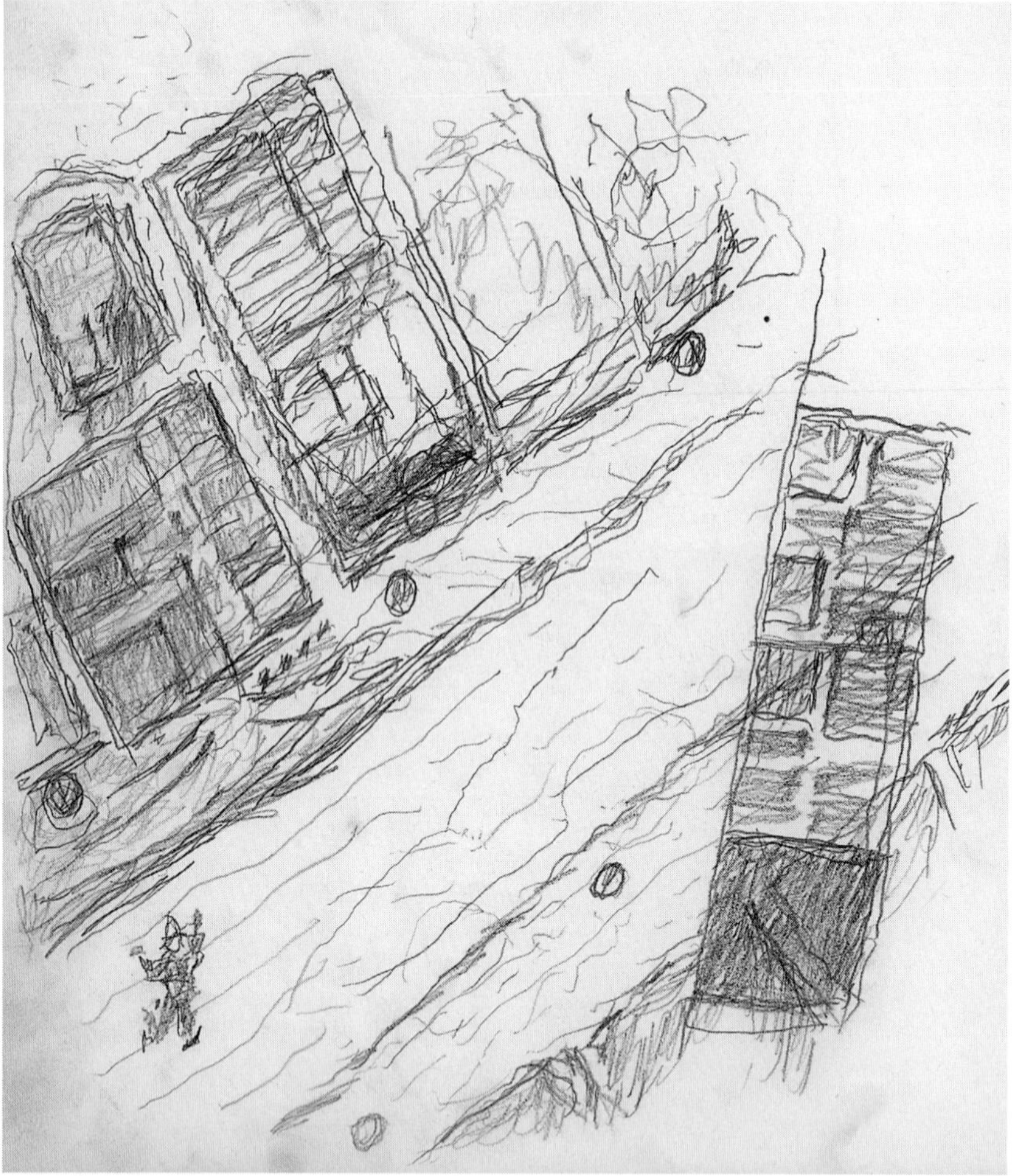

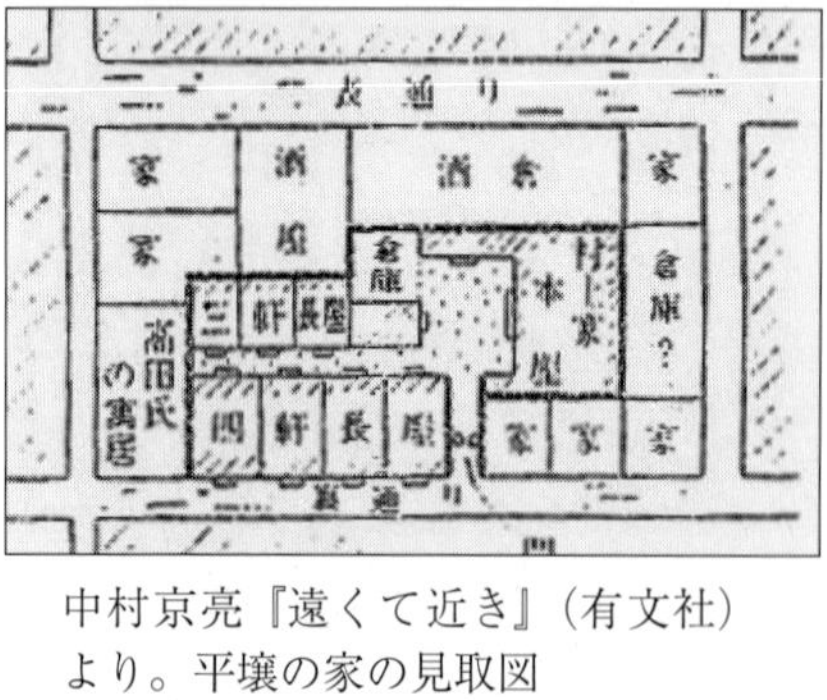

中村京亮『遠くて近き』（有文社）より。平壌の家の見取図

引揚げるまで住んだ仮住まいを思いだして、描いた。人物が気になる。

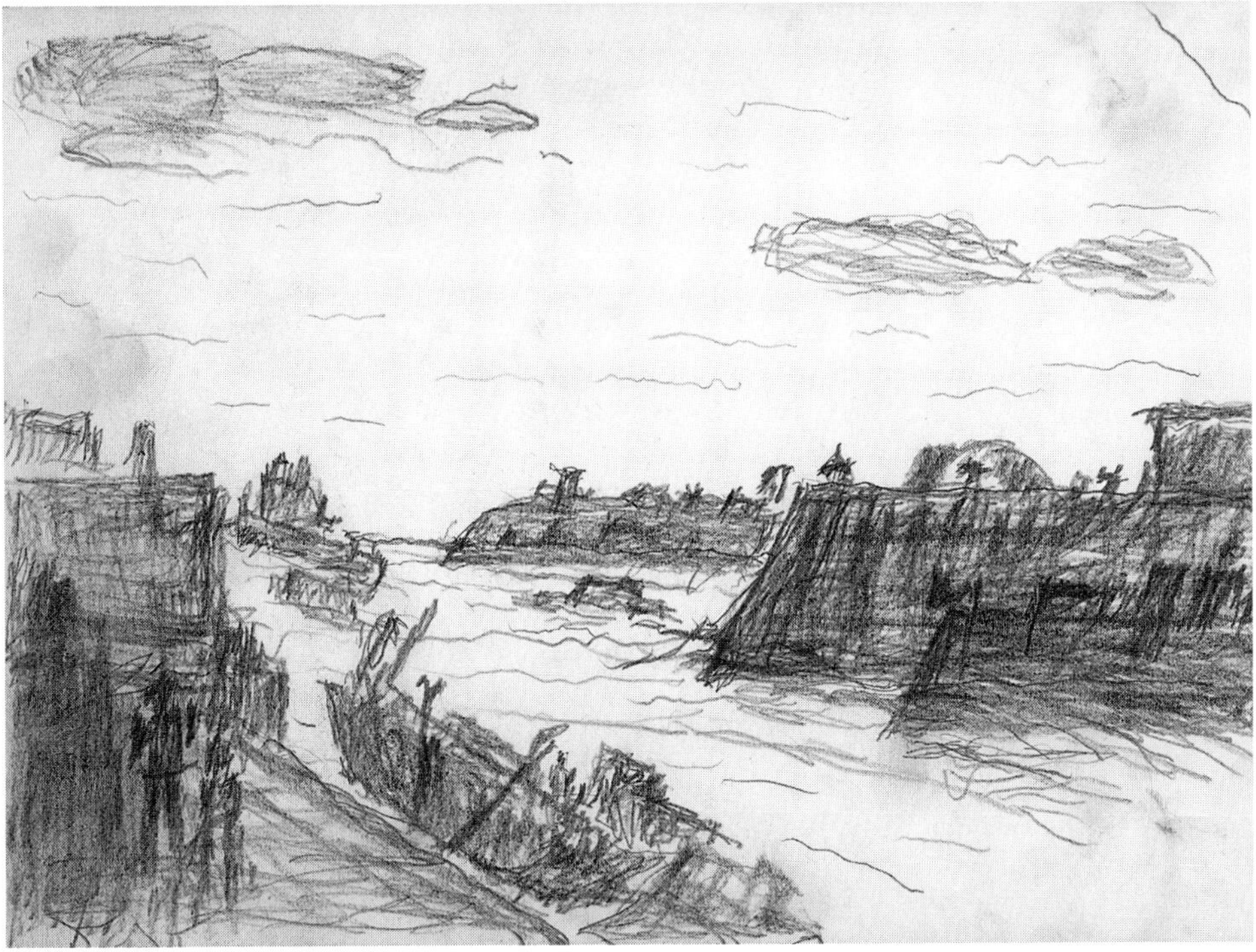

都会を描いた絵が、たった一枚だけある。港の風景である。岸壁には艀《はしけ》が、遠方には汽船が見える。引揚船だろうか。岸壁と汽船とを繋ぐ連絡船も出ている。岸壁にも艀にも人の姿。

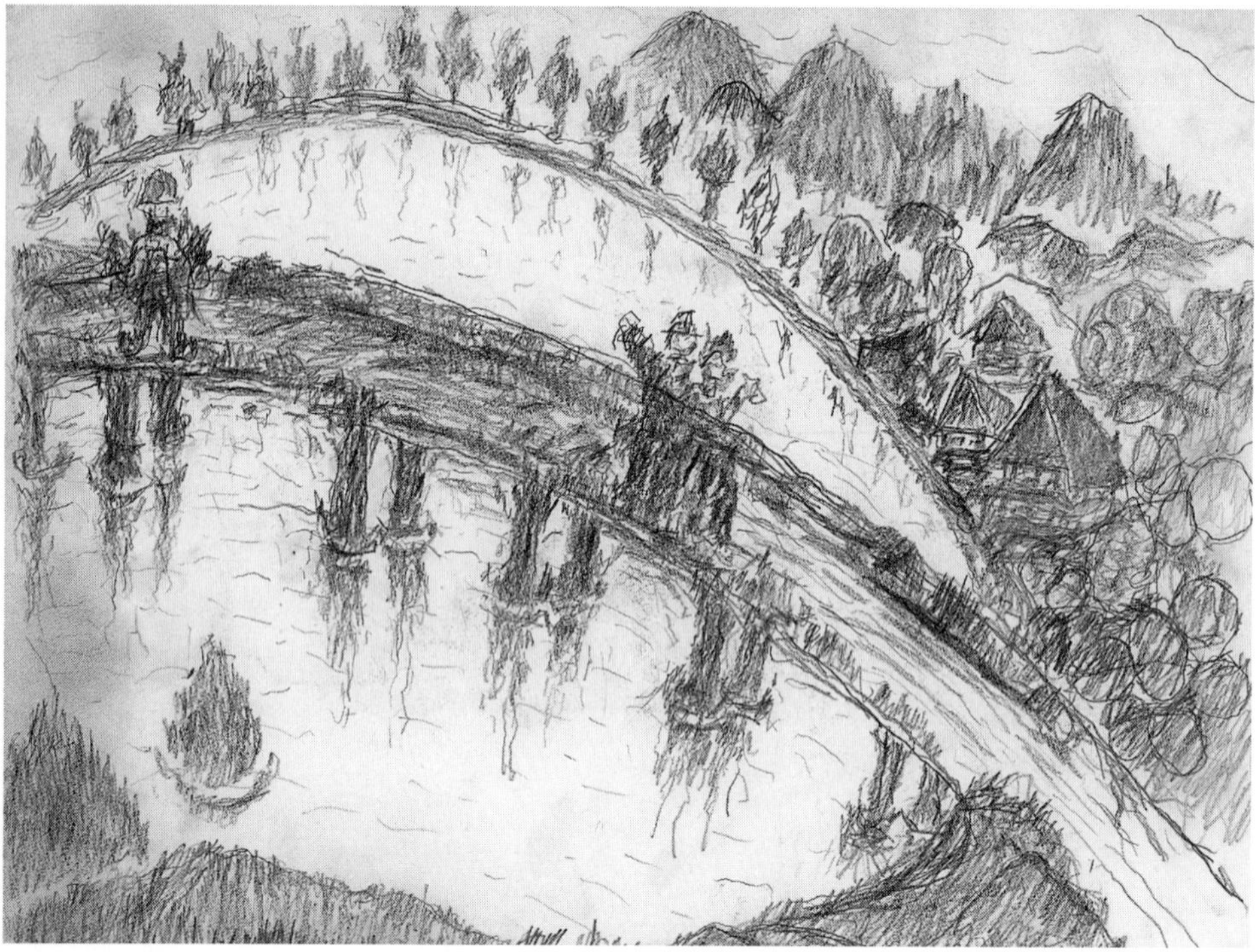

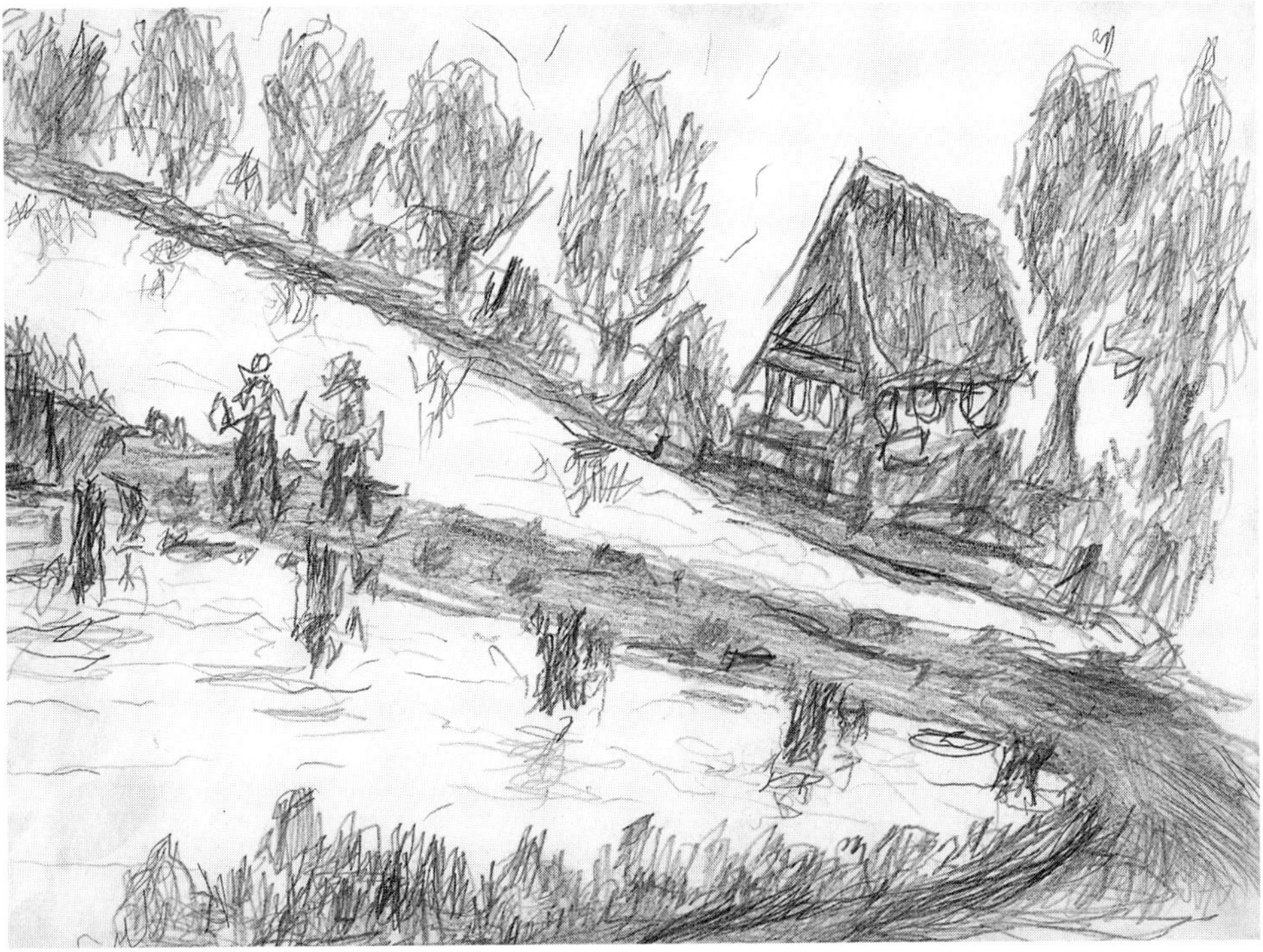

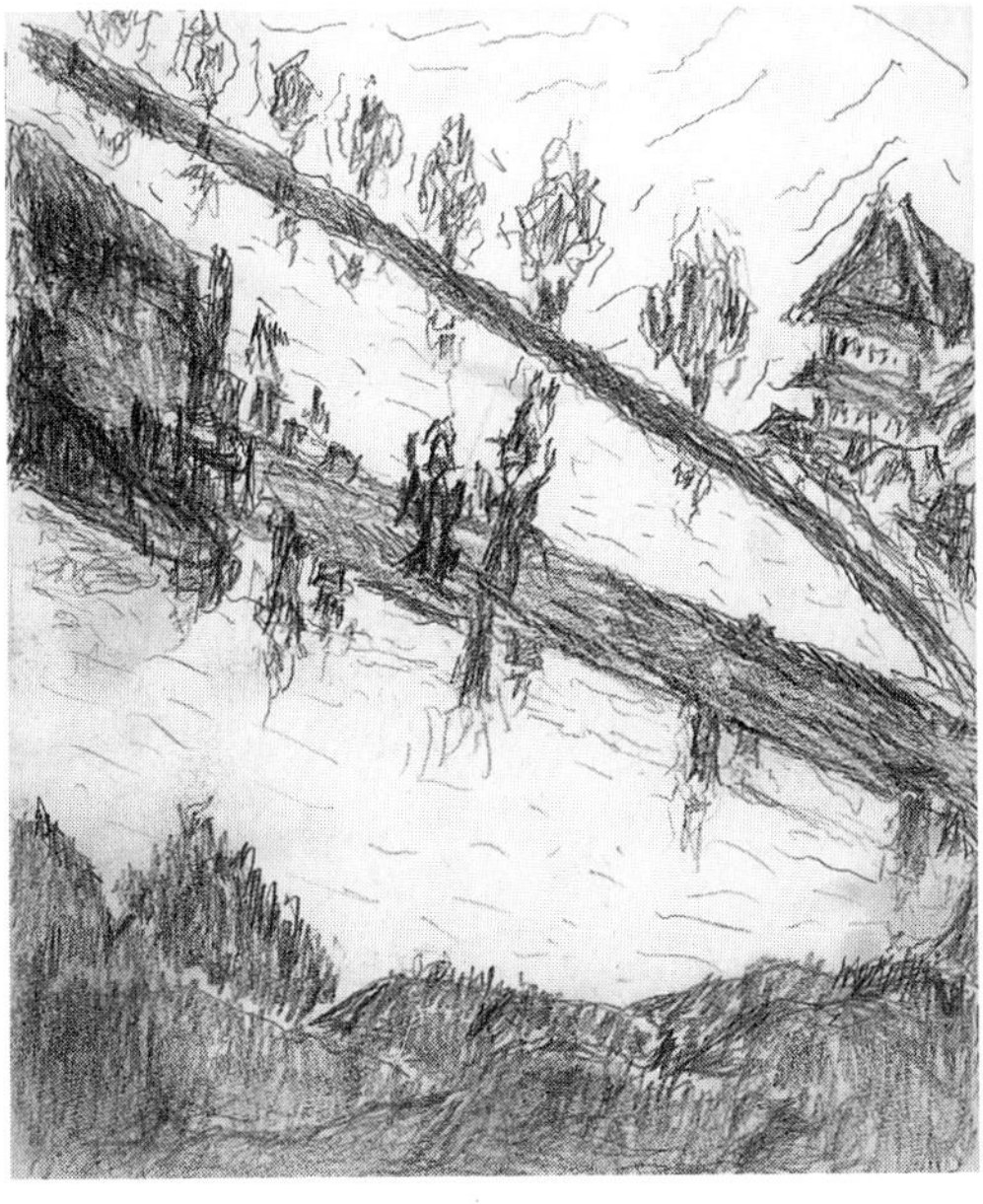

自宅近くにある香椎宮の菖蒲園。夫人と二人でよく散歩に行った。

平壌の住いを描いたあと、二月二十三日から五日かかって、香椎にある自宅の見取図を描いた。鉛筆の強いタッチで濃淡をつけ、一見抽象画を思わせる。絵の左下に漢字が三つ。まん中の字は分からないが、上の字は「外」、下の括弧で囲んだところは「亮」のようだ。いずれも本人自筆。

この時期にはじめて自宅の絵が出てきた。

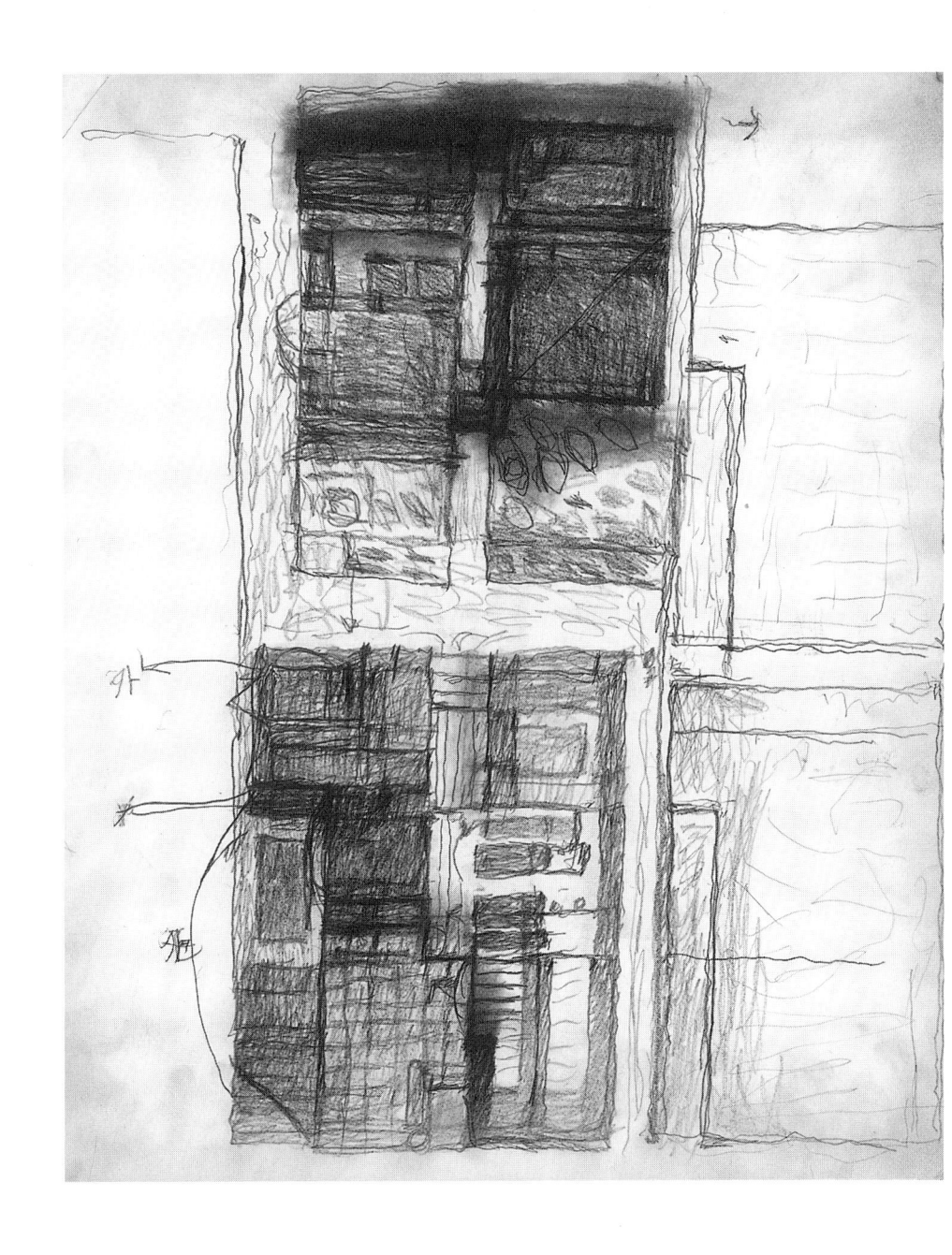

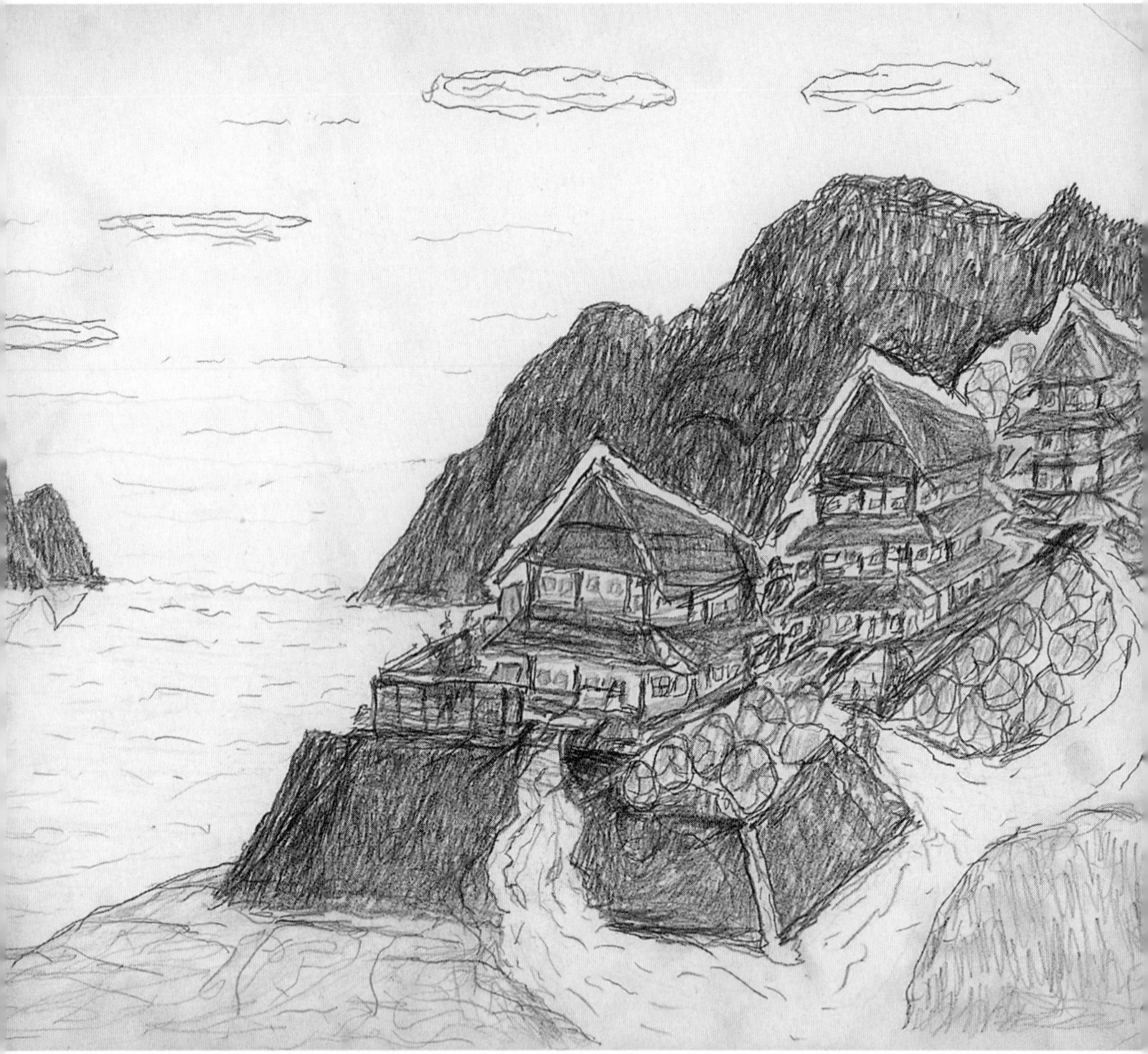

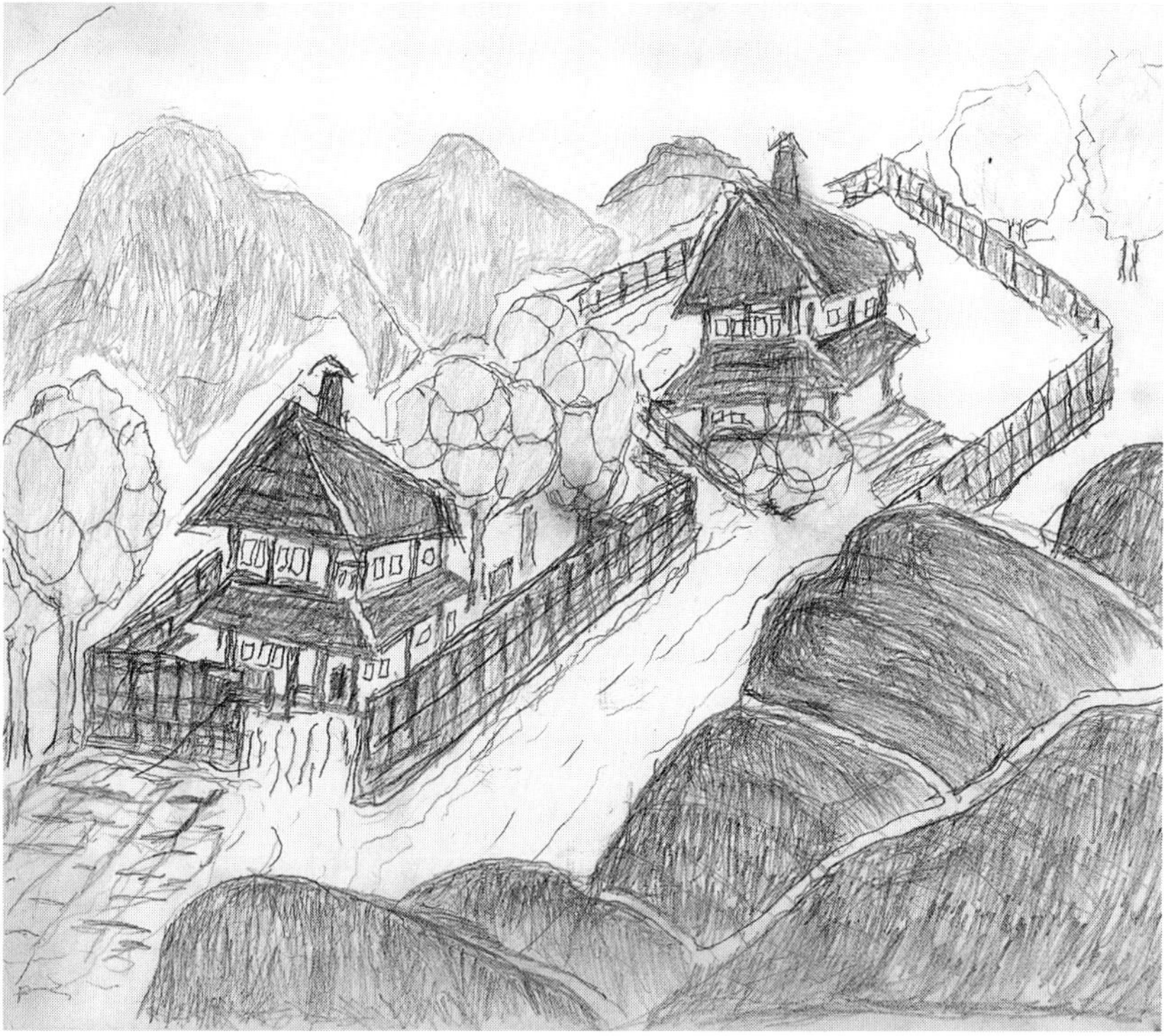

一九八七年三月二日、風景を描きはじめる。四日に海辺の風景を描きあげて、翌日から次の絵に移る。近景は、垣根に囲まれた二階屋。庭の木には花が咲いている。二軒並んだ家には、どちらにも大きな煙突がついている。日本の家屋とは思えない。遠方に山が見える。

六日ごろから微熱が出て、なんとなく元気がなかったが、本人の希望でリハビリ室に行く。九日、緑と紫の色鉛筆を使って遠景の山々に彩色する。

三月十一日、肺炎を併発してＩＣＵに移り、再び鉛筆を手にすることはできなかった。

失語症と
中村京亮先生

失語症について

失語症とは

失語症とは、脳卒中になったり、交通事故などで頭を強く打って、脳に障害を受けたために、「話す」とか「聞く」とか「読み書きする」能力が侵された状態である。

失語症になると、自分では分かっているのに、ものの名前が言えなかったり、話したいと思っても、相手に伝えることができない。また、ものは言えるけれども、相手の言っていることを理解できないということもある。

日ごろはお喋りできたのに、突然言葉が通じ合えなくなるのだから、当人にとっては大変なショックだ。周りの人は、認知症になったのではないかと心配する。

失語症のことを話すときは、つい失語症と一緒におこる半身不随などの、体の障害を忘れがちである。失語症の人は、言葉の障害に加えて体の障害という二重苦を背負っているということを忘れないでもらいたい。

失語症の原因

私たちの脳は、左と右とに分かれていて、言葉を支配している言語中枢は、左側の脳にある。左側に脳出血や脳梗塞がおこったり、外傷などで脳の左側がおかされると、失語症になることがある。失語症に右側の半身不随の人が多いのは、左側の脳出血や脳梗塞で右の半身不随になるからで、右半身不随と失語症とは一緒に起こりやすいというわけである。

右利きの人が失語症になると、利き手が使えない上に、言葉も出ないというわけで、大変苦労する。失語症では読み書きの機能もおかされるので、利き手でないほうの手で字の稽古をするのも並大抵なことではない。

失語症の症状

「読み書きそろばん」という言葉がある。失語症では、程度の差こそあれ、この三つの働きがおかされる。失語症には「運動性失語症」「感覚性失語症」「混合性失語症」と「全失語症」の四つのタイプがある。

「運動性失語症」では、自分の考えを言葉や文字で、相手に伝えることができない。ちょうど外国に行って、周りが外国人ばかりなので、こちらの言葉が通じないと思えばよい。「感覚性失語症」とは、相手の言葉を理解できない失語症のことである。言葉が理解できないだけでなく、喋ることはできるけれども、喋る内容にまとまりがない。「混合性失語症」では、喋れないし相手の言葉を理解することもできない。「全失語症」では、話すことができない、相手の言葉を理解できない、さらに字を書く力もないし、読む力も失われる。

失語症になった人がどれくらい話すことができるかは、その人の話し具合を聞けば大体分かるが、こちらの話したことがどれくらい理解されているかは、なかなか分かりにくい。こちらが話しかけるとうなずくので、分かったのだろうと思っていると、全く理解していなかったということもある。失語症の人と話すときは、相手の表情に注意しなければならないことは勿論だが、それでも、どれくらい理解されたかを読みとることは難しい。

失語症では、発音がはっきりしなかったり、声が小さくなって聞き取りにくくなったりする。言葉の障害のほかに、「視空間失認」といって、図形や人の顔が見えているのに分からないことや、「失行」といって、日ごろは使い慣れている道具を、改めてそれを使うように指示するとできないこともある。

心理的には、万事消極的になって、表情も乏しく、体の動きも鈍くなる。また、一つのことに意識を集中できなくなり、怒りっぽくなったり、抑うつ的になる。傍から見ると自己中心的で、時には感情的になるから、周りの人は付き合いにくくなって、いつのまにか疎遠になる。

すでに述べたように、失語症では脳の左側にある言語中枢が侵されるから、右の半身不随になる。また右側の視野が狭くなることもある。これは眼鏡をかけてもよくならない。交通事故のような頭の外傷で失語症になったときは、「ジャックソン痙攣」といって、痙攣発作が起こることもある。

失語症の人とどうかかわるか

失語症の実態についての資料は、以外に少ない。人口千人あたり一人の脳卒中による失語症の人がいるという統計もある。これから計算すると、たとえば北九州市は人口百万人なので、失語症の人が千人くらいいることになる。高齢化が進むと、その数はもっと増えてくるであろう。これは脳卒中の患者だけの数だから、交通事故やその他の頭部外傷で失語症になった人を加えると、その数はもっと増える。決して少ない数ではない。

いま私は、北九州市内の老人保健施設で働いているが、入所者のなかに「失語症」と診断されている人が意外に多い。失語症になって、ちゃんと言語療法を続けている人は別にして、いちど「失語症」というラベルを貼られると、家族を含めてまわりの人たちは、「言葉はでない」「会話はできない」と思いこんでしまう。言語訓練を続けよといわれても、せめて年齢が七十歳台ならともかく、八十を過ぎた人に、言語療法を系統的に継続することができるだろうか。よほどじゃないと、不可能といってもよい。

八十を過ぎた「失語症」の人たちは、毎日ただデイ・ルームのテーブルの前に坐って、一日を過ごす。家族が面会にきても、話すことはできないと思い込んでいるから、なにも喋らない。施設の職員が面会の家族に、「お話できますから、なんでも話してごらんなさい」といっても、「そんなはずはありません」といって、話をしようとはしない。「失語症という診断をうけたら、話すことなどできないのだ」という家族の思い込みは、これくらいひどい。

家庭にあっても同じことであろう。高齢で言葉を失った人の介護をどのように進めたらいいか、という問い合わせは以外に少ないような気がする。なぜだろうかと思う。失語症といわれた老人は、家にあっては、家族に気兼ねしながら、黙って一日を過ごしている。家族も、「うちの年寄りは失語症だからなにも喋ったりできない」「話しかけても分からない」と思いこんで、よくいえばそっとして、悪くいえば放っておく。そのうちに、老人と家族との間の会話がなくなる。高齢の失語症者は、ほとんどの人が、こんな経過をたどっているのではないか。


失語症ですといわれても、努めて話しかけて欲しい。言葉が通じなければ、身振り手振りでいい。写真や絵を見せてもいい。とにかくなんとか意思を通わせようと努力することである。コミュニケーションというのは、なにも言葉だけのものではない。

失語症になるとここに紹介した事例のように、ときには認知症と間違えられることもある。失語症の人を子ども扱いしてはいけない。ゆっくり話しかけて、答えをせかしてはいけない。トンチンカンな答えであっても、笑わないで、失語症者がなにを伝えたいのか、答えを真剣に聞いて欲しい。その人の表情を読みとってもらいたい。

次に、笹沼澄子さんの「失語症患者とのコミュニケーションを促すための十項目」を紹介しておく。失語症の人と付き合うためのイロハである。

①短い文でゆっくりと話しかける。
②病前から使いなれていた言葉や言い回しを使って話しかける。
③患者が現在関心をもっている具体的なことがらについて話しかける。
④抑揚や表情を豊かにつけて話しかける。必要とあればジェスチャーを加えたり、実物をみせたり、文字（漢字のほうが仮名より理解しやすい場合が多い）で示したりする。
⑤話しかけても一回で理解できない時は、もう一度くり返すか、別の言い回しに変えてみる（くり返すときに大声を出さないこと、患者は耳が聞こえないのではない）。
⑥一つのことがらが理解されたことを確かめてから、次のことがらに進み、話題を唐突に変えない。
⑦話すことが難しい患者に対しては、「はい」「いいえ」で答えられる質問を工夫する。
⑧患者が話そうとした時には十分に時間を与え、ゆっくりと辛抱強く聞く。
⑨話すことを強制したり、誤りを訂正したりしない。

⑩患者がうまく反応できた時は、はっきりとほめたり、一緒に喜んだりして励ます。

なんだ、こんなことかと思うかもしれない。しかしながら、高齢失語症者を前にすると、その当たり前のことが難しいのである。

中村京亮先生と失語症

先生の絵との出合い

中村京亮先生の初盆参りで香椎のご自宅をお訪ねしたとき、ご子息が、「父が、こんなものを残しているのですよ」といって、ちょうどA3判くらいの大きさの風呂敷包みを持ってきた。玄関先で包みを解いてみると、なかから大小合わせて八冊のスケッチブックが出てきた。

先生がまだ入院しているとき、病室を訪ねると、時折り絵を描いている姿を見かけることがあったけれども、こんなにたくさんの作品を残していたことは知らなかった。全部で一五〇枚くらいはあるだろうか。その場で、ぱらぱらと捲《めく》ってみただけでも、かなり強烈な印象を受けた。私は、ご子息の了解を得て、風呂敷包みのまま借りて帰ることにした。

私が最後に先生を訪ねたとき、「今度来るときには、クレパスを持って来ましょう」といったら、先生からは、「ウー、ウー」と、言葉にはならない返事が返って来た。それが、クレパスを持ってくるのを待っているという意味なのか、クレパスなど要らないということなのか分からないまま、病室を後にした。

看護記録を読んでみると、理学療法士が「これを使ってごらんなさい」といって、先生にクレヨンを渡したけれども、あまり嬉しそうな顔をしないで、先生はもっぱらB2の鉛筆でしか描かなかったとある。あの時、先生が「ウー、ウー」と答えたのは、クレパスなど要らない、自分は鉛筆さえあればいいいんだ、と伝えたかったのかも知れない。

それから間もなくのことである。先生は、一九八七（昭和六十二）年三月八日から三八度台の発熱が続いた。気管支肺炎を併発したのだった。治療の効果は見られないまま、その年の五月十二日、八十六歳の生涯を閉じた。

発病と後遺症

先生は、国立福岡東病院の院長を定年退官するまえ、福岡市東区香椎の、JR鹿児島線踏切から香椎宮参道を三〇〇メートルばかり行ったところに土地を求めた。参宮道路に面した一画にご子息が内科医院を開業し、その裏に居間、寝室、台所、それに二階は客間という、小じんまりした家を建てて、定年後の先生夫妻はそこを住まいとした。南向きの日当たりのよい居間が、日ごろ先生夫妻の過ごす場所であった。

仕事で外出しない日、先生はその部屋の応接机の前に坐って原稿を書いたり、テレビを観たりする。病身の夫人は、部屋の真ん中にあるソファーに坐って、先生とお喋りを楽しむ。時には、先生が夫人を誘って、香椎宮まで散歩に行く。週に何回かは、先生が香椎の街まで買い物に出かける。こんな平穏な日常生活が続いた。

一九八五年二月二十四日午後三時過ぎ、先生は居間のソファーに坐ったまま、意識が朦朧となった。たまたま来合わせた嫁の知らせで駆けつけたご子息が、「気分が悪いのですか」と聞くと、言葉がはっきりせず、軽くうなずいて、左手で動かなくなった右手を指さした。やがて昏睡状態となり、右片麻痺が見られた。ただちに、救急車で国立福岡東病院に入院した。病名は、脳出血。入院してすぐのCT検査で、左被殻を中心とする巨大血腫が認められ、一部に脳室穿破を伴っていた。翌日のCTでは、病巣はさらに拡大していた。

入院後、どうにか危険な状態は脱したものの、右片麻痺と重度の運動性失語症が後遺症として残った。発病の三週目ごろからベッド・サイドの訓練プログラムを始めたが、四月になって心筋梗塞を発症したり黄疸が出たりで、せっかく始めた訓練プログラムも一時中断しなければならなかった。

やがて七月になると病状も安定して、ベッドの上での訓練が再開される状態になった。失語症には、強い情緒反応を伴うものである。病状は安定して、リハビリテーション・プログラムを再開できるようになったとはいうものの、それは体が訓練できるまで安定しただけのことである。自分の右の手足が動かないことや、失語症で自分の言葉を失っていることなど、自分の体の状態や、現在おかれている状況などを自身が十分に理解して、しかもそのことを患者自身が受容できなければ、その後の社会復帰へ向かっての治療計画を進めることはできない。リハビリテーション・プログラムをつくっても、それを進めることはできないのである。

先生は、自分の障害と、障害のある体で、かつて院長を務めたこの病院に入院していなければならないという現状を、どうしてもありのままに受け入れることができなかった。看護師が話しかけると、ときには笑顔で応えることもあったけれども、人が近づくと、掛け布団を頭から被って離そうとはせず、無理やり布団を除けようとすると、大声をあげてそれを拒んだ。

麻痺して動かなくなった手足の関節の拘縮《こうしゅく》を防ぐための機能訓練は、痛みを伴うものだから、どうしてもやろうとはしなかった。訓練の痛みやつらさが原因になったのであろうか、訓練という言葉には拒否的で、看護師が、「さあ、訓練に行きましょう」といって、先生を車椅子に乗せようとすると、「ウオー」と大声をあげて車椅子に乗るのを拒んだ。

大声をあげて拒むというのは、特に興奮して暴れだすわけでもないのだが、言葉が出ないもどかしさから、つい声が大きくなり激しい動作になるのであった。そして時にそのことが、認知症の症状だと誤解されることもあった。

食事でベッドの上に起き上がるとき以外は、ほとんど寝たきりで、部屋から出ることはなかった。看護師が、車椅子を持ってきて、「さあ、散歩に行きましょう」と声をかけると、車椅子を見ただけで、大声をあげ体を硬くしてそれを拒んだ。ベッドのフレームを固く握って離さないこともあった。「訓練室に行くのじゃあありません。散歩に出るのですよ」といくら繰り返しても、納得しなかった。

看護師は、半ば強制的に先生を車椅子に乗せて、病室から連れ出した。広い窓から療養所時代の名残の松林が見える。その向こうに、東病院の本館の建物が建っている。先生にとっては、忘れられないはずの風景なのだが、それを見てもなんの反応も示さず、先生の表情は暗かった。

車椅子を押しながら看護師が、「どこに行きましょうか」と尋ねても、返事はない。長い廊下を進んで、車椅子が訓練室に近づくと、先生は大声を上げながら、左手を上げ自分の病室の方を指す。

「帰るのですか」と聞くと、うなずく。

「花を見に行きましょう」といって、機能訓練室の前を通り過ぎると、部屋に帰りたいという仕草はなくなって、静かに車椅子で運ばれた。

病棟の渡り廊下から庭に出て、草花の植えてある遊歩道を車椅子で進んだ。看護師が、花の名前を一つひとつあげて話しかけると、硬かった先生の表情はいくらか和らいで、やがて静かに頷くようになった。

しかし、車椅子での散歩を始めてから数日間は、訓練室の前を通ったり、外来の診察室に車椅子が近づくと、表情は厳しくなり、早くあっちへ行けと、身振りで訴えるのであった。先生は、朝鮮での教授時代も、国立病院の院長在任中も、医者にありがちな権威を振り回すでもなく、これほど地位にこだわらない気さくな人はいなかったけれども、それでも、かつて院長として勤めていた場所に、患者として自分があるという現実を、どうしても認めたくはなかったのであろう。

ことばを超えて

やがて、病院のなかで見るもの触れるもの、スタッフとの接触など、現実に対する先生の態度は、拒絶から次第に受容へと変わっていった。それは、障害を持つたものが、誰しも一度は通らなければならない過程でもある。このころには、毎日の日課となっている散歩の誘いにも、快く応じるようになったし、病院の庭に咲いている草花に手を触れては、嬉しそうな表情を見せた。

そんなある日、先生は、リハビリテーション部の前で、九大名誉教授のK氏とばったり会った。十月二十五日のことで、全くの偶然であった。その時のことを、K氏は次のように書いている。少し長くなるが、引用しておく。

私は、リハビリテーション部の前で、突然ある人にお目にかかりました。私どもの先輩なんですが、車椅子に乗っておられました。そしてお互いに顔を見合わせるなり「アツ！」と驚きの声をあげて握手をしました。その先輩は左手で非常に強く握られました。私は左手が弱いのですが左手同士でしっかり握手しました。そこで二人で対話をしたのです。私だけが言葉が出たわけですが、その先生は目と顔の表情と左手の動きとで意思を表しておられ、そのいわれる意味は私には通じました。これは非常に感激的な場面でして、私自身にとっては本当に来てよかったなあと思われました。先輩はとにかく物が言えないので声だけ。音声は出るが言葉にはならない。左手で動作はできる。また目は動くから、その動きが人一倍に物を言う。そういうことで少なくとも意思は表わせる。どちらも医師だからお互いの気持をある程度読むことができる。私が「もうお別れしよう」と申しますと「もっとおれ」「もっと話をしよう」というふうに仰言っしゃった様に思われて、仲々別れ難い。とうとう私も自分の車椅子に乗りましたら、やっとあきらめたように病室にお帰りになりました。

先生とK氏は大学の同門で、K氏は九大医学部教授を定年退官したあと、軽い脳梗塞に罹った。この日K氏は、リハビリテーション部の見学を兼ねて病院を訪ね、できることなら先生を見舞いたいと思っていた。そのとき二人は偶然出会ったのである。

K氏は、見違えるように痩せて、表情も乏しくなった先生を突然目の前にして、言葉を失った。相手は、自分の意思を伝えるには、目に思いを込める以外に方法はない。K氏は、言葉をかけては見たものの、それに応じることができない先生の目を、じっと見つめるだけで、どうしようもなかった。なにか話しかけたいけれども、言葉は出ない。二人は暫くの間、ただじっとお互いの目を見つめ合ったまま動かなかった。

先生は、毎日広い病院のなかを車椅子で散歩するといっても、その途中で会うのは、医師にせよ看護師にせよ、昔は自分の部下だった人達である。活躍していた時代の職員たちに、病み衰えた姿を見せたくない、その気持が、先生を病室から外に出るのを躊躇《ためら》わせた原因でもある。

先生は、懐かしい知人の顔を見て心をかよわせることができたという体験から、それまでの対人拒否反応が消え去ったのではないだろうか。先生との出会いはK氏にとって、自分の病状を見直す契機となったのと同じように、それまでは何かにつけて消極的で拒否的だった先生の生活にも、何か変化が起こったようであった。

リハビリ開始

秋も深まって、病室の窓から差し込む日差しも目に見えて弱くなったころから、先生の病状は落ち着いてきて、車椅子での散歩の範囲も拡がった。それまでだと、看護師が「テレビのスイッチを入れましょうか」というと、左手を横に振って拒否していたのだが、病室やOT室で、静かにテレビを見るようなゆとりもできてきた。

十二月末のある日、「NHKきょうの健康」で脳卒中をテーマにした番組が放映されていた。先生は頷きながら、番組が終わるまで、熱心にテレビの画面に見入っていた。テレビを観ているとき、中山美代子看護部長が来て、「テレビが終わったら、起立練習をしましょうね」というと、先生は黙って頷いた。

中山看護部長はこれより少し前、残暑が過ぎて秋の気配がいくらか感じられるようになったころ、「いつまでも甘えているものではありません。自分の病気に立ち向かう心構えをきちんと持ちなさい。病気から逃げてはいけません」と、先生に厳しくいったことがある。そのとき先生は、中山看護部長の話を拒否的態度をとるでもなく、興奮するでもなく、ただ黙って聞いていただけであったけれども、それから後、先生の病院での生活は、病状が安定したせいでもあるだろうが、それまでの何に対しても拒否的態度をとっていたのに比べて、なにかにつけて受け入れようとする態度が見られるように思われた。先生は、中山看護部長の言葉に強く動かされ、心に感じるところがあったに違いない。

その日先生は、中山看護部長に言われた通り、テレビを見終わると、短い時間ではあったが、起立練習をして、病室に帰った。作業療法士の勝木は、「ＯＴ日誌」に始めて「本日より開始」と記録した。

年が明けて一九八六年の正月を迎えた。一月四日に三八度台の発熱があったが、それも二、三日で収まって、毎日ベッド・サイドで関節の屈伸訓練をしたり、ＯＴ室で肋木《ろくぼく》を使っての起立訓練を続けた。関節の屈伸訓練はかなりの痛さを伴うものだが、それにも耐えているようであった。

午前中は、デイ・ケア室でテレビを観た。「きょうの健康」では、川崎病などのような内科疾患には興味を持ち、喘息の治療がテーマで南福岡病院が紹介されると、頷きながら画面を熱心に見入った。ただ、ヒビ、アカギレがテーマの画面にかわると、興味を示さなかった。看護師が「ニュースも見てくださいね」というと、頷いていた。自分の観たいものと観たくないものとをはっきり区別していて、興味のない番組には目を反らす。すでに先生は、知的にも情緒的にも、精神的には、自己決定ができるまでに回復したのである。

先生は、関節の屈伸練習や起立訓練にはあまり熱心ではなく、リクリエーションも輪投げやボール送りなどには、他の患者が誘っても、首を横に振って参加することを断った。また、他の入院患者との接触は嫌がった。時にはテレビを観ないで、訓練室に置いてある週刊誌のページを繰っていた。老眼で、眼鏡がなければ字が読めないので、ページの写真だけを眺めているようであった。訓練室で時に大声を出すことがあった。「おしっこですか」と聞くと頷くのであった。

先生の闘病生活も春を過ぎると、病室のベッド・サイドでの訓練から機能訓練室でのプログラムへと移り、起立練習のような運動療法が加わってきた。リハビリテーションというのは、ただ決められた機能訓練のプログラムを毎日こなしていけばよいというだけのものではない。機能訓練の進行とその効果とを絶えず見つめながら、病気から立ち直って社会復帰を目指さなければならないというのが、リハビリテーションの一般的な考え方である。

ただし、先生のように八十歳の半ばをこえた高齢者の場合は、この考えは通用しない。なぜなら、心や感情の動き、意欲、からだの状態などに、あまりにも個人差が大きく、それらを言葉や数値で的確に捉えることが難しいからである。リハビリテーション・プログラムを進めるにしても、マニュアル通りにできない。まして、先生のように失語症で言葉を失っている場合には、患者と理学療法士や作業療法士との間によほど深い情緒関係ができていないと、リハビリテーション・プログラムを進めることは難しい。先生は幸いに、勝木弘美という作業療法士に恵まれた。私は、リハビリテーションとはサイコセラピーだと思う。そして、勝木作業療法士は先生にとって、最良のサイコセラピストだったのである。

描画との出合い

中山看護部長のきつい言葉を聞いて、深く感じることがあった先生は、これからの自分が、どう生きていったらいいのか悩んでいたに違いない。中山看護部長や勝木作業療法士が、本人たちはことさらに深い意味でいったわけではなかったのだろうが、二人の言葉が先生の心に大きな転機をもたらしたのである。そのときから、先生の病院での態度は一変した。自ら求めてリハビリ室に出るようにもなったし、起立訓練も積極的に続けるようになった。

あるとき、たまたま先生が昔書いた随筆集を読んだ勝木は、その本に先生自筆の挿絵があるのを見て、作業療法に絵を描いてもらおうと思いついた。

勝木は、リハビリ室の作業用テーブルの上に、花を生けた花瓶を置いた。先生は、花瓶を麻痺していないほうの手で、何回となく触って喜んだけれども、それが直ちに描画には繋がらなかった。何日かたって、やっと鉛筆をもって何本かの線を引いた。それもスケッチブックにではなく、広告の切れ端にである。「もう広告の切れ端はありませんよ」というと、しばらくためらってからやっと鉛筆で落書帖になにか描き始めた。それがこの本の最初の四枚の絵である。

時に体調不良のためか、気分ののらない日もあったが、やがて絵を描こうとしない（？）日には、イライラしたり考え込んだり、顔を天井に向けてなにかを思いだそうとしているようだった。描画しない日が何日か続いたあとの絵には、突然人物がでてきたり、風景画になったり、遠近感がはっきりしたりなど、必ず絵の内容に変化が見られた。

絵を描き始めてからは、リハビリ室にも抵抗なく出てくるようになり、長い時間作業テーブルの前に坐っていても疲労を訴えることもなく、日中は起きたまま過ごすことができるようになった。

病室での生活にも、変化が見られた。それまでは、一日中ベッドにしがみつくように寝たままで、布団をめくるのも嫌がった先生だったが、絵を描き始めてからは、病室でも机をまえに終日ベッドの上に坐って、絵を描き続けた。

私は、残された先生の絵を初めて拝見したとき、鉛筆のタッチ一つひとつを、「早く病気から解放されたい。早く言葉で話したい。早く家に帰りたい」という、先生の心の叫びではないかと思った。

先生が亡くなってから二十数年が経って、私もちょうど先生が発病されたのと同じ年齢になった。いま改めて先生が残した絵を眺めてみると、また別の感慨が浮かぶ。

私が先生の絵を「早く治りたい。早く帰りたい」という心の叫びだと思ったのは、当時の私の読み方が未熟で、先生の深い心を読み取る力がなかったからである。先生はあのとき、半身不随になり言葉を失って、一時は絶望のどん底に落ちたかもしれないけれども、それを契機として自分の人生を感得したのだ。言葉もない、体の自由もない、病室でひとり天井を眺めながら、改めてそこに自分の人生を見出した。

先生はあの時、全てを捨てたのだ。捨てたというのが悪ければ、すべてから自由になったといってもよいかもしれない。あらゆる煩悩が消滅して、苦しみから自由になった安らぎの状態を、仏教では涅槃という。一切を放下して正覚を得るという言葉があるが、先生はこのとき、正覚を得てその境地に達したのである。そしてひたすら絵を描いた。心は涅槃にあって、描く絵はほとんどが五十年前に生活した平壌をテーマとした。なぜテーマが平壌だったかは分からない。

絵のテーマに意味付けすることは難しい。はじめは、草花を描いたが、描く対象は風景や人物に移っていった。八〇パーセント近くは、風景をテーマとしている。抽象図形が以外に多い。生物を描いたものは少ない。果物を机の上に置いたことがあるが、それには興味を示さなかった。

中村京亮描画全作品

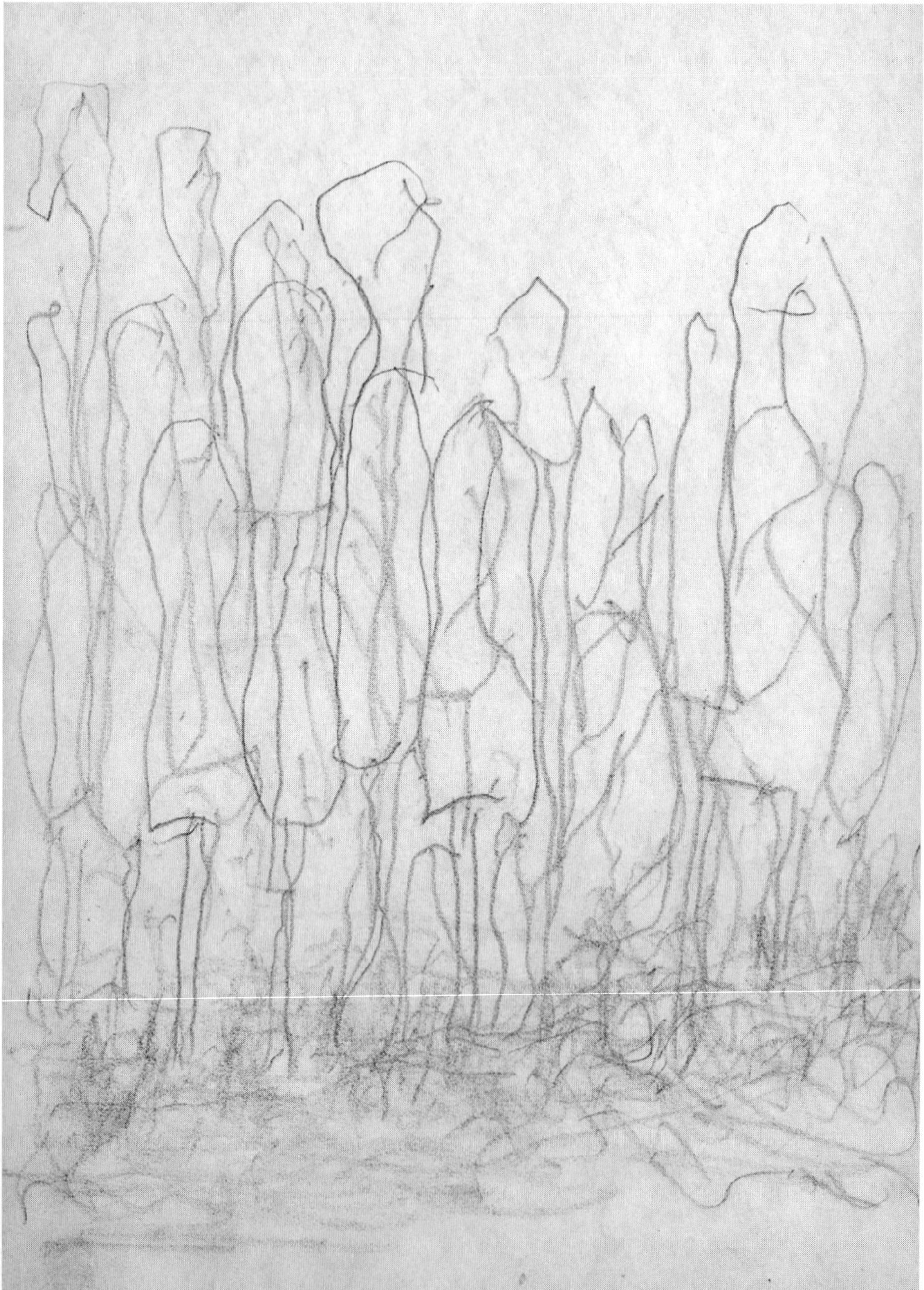

スケッチブック第１集
サイズ　176ミリ×252ミリ
作品１　1986年３月19日　最初に描かれた作品

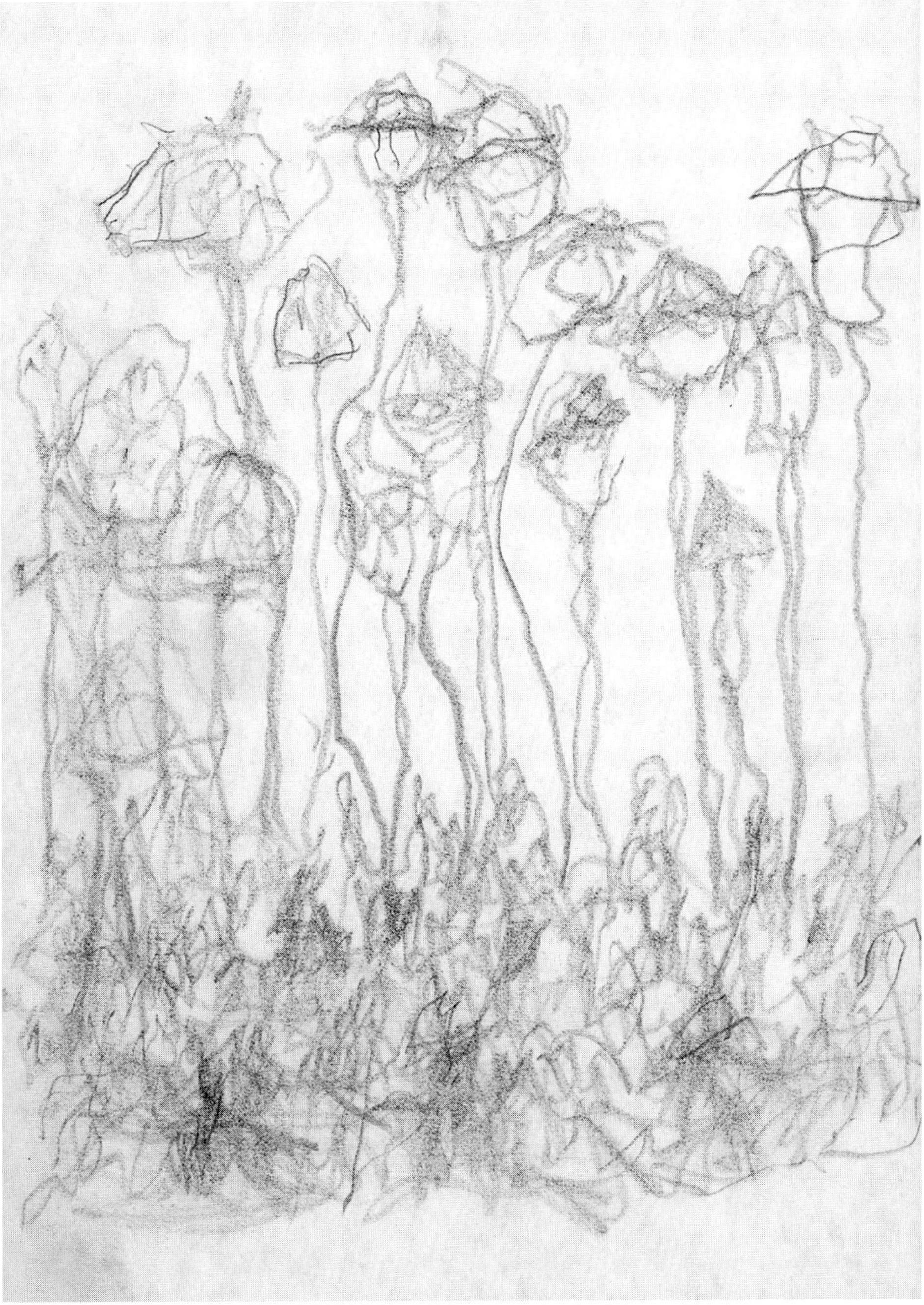

スケッチブック第１集
作品２　1986年３月19日

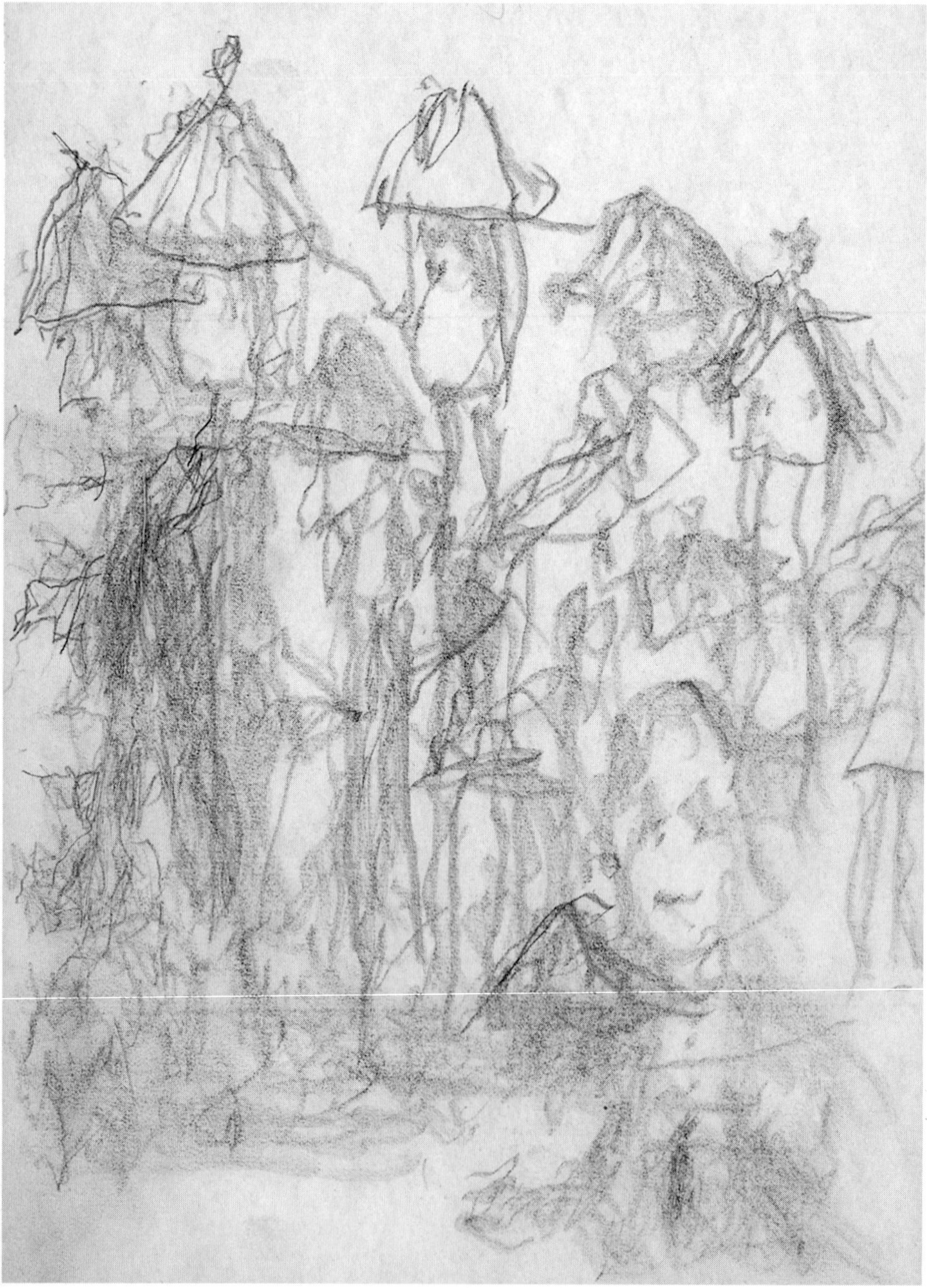

スケッチブック第１集
作品３　1986年３月19日

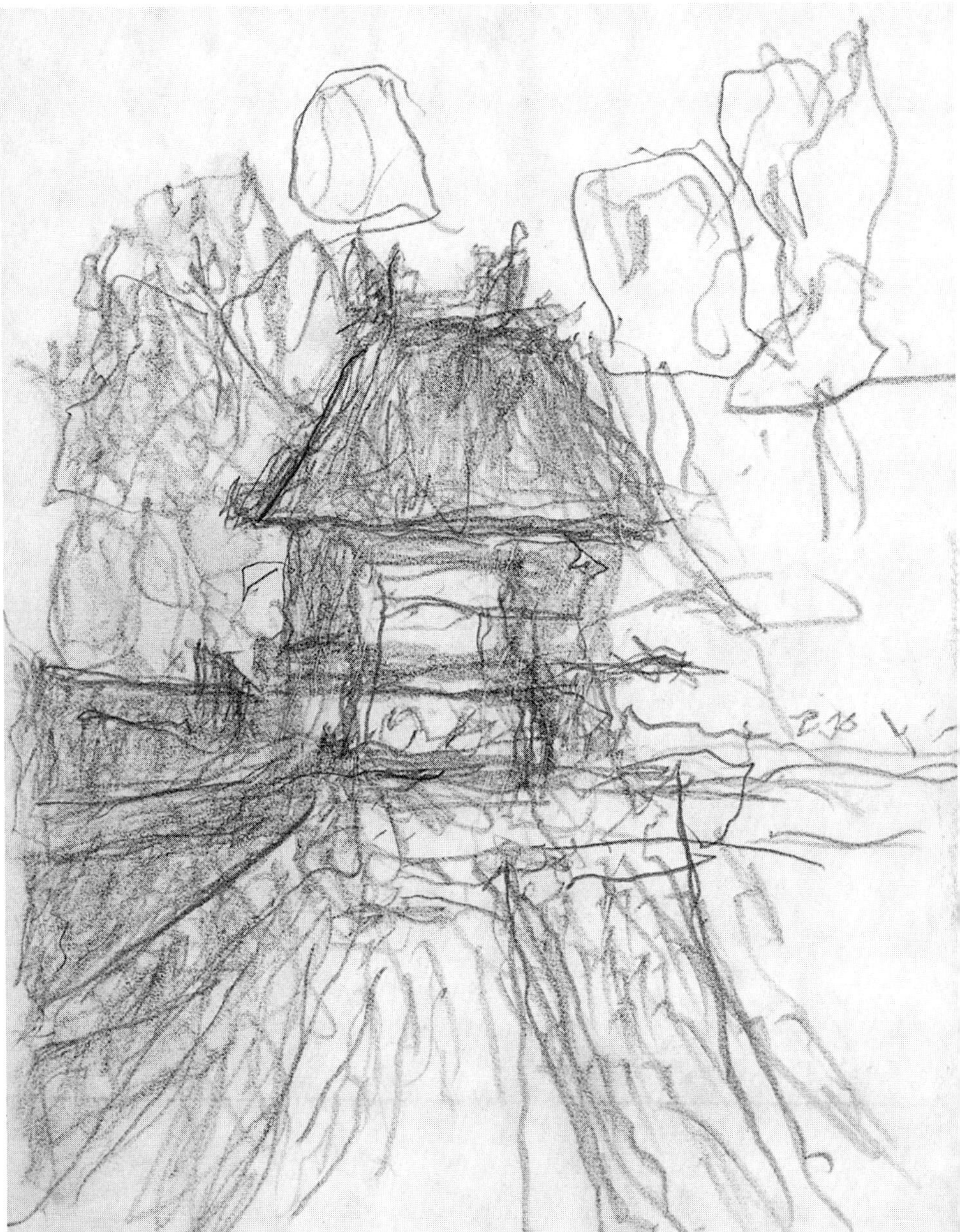

スケッチブック第1集
作品4　1986年3月19日

スケッチブック第１集
作品５　1986年

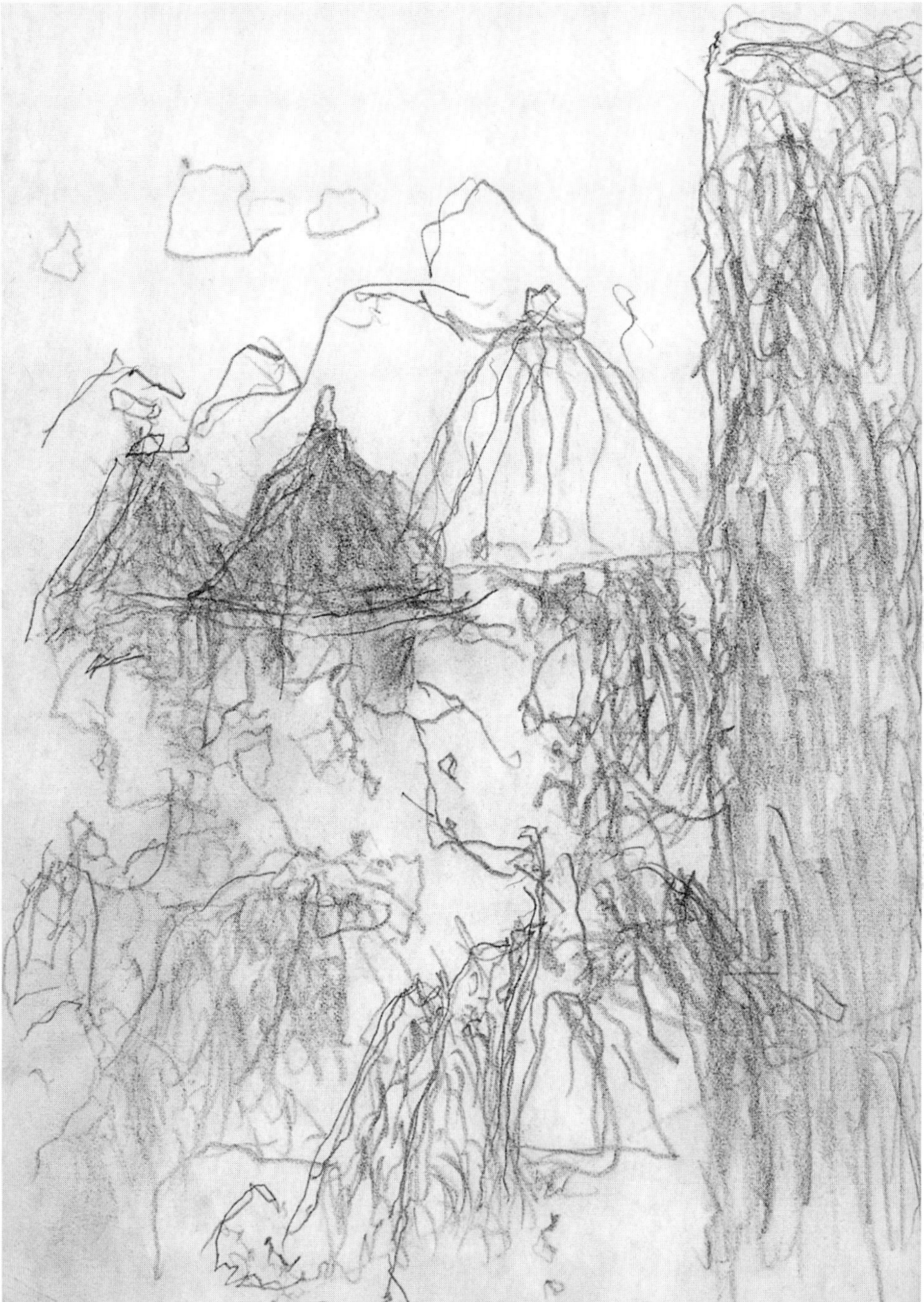

スケッチブック第１集
作品６　1986年

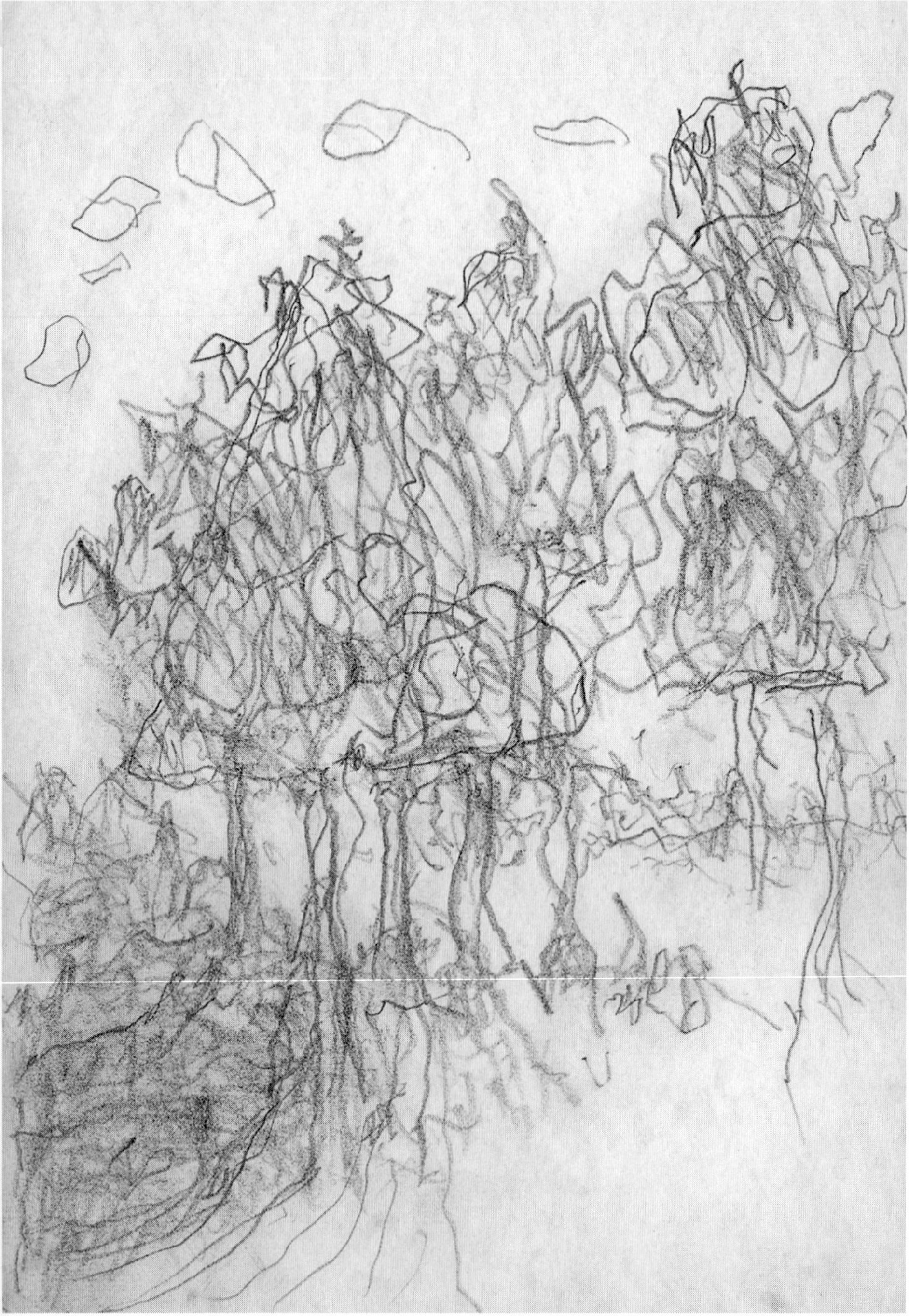

スケッチブック第１集
作品７　1986年

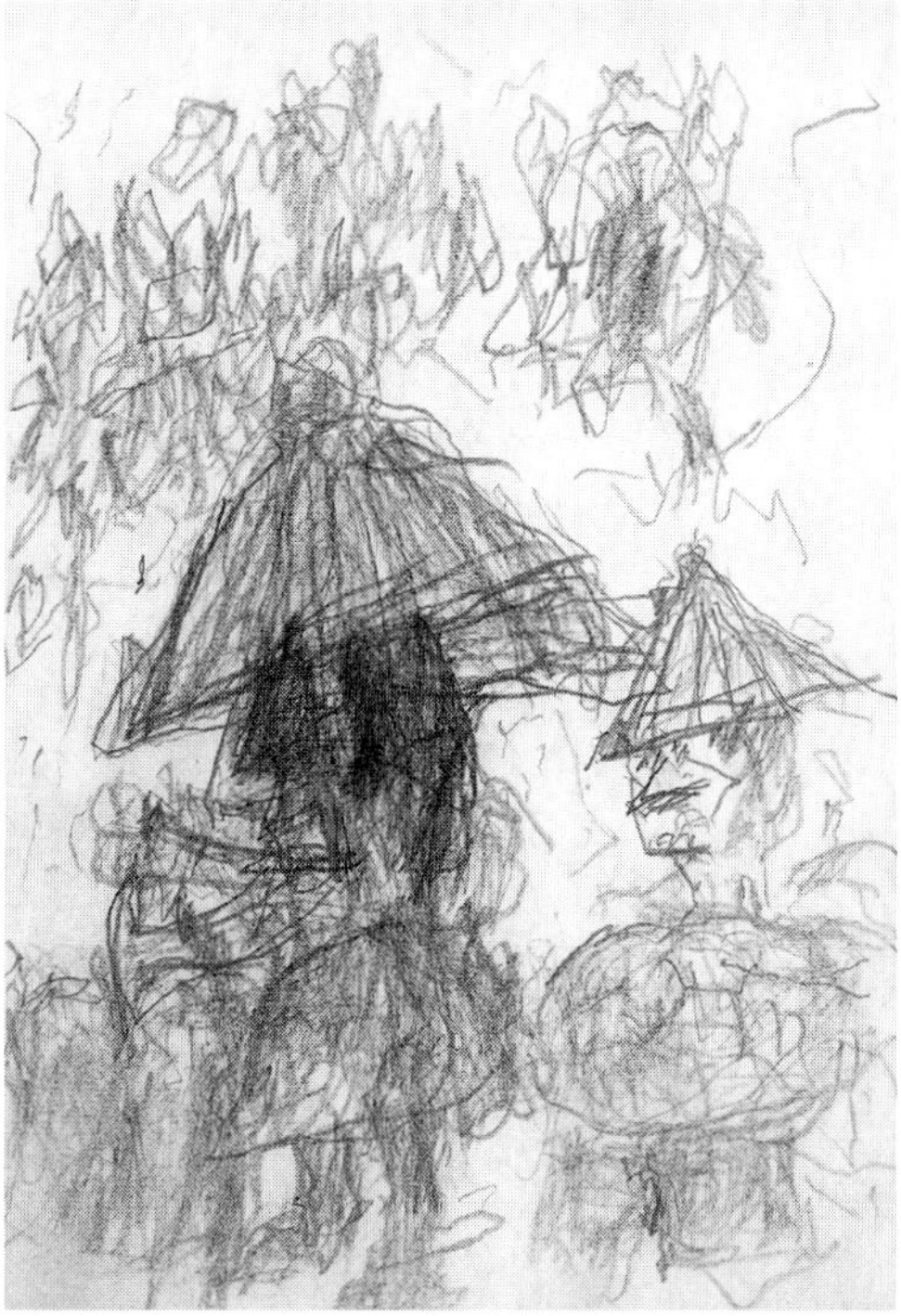

スケッチブック第１集
作品８　1986年

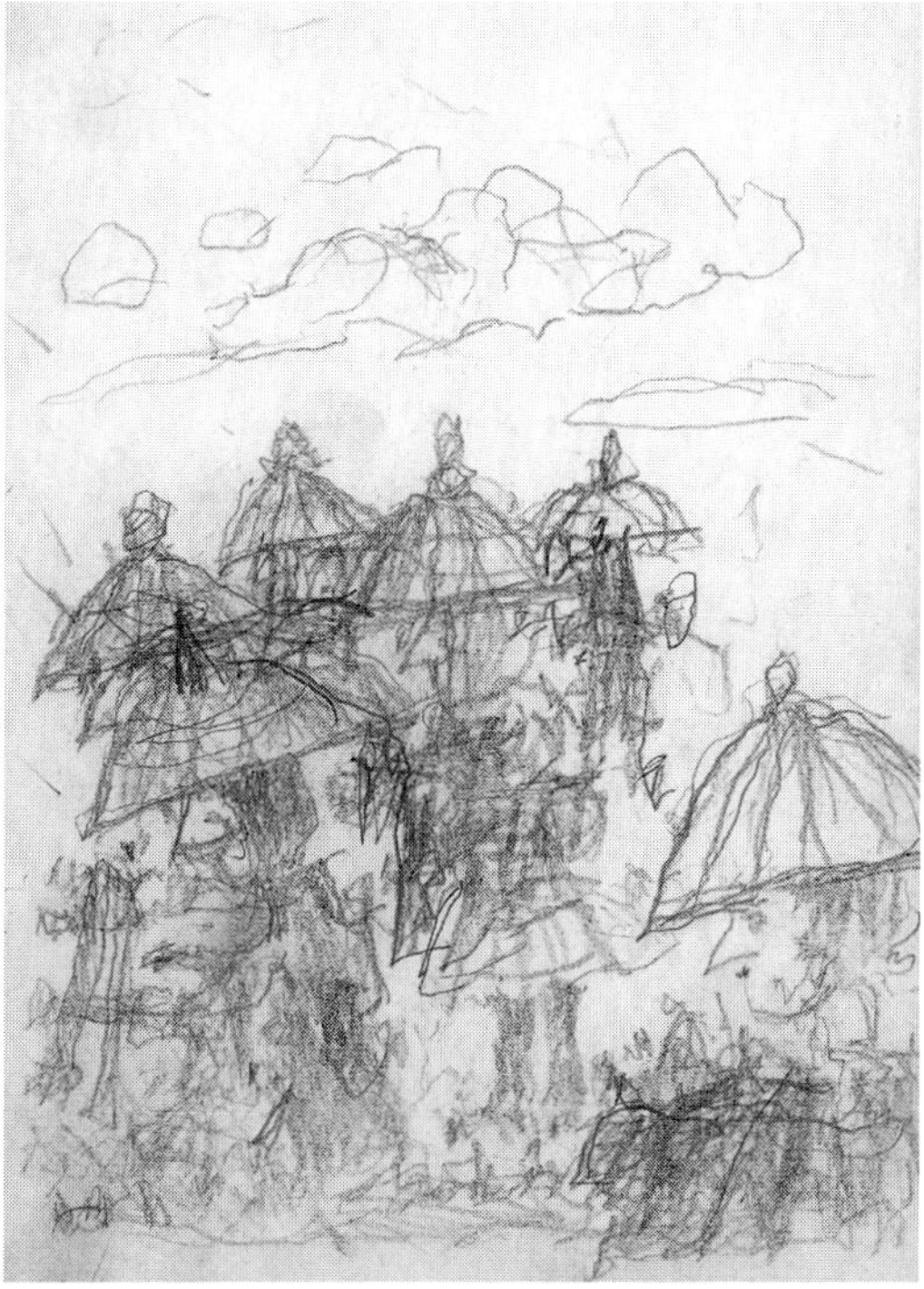

スケッチブック第１集
作品９　1986年

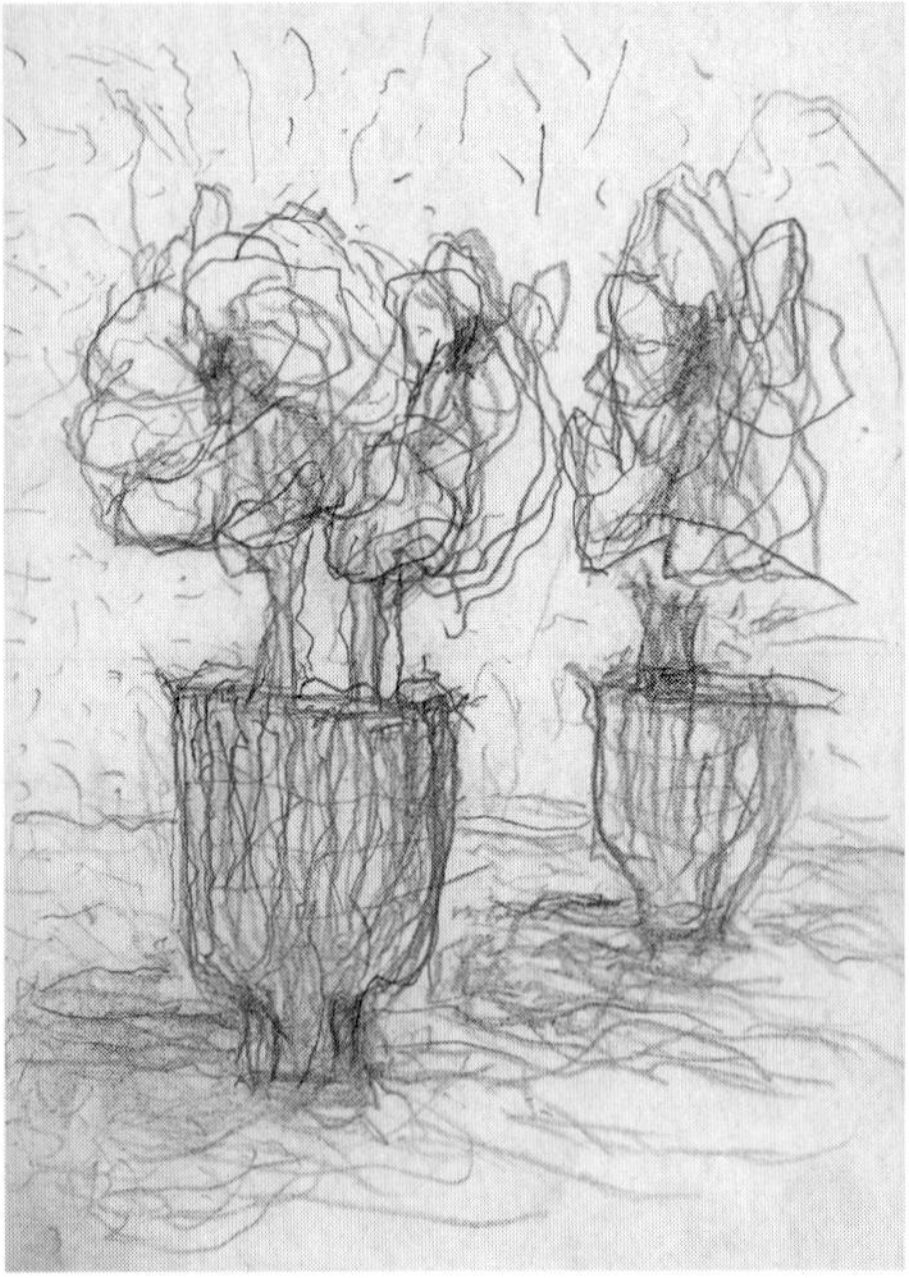

スケッチブック第１集
作品11　1986年

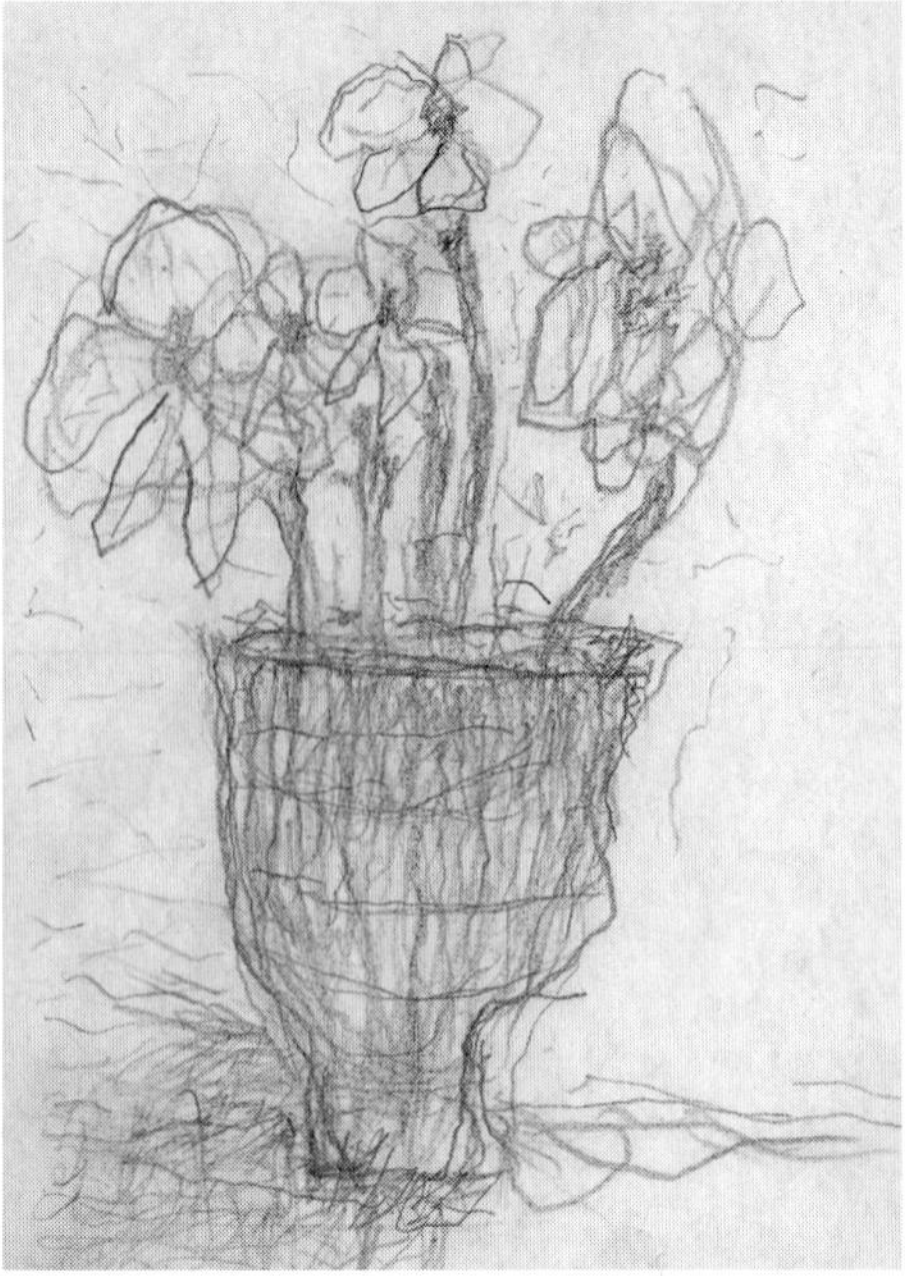

スケッチブック第１集
作品10　1986年

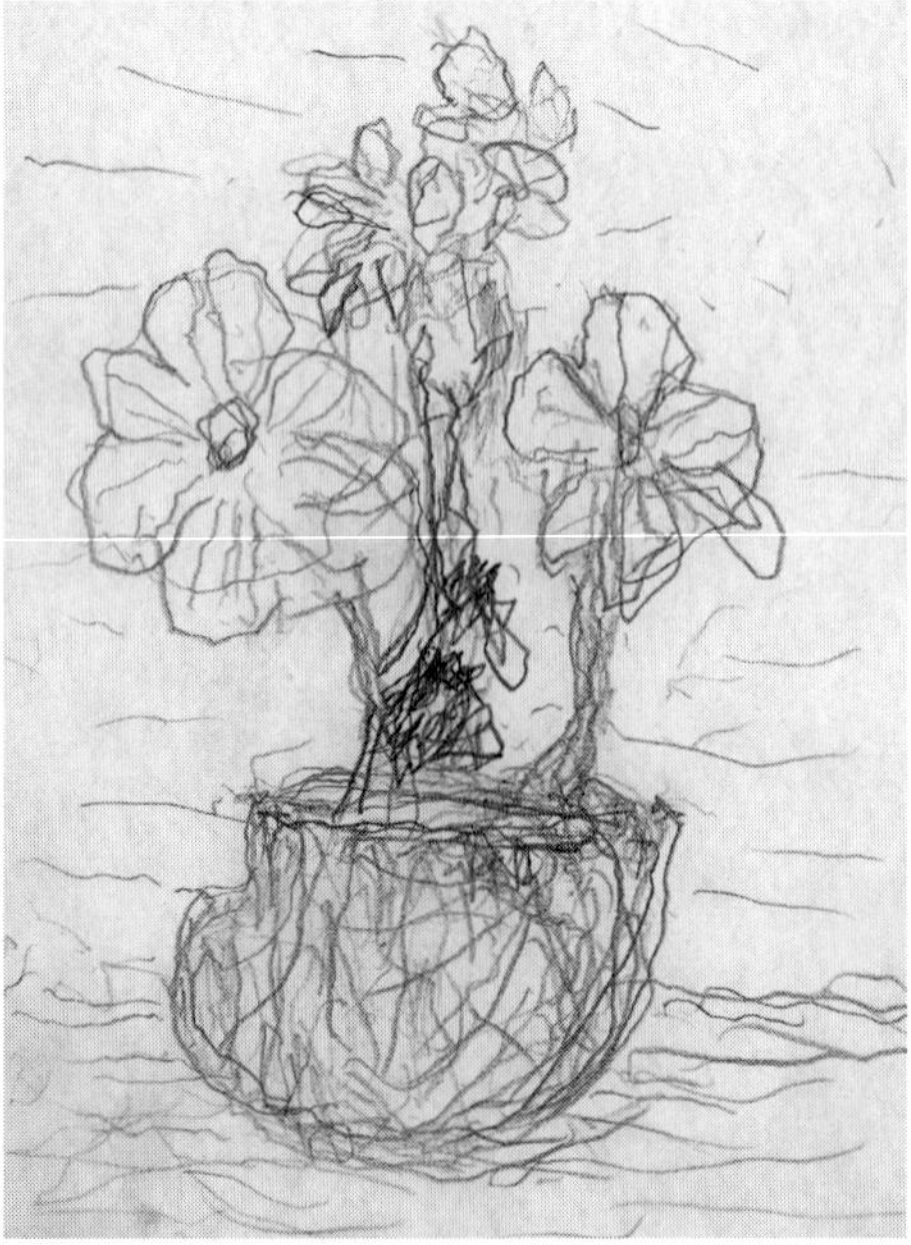

スケッチブック第１集
作品12　1986年

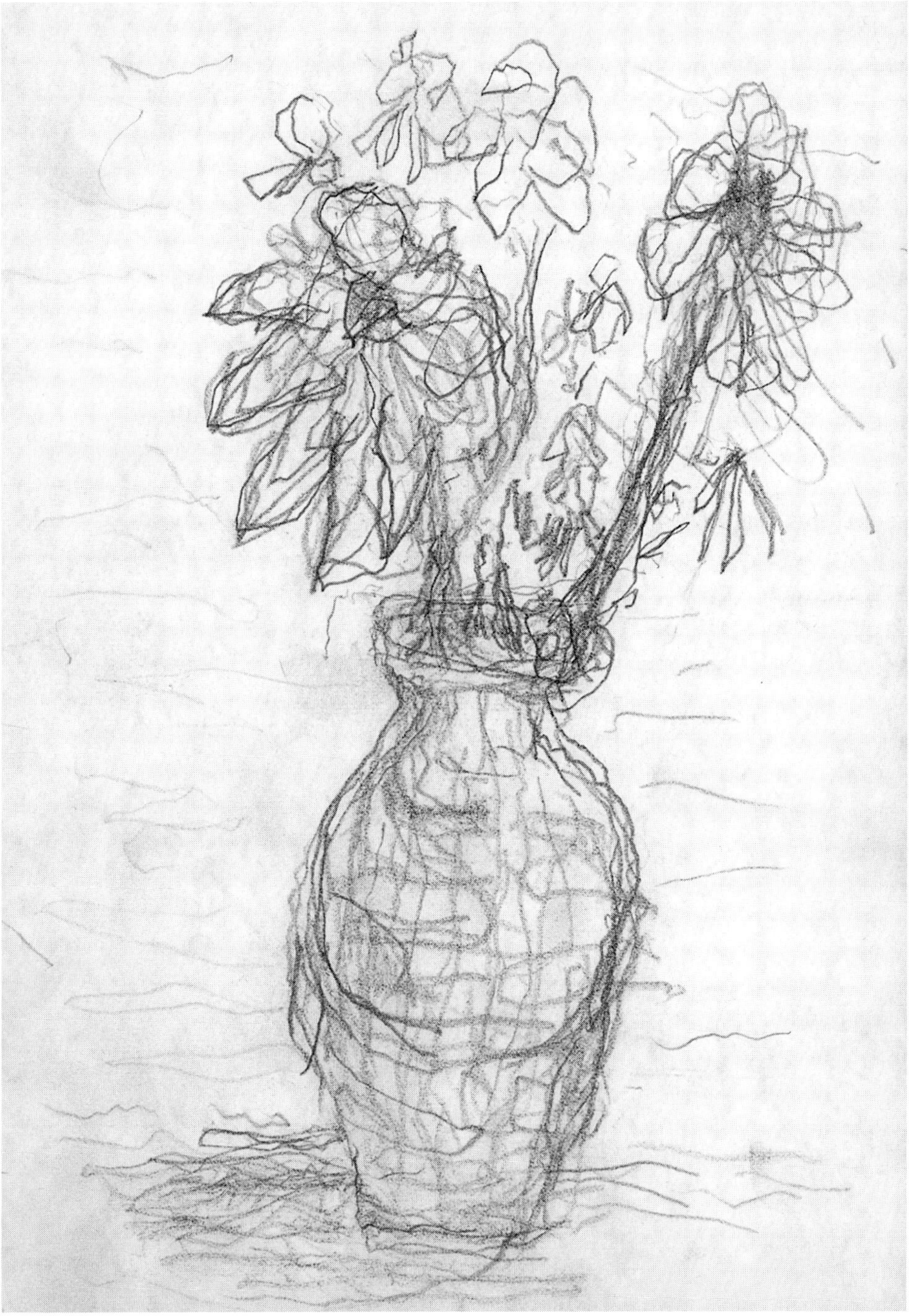

スケッチブック第１集
作品13　1986年３月26日

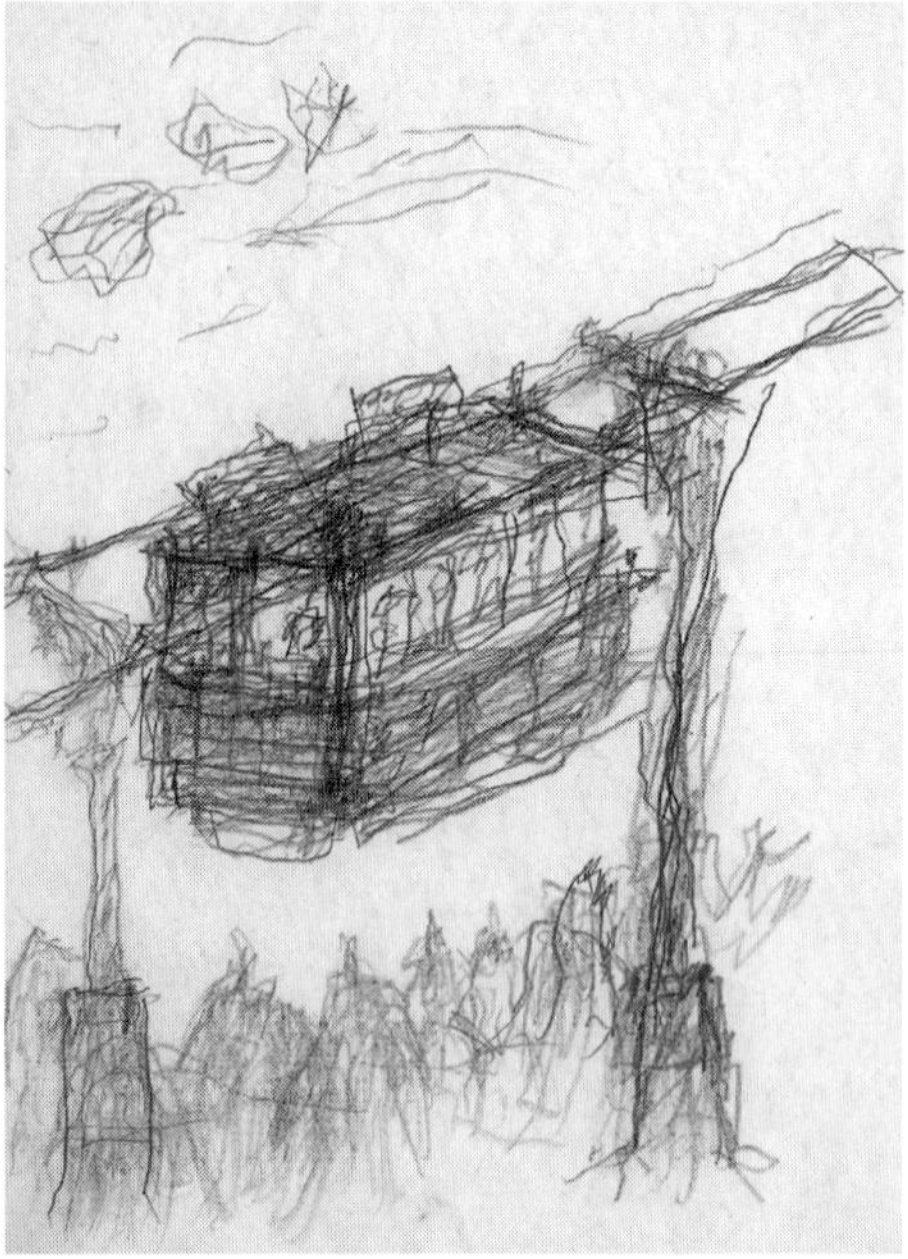

スケッチブック第１集
作品15　1986年３月26日

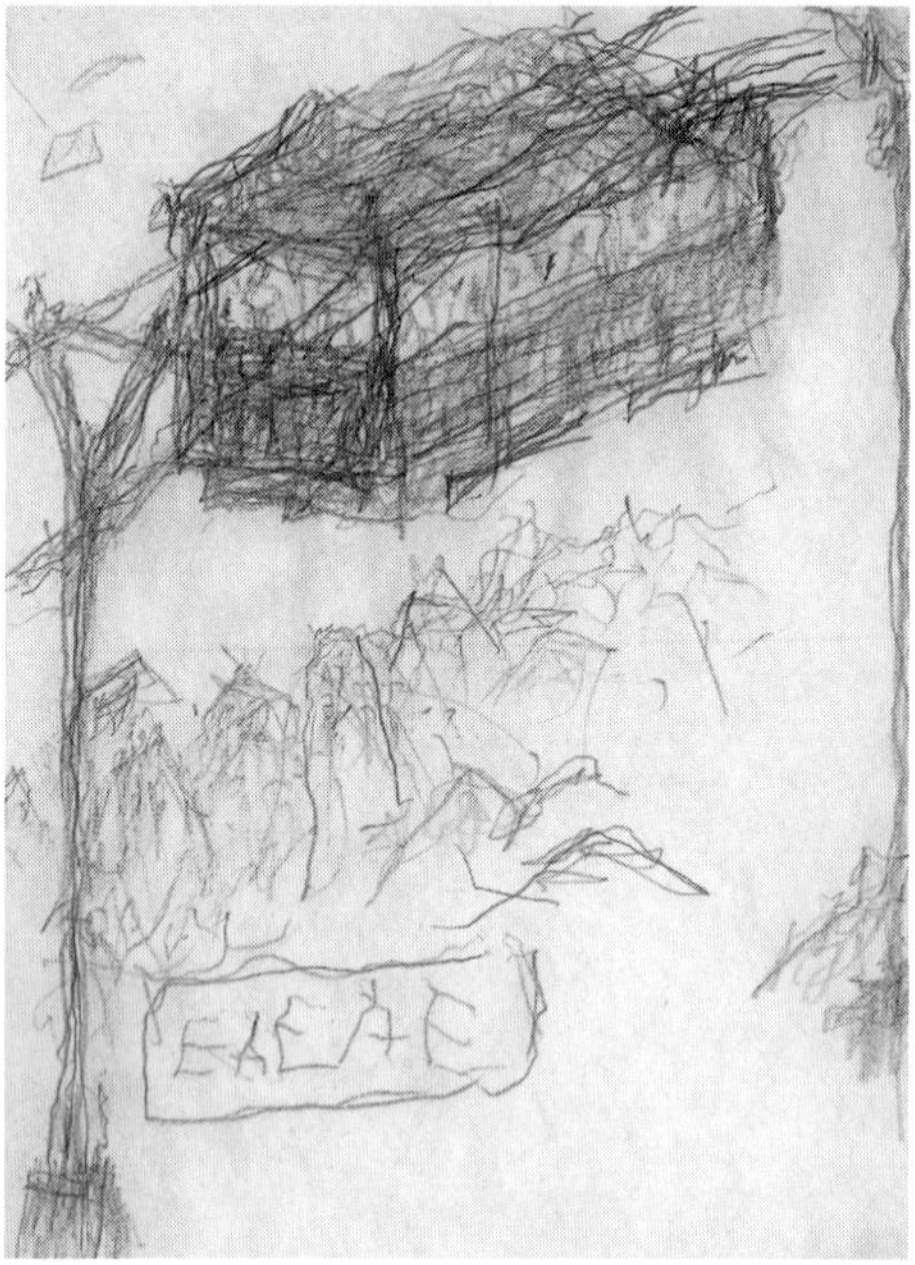

スケッチブック第１集
作品14　1986年３月26日

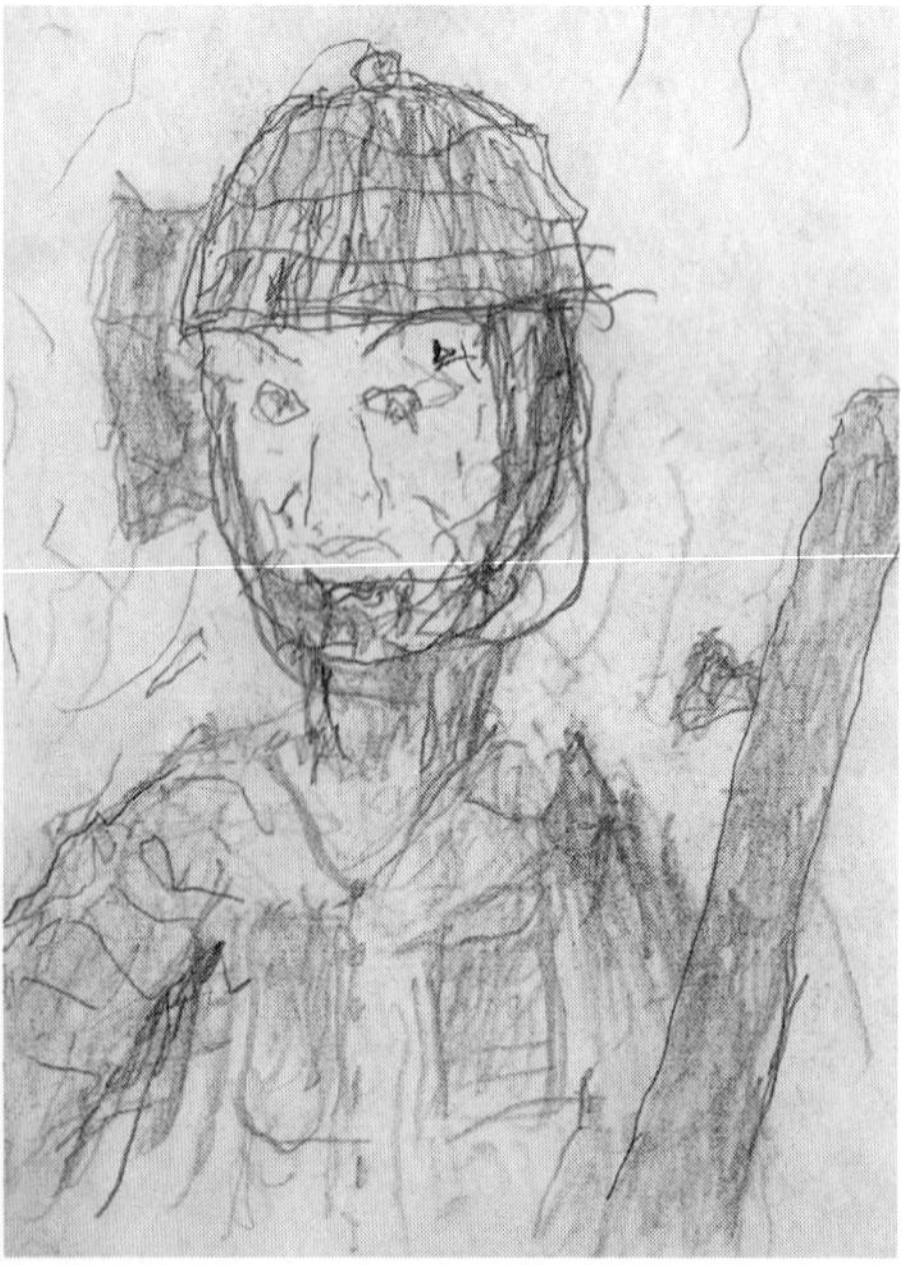

スケッチブック第１集
作品17　1986年３月31日

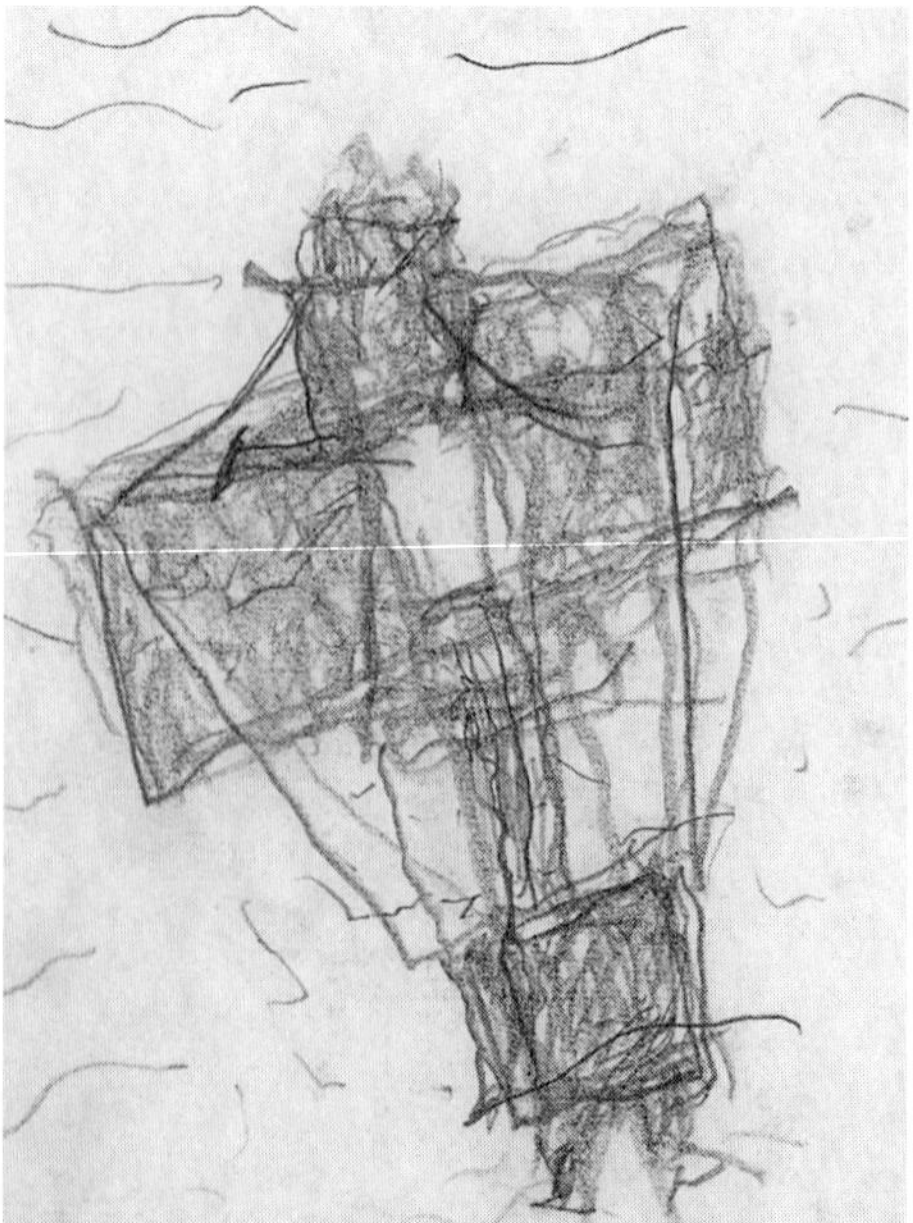

スケッチブック第１集
作品16　1986年

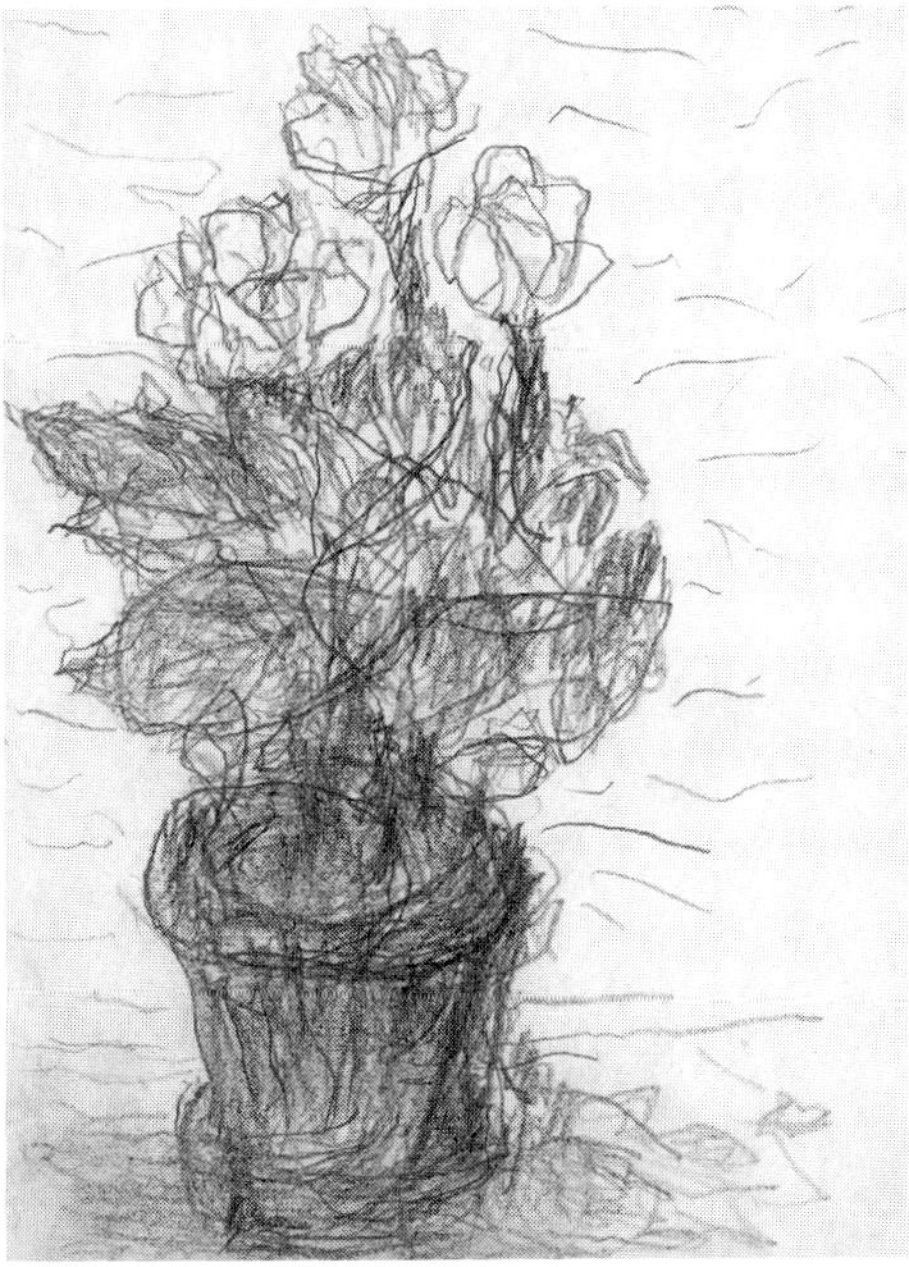

スケッチブック第１集
作品19　1986年

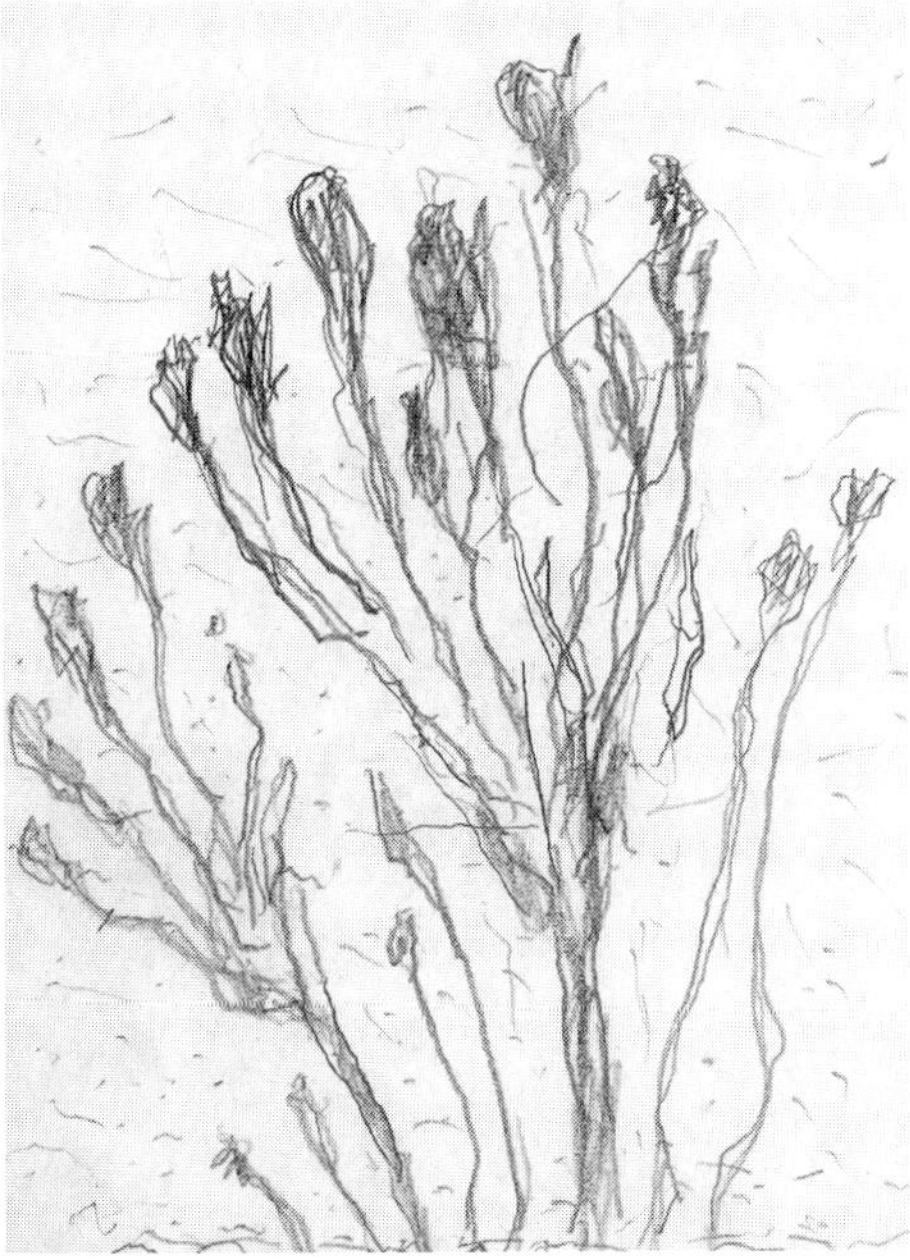

スケッチブック第１集
作品18　1986年

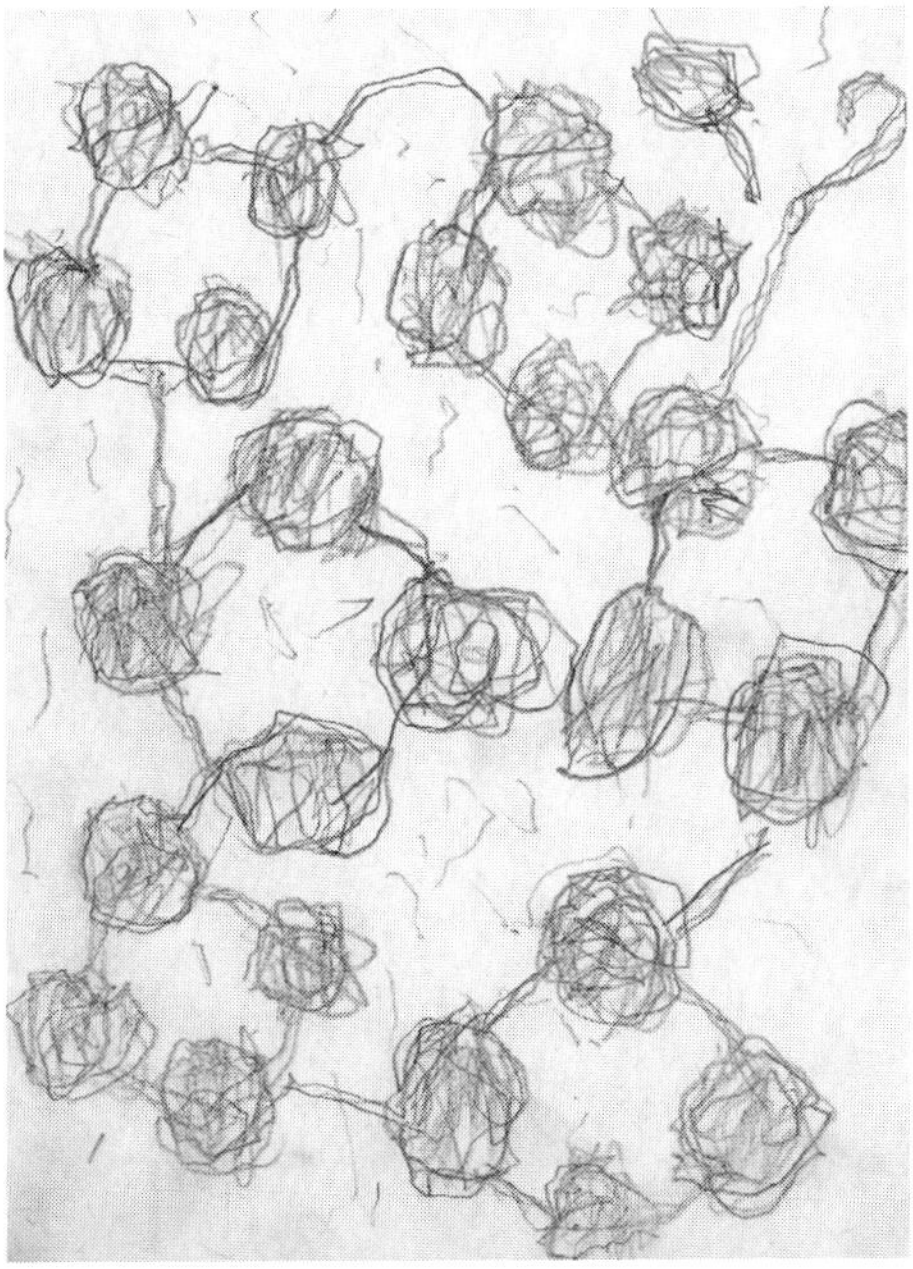

スケッチブック第１集
作品21　1986年４月４日

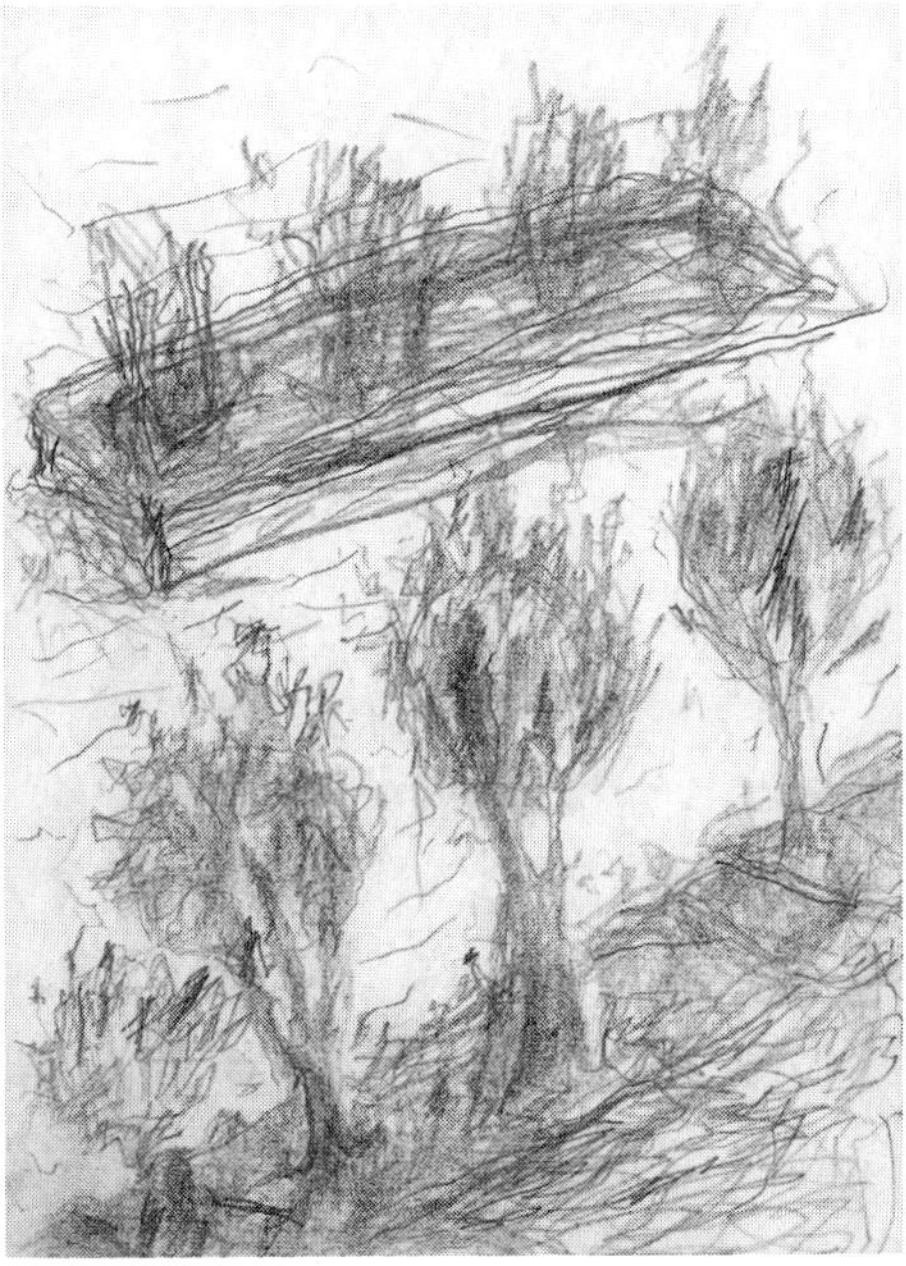

スケッチブック第１集
作品20　1986年

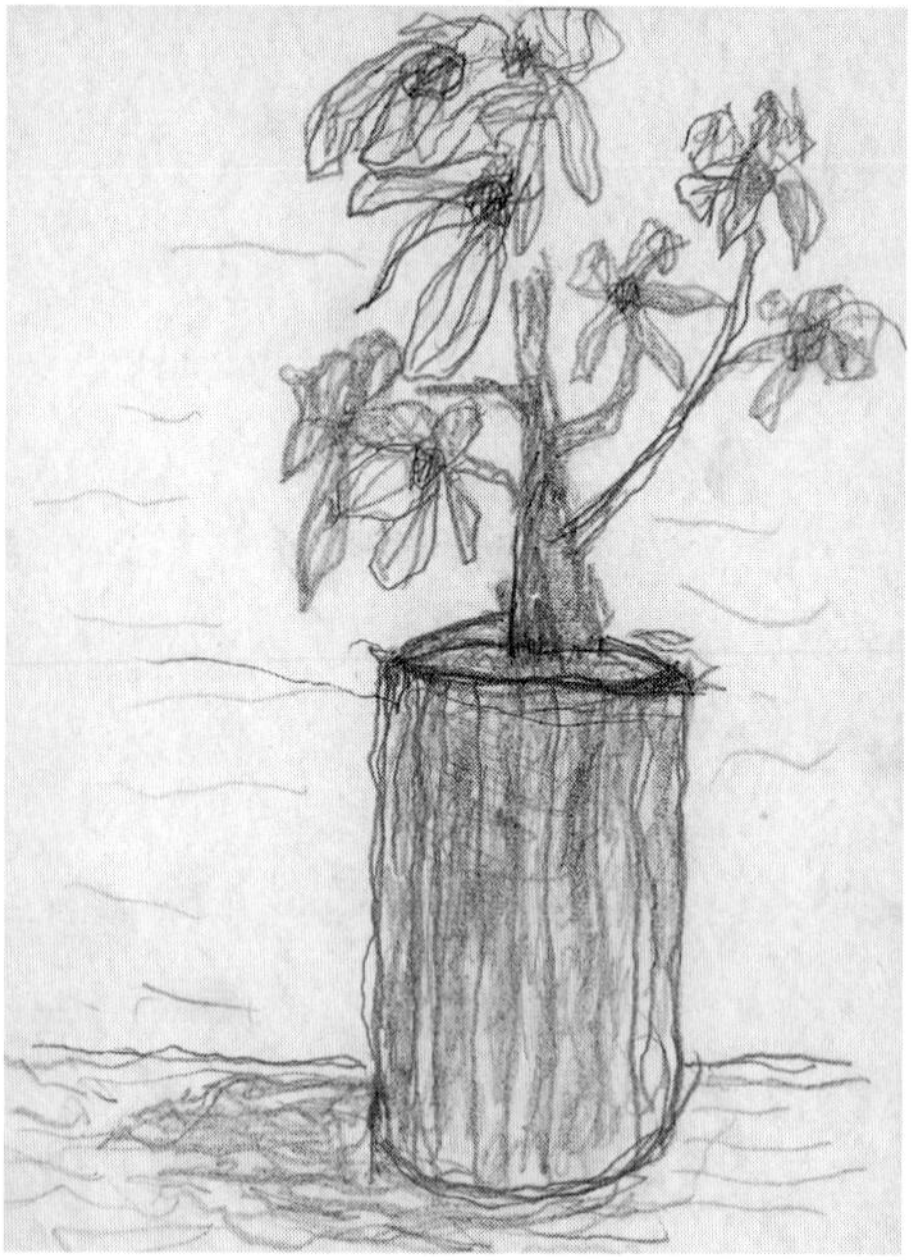

スケッチブック第１集
作品25　1986年４月８日

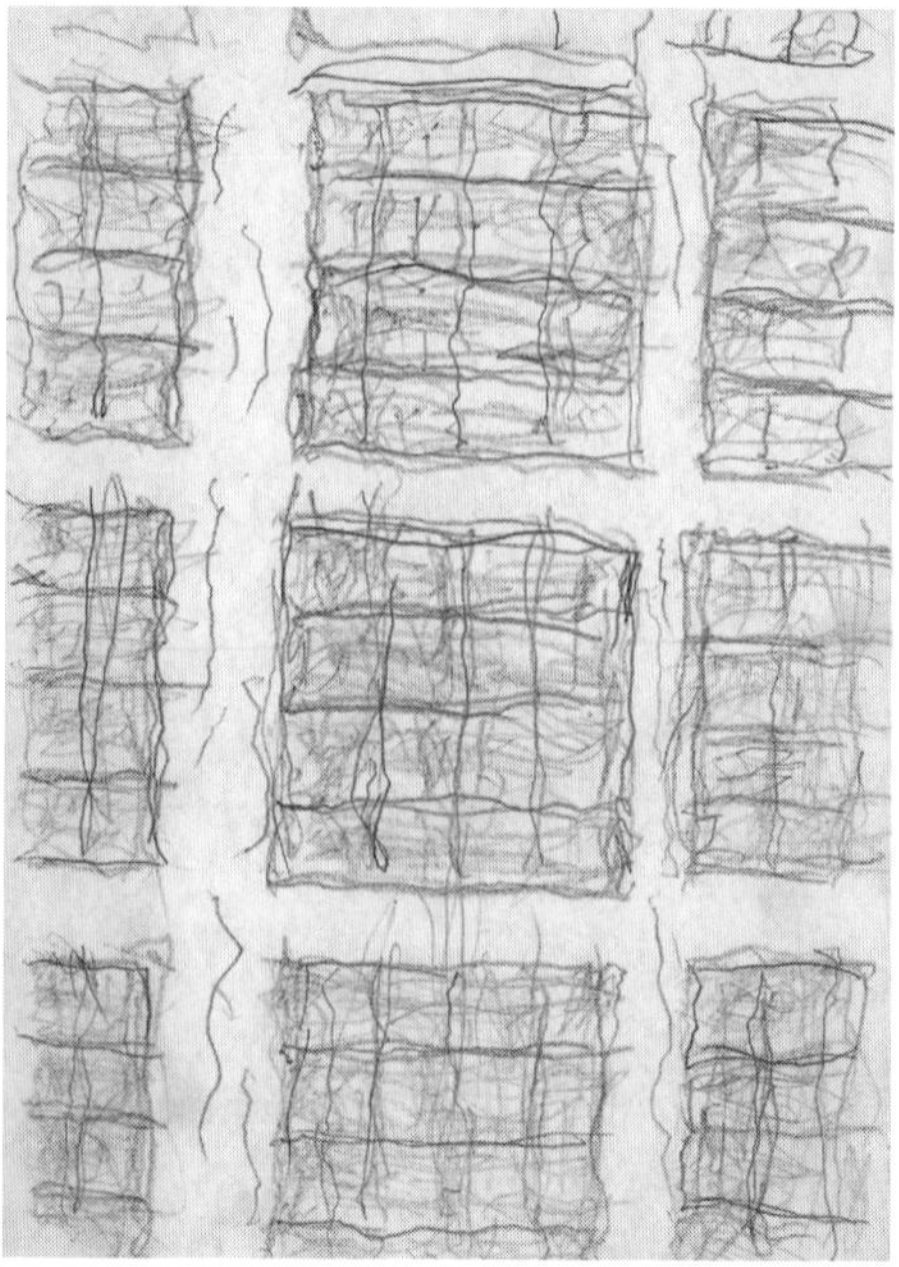

スケッチブック第１集
作品22　1986年

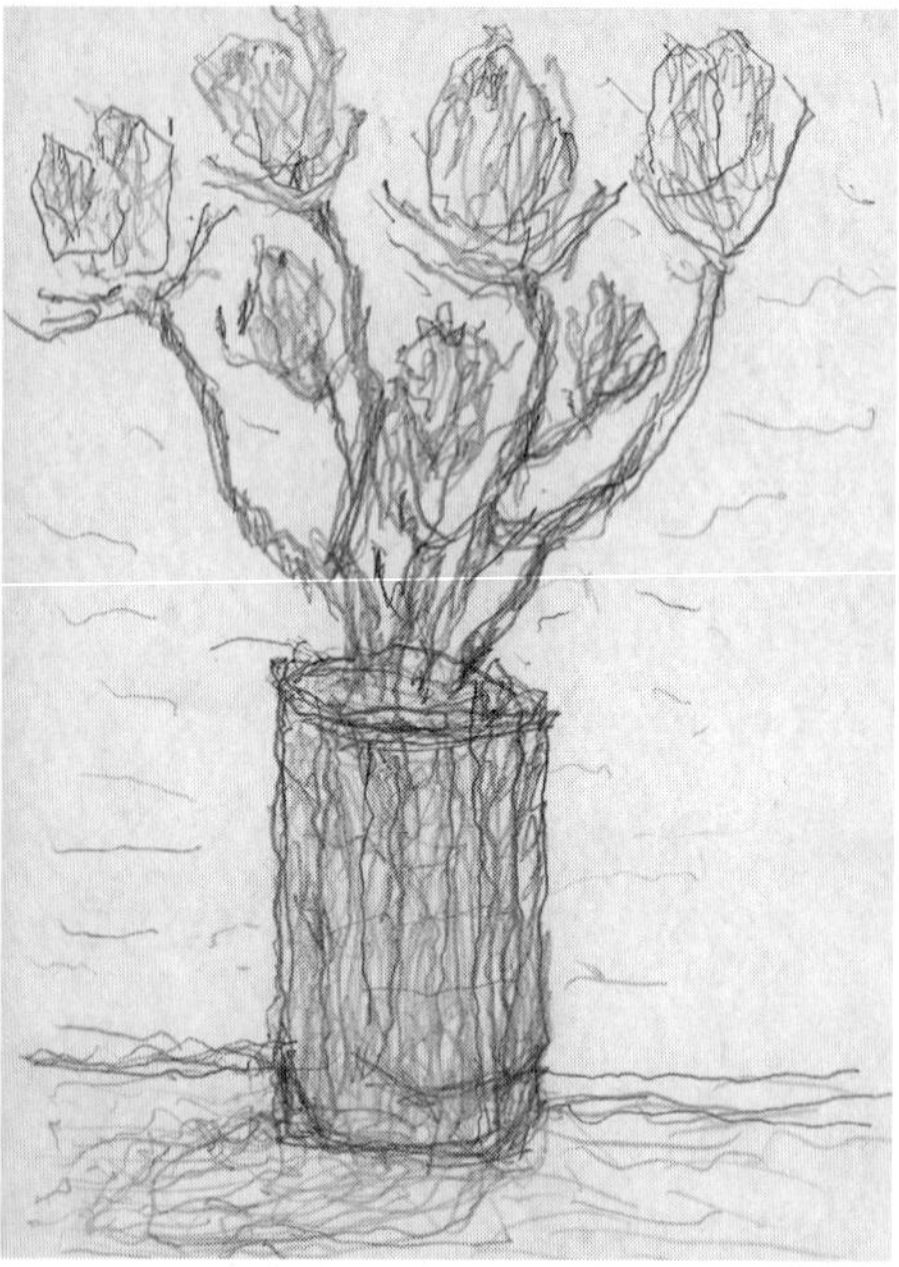

スケッチブック第１集
作品26　1986年

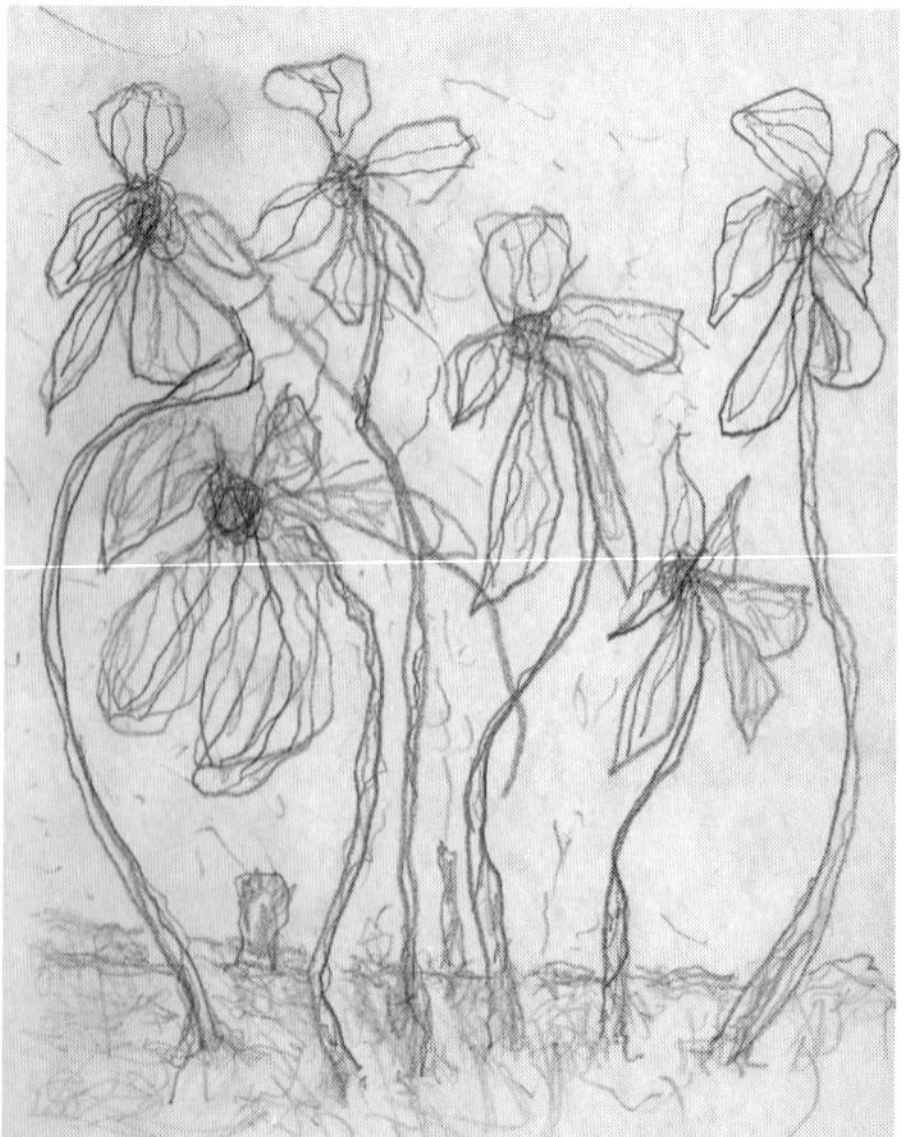

スケッチブック第１集
作品23　1986年４月７日

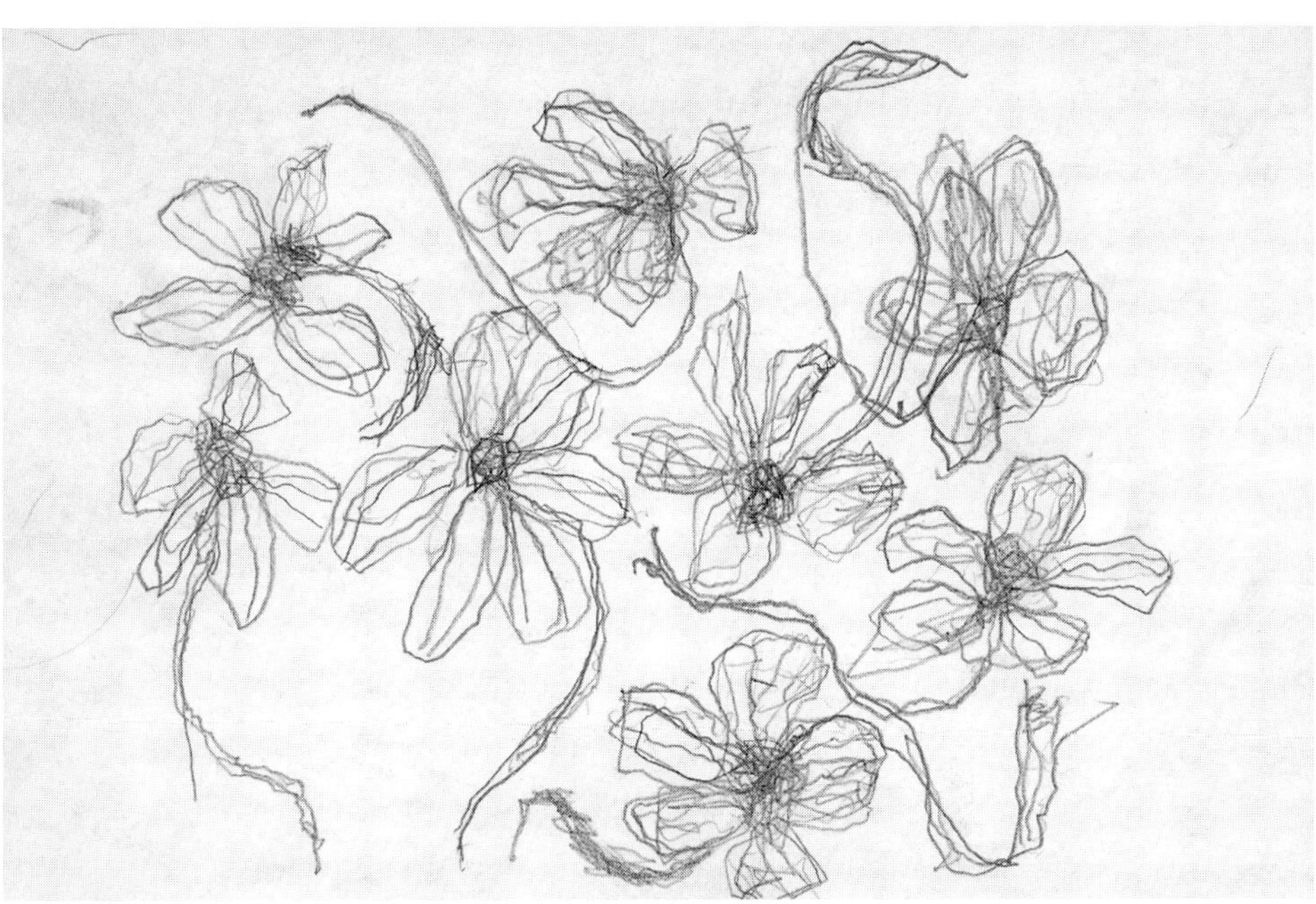

スケッチブック第１集
作品24　1986年４月７日

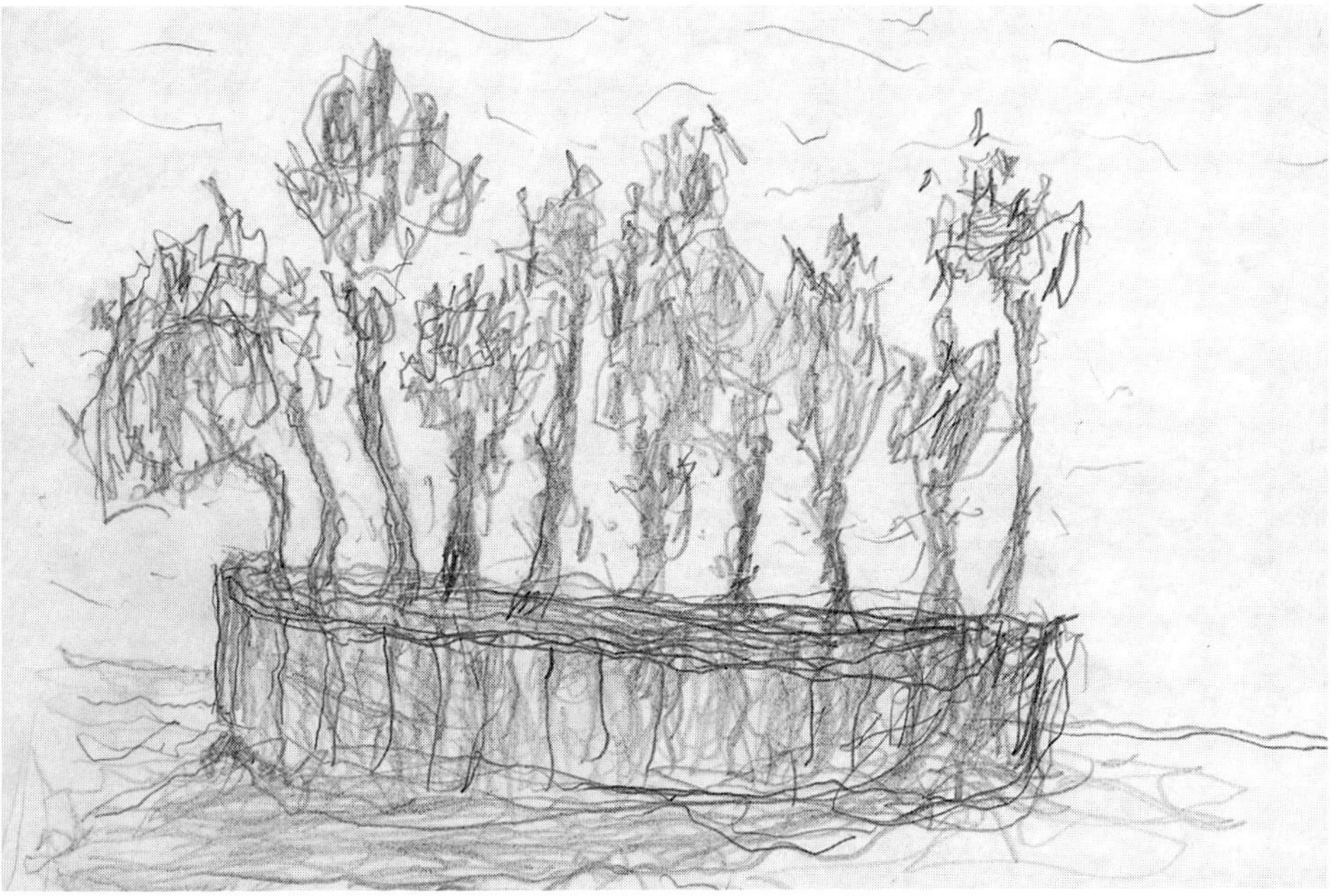

スケッチブック第１集
作品27　1986年

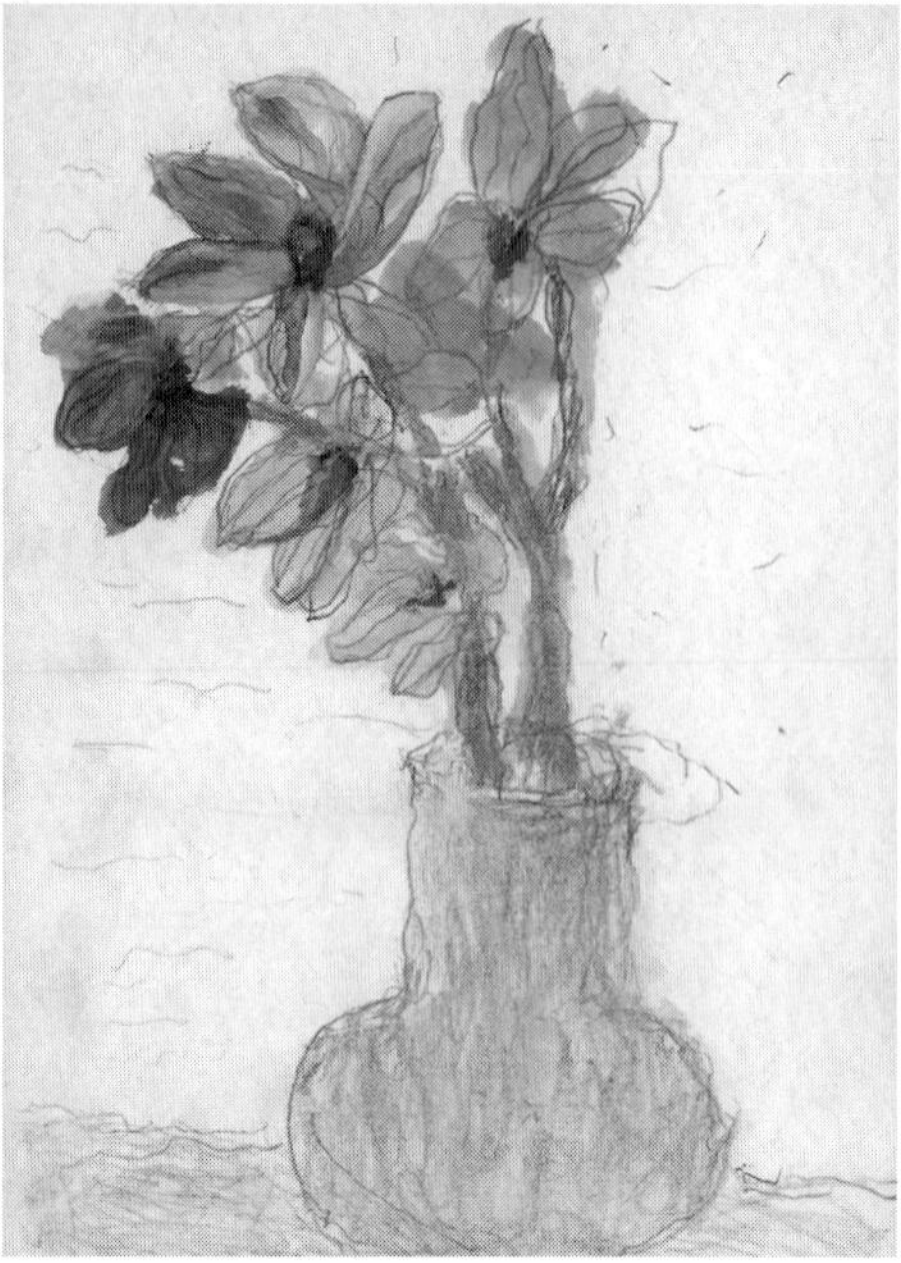

スケッチブック第１集
作品30　1986年４月17日

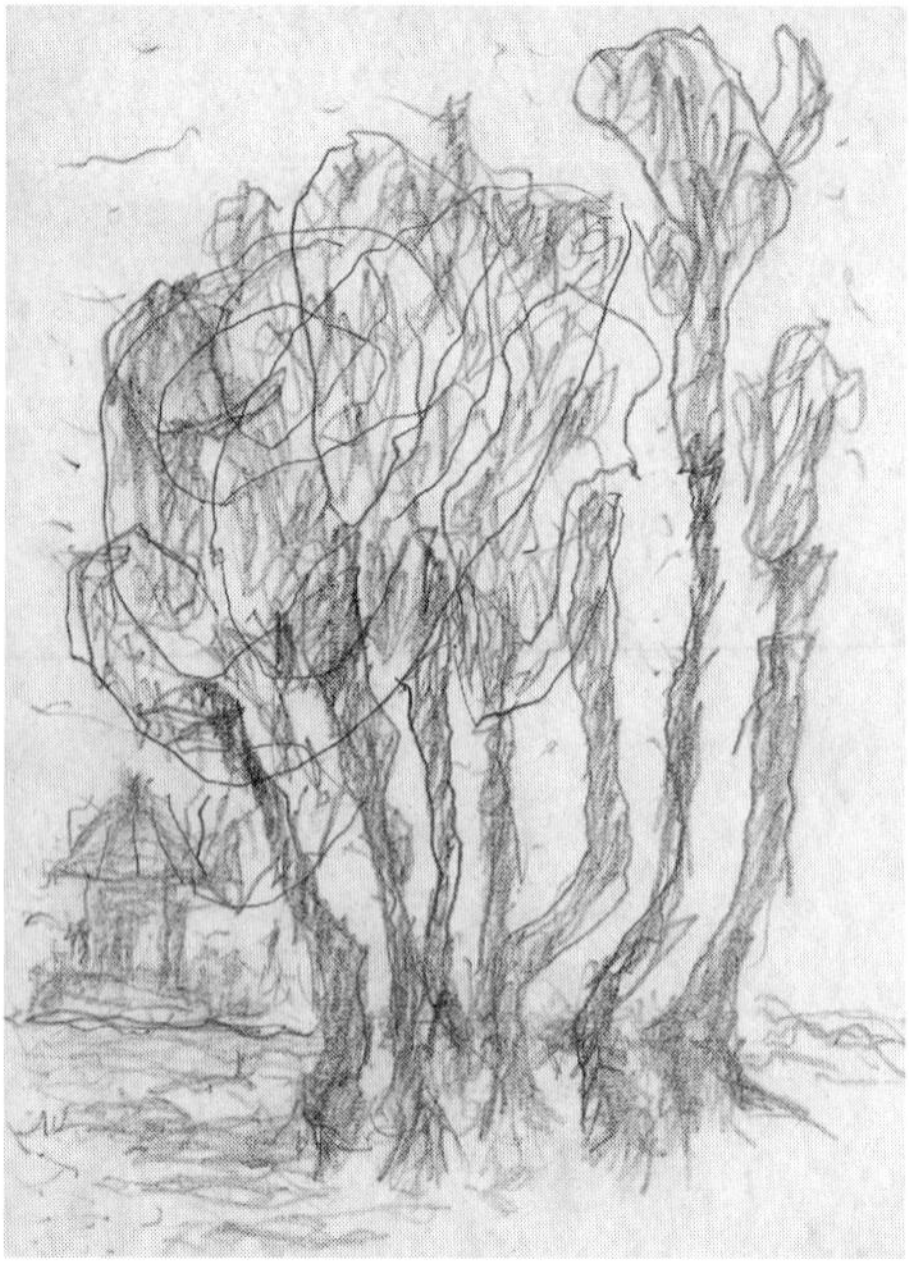

スケッチブック第１集
作品28　1986年４月17日

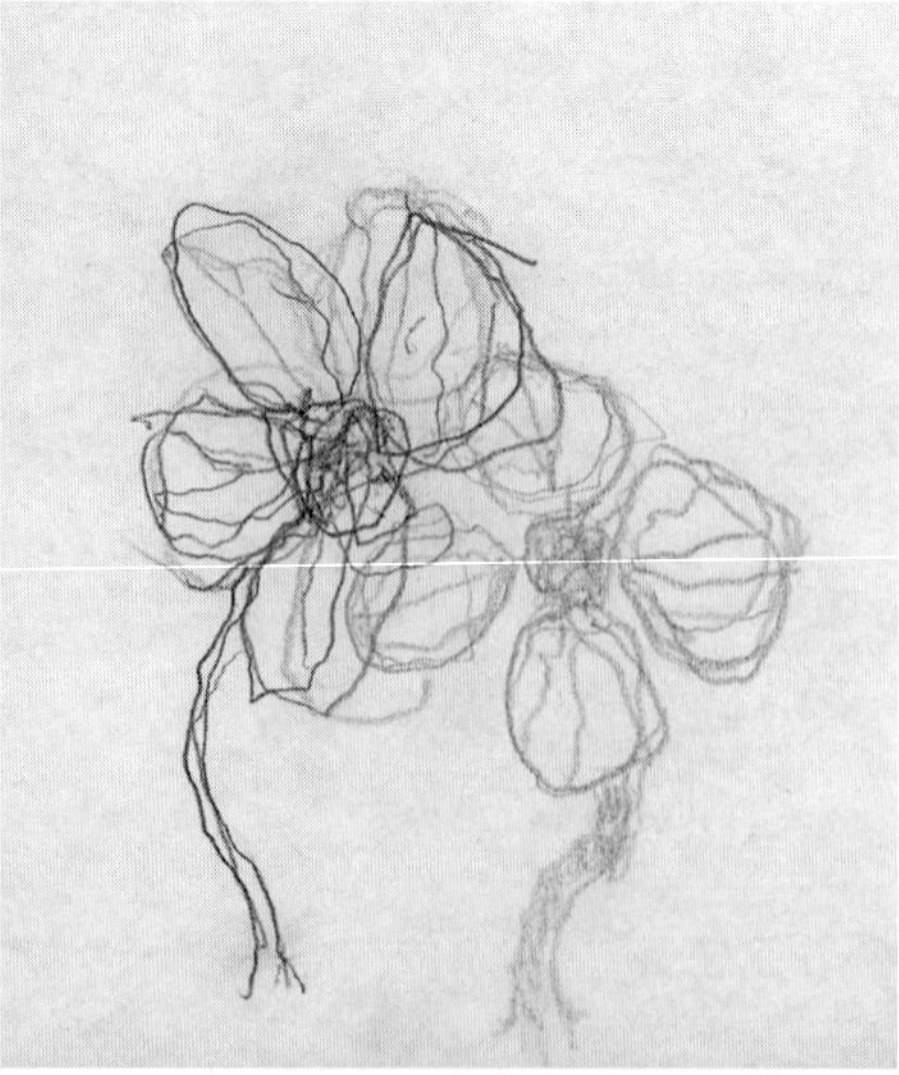

スケッチブック第１集
作品31　1986年

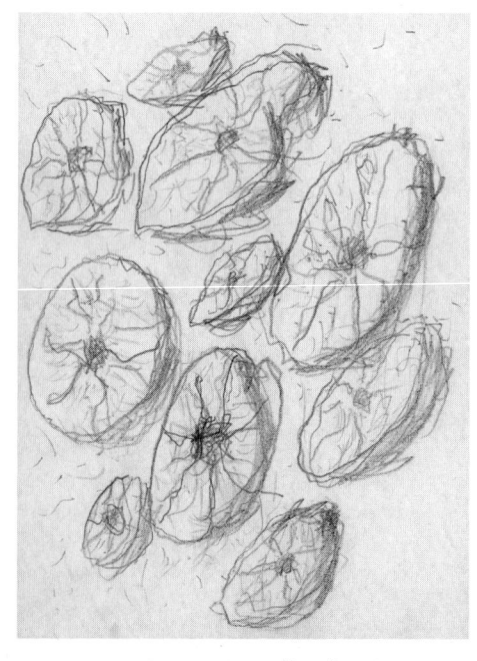

スケッチブック第１集
作品29　1986年４月17日

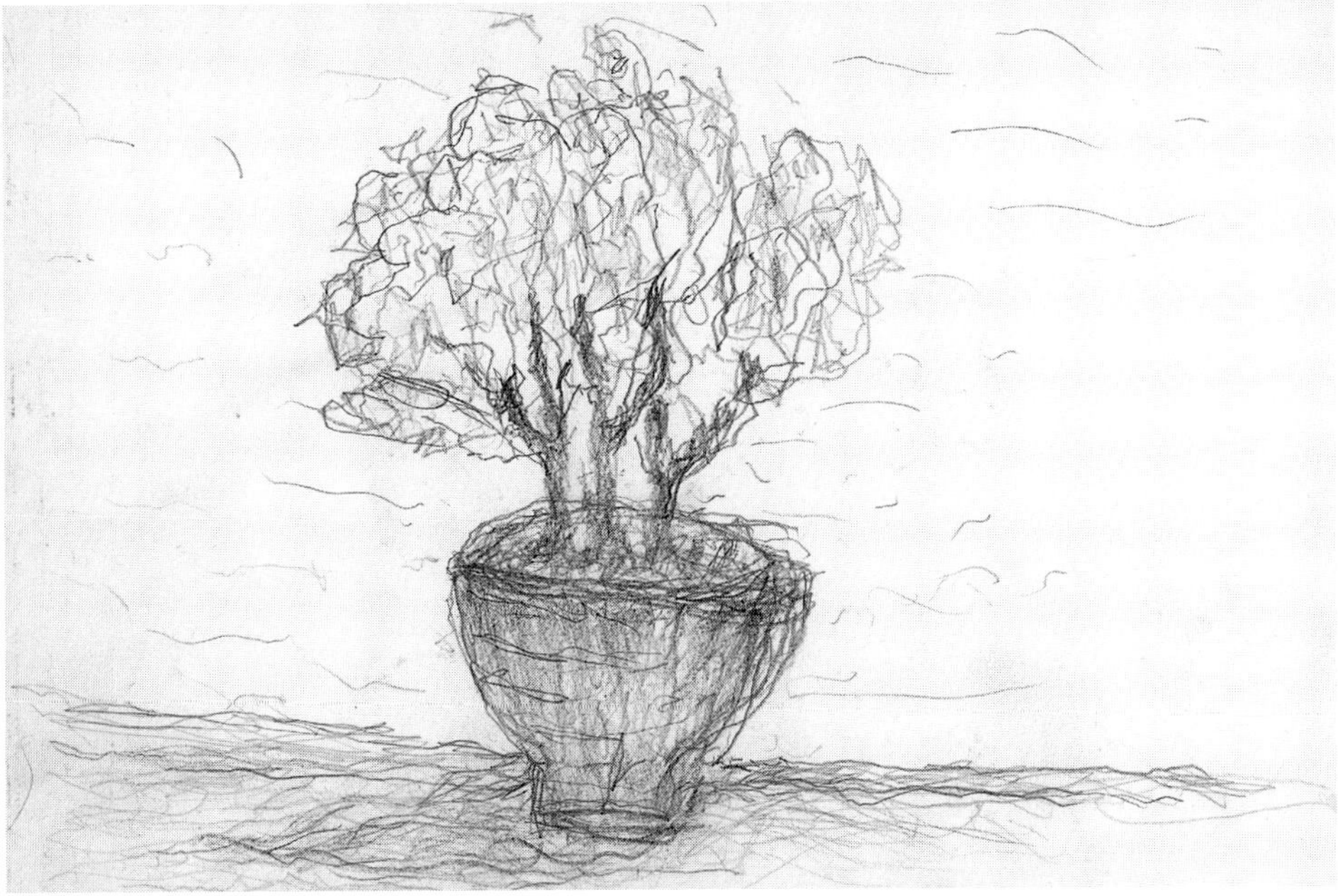

スケッチブック第2集　サイズ　F4（332ミリ×242ミリ）
作品1　1986年4月24日

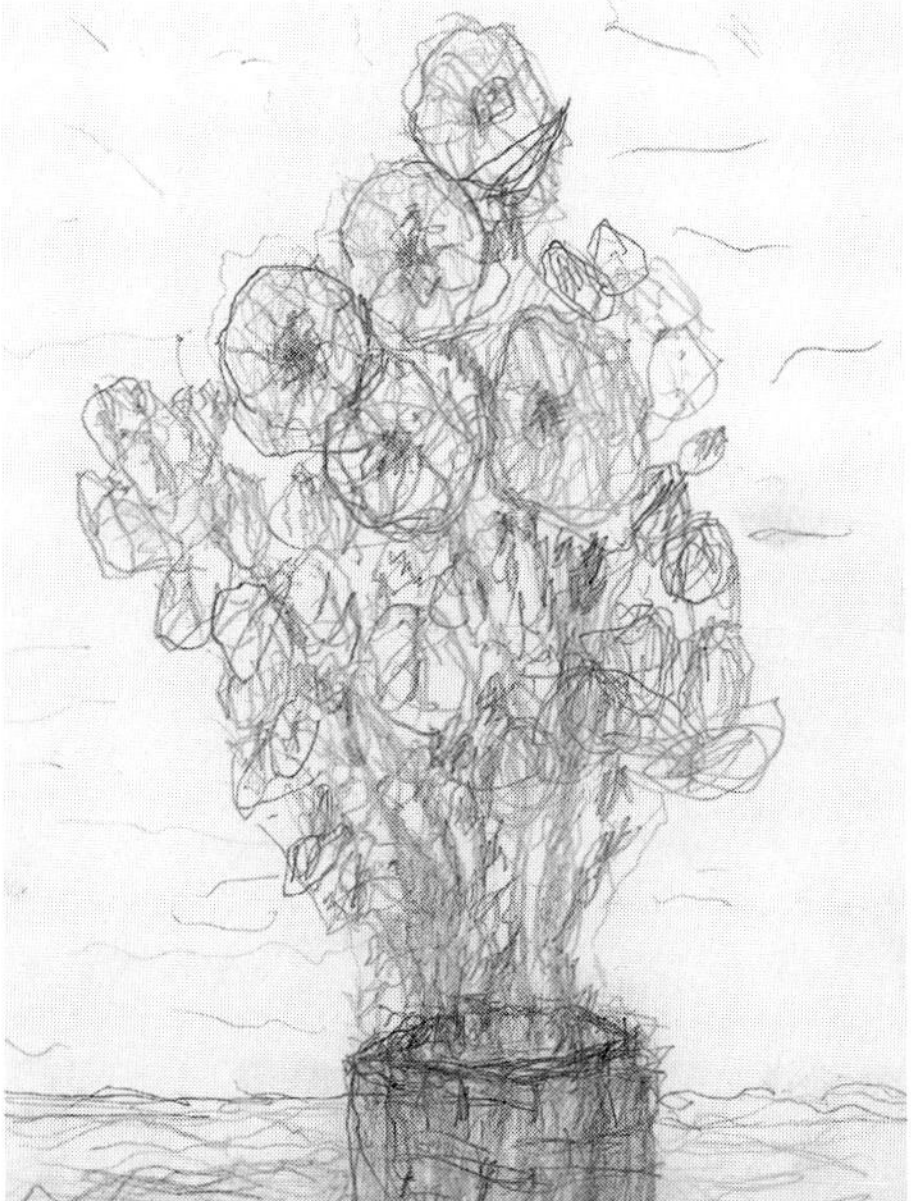

スケッチブック第2集
作品3　1986年

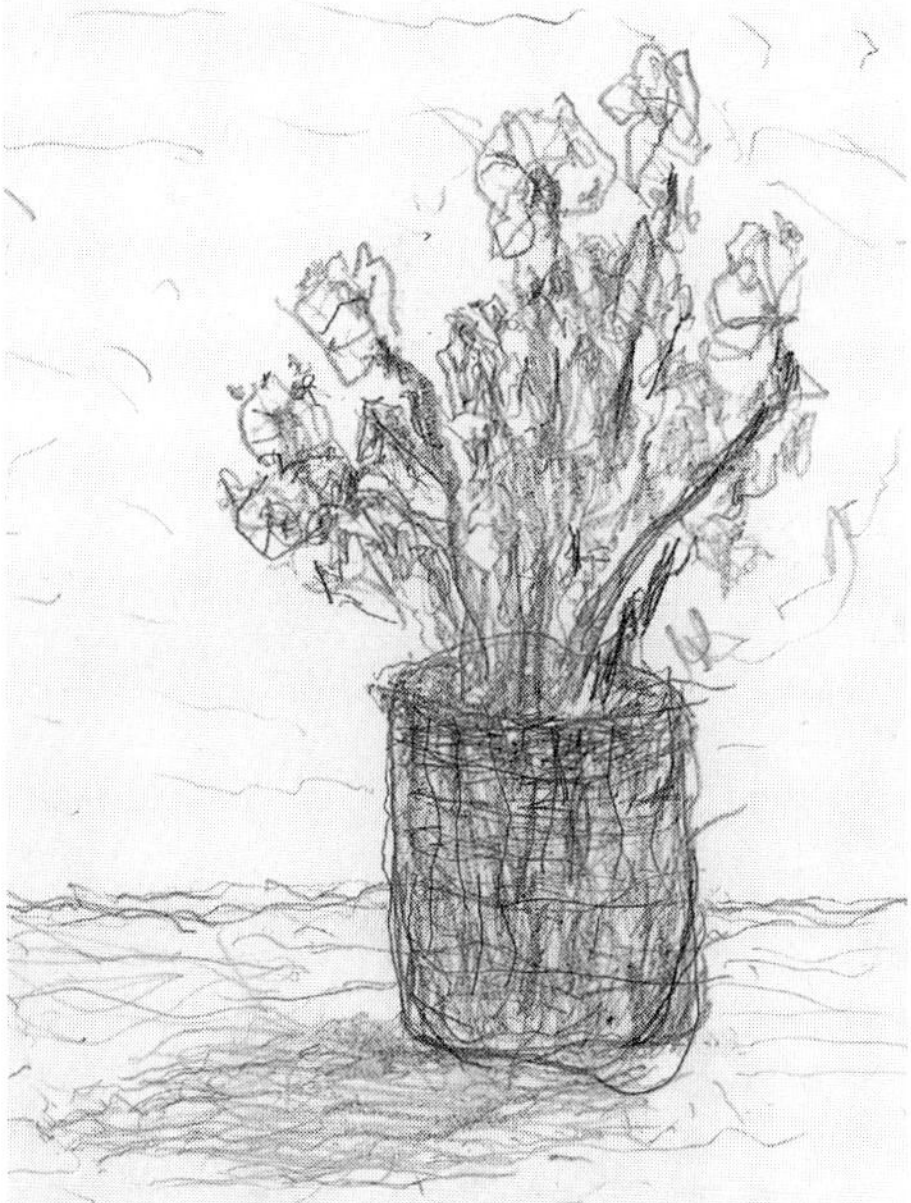

スケッチブック第2集
作品2　1986年4月28日

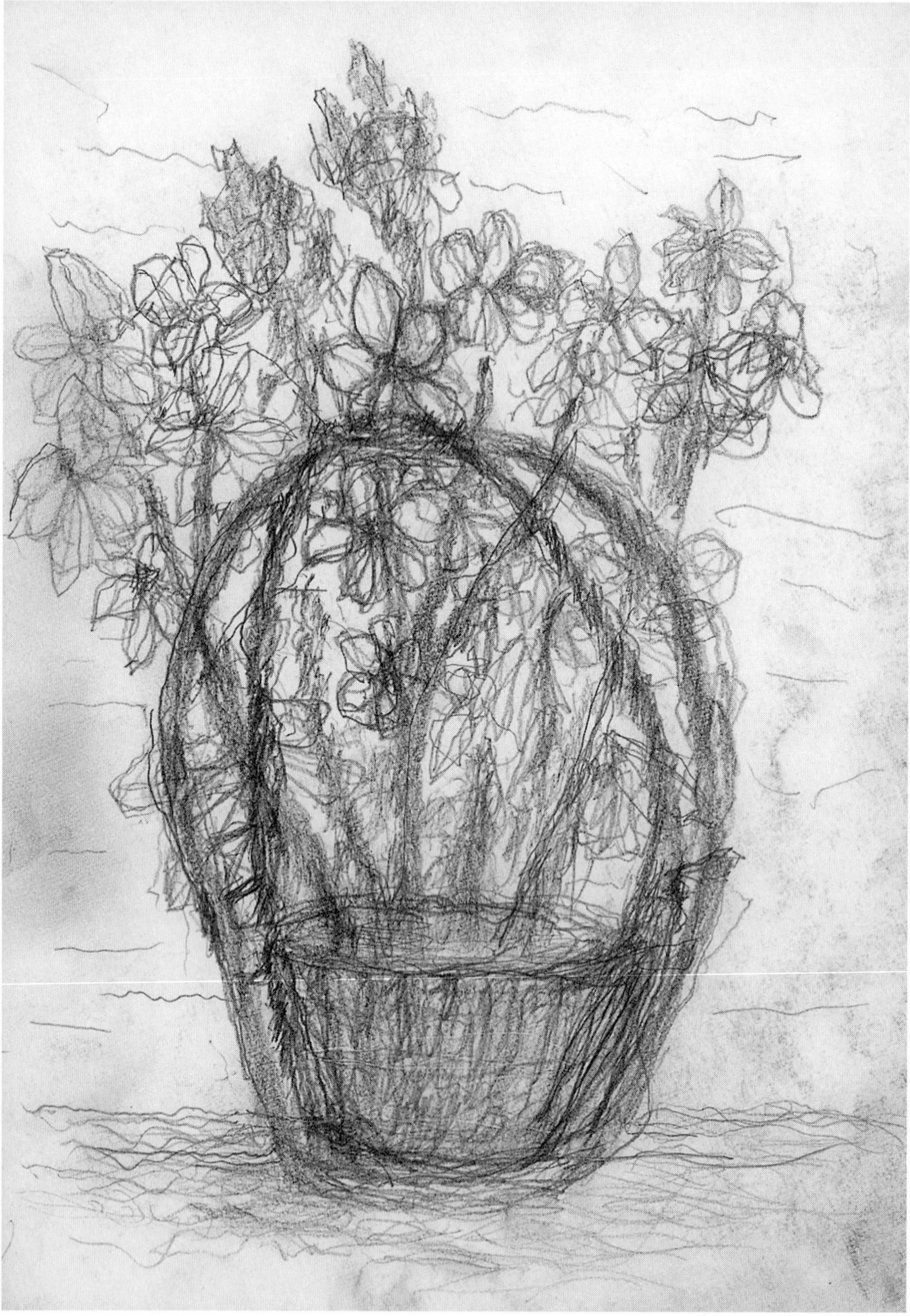

スケッチブック第２集
作品５　1986年

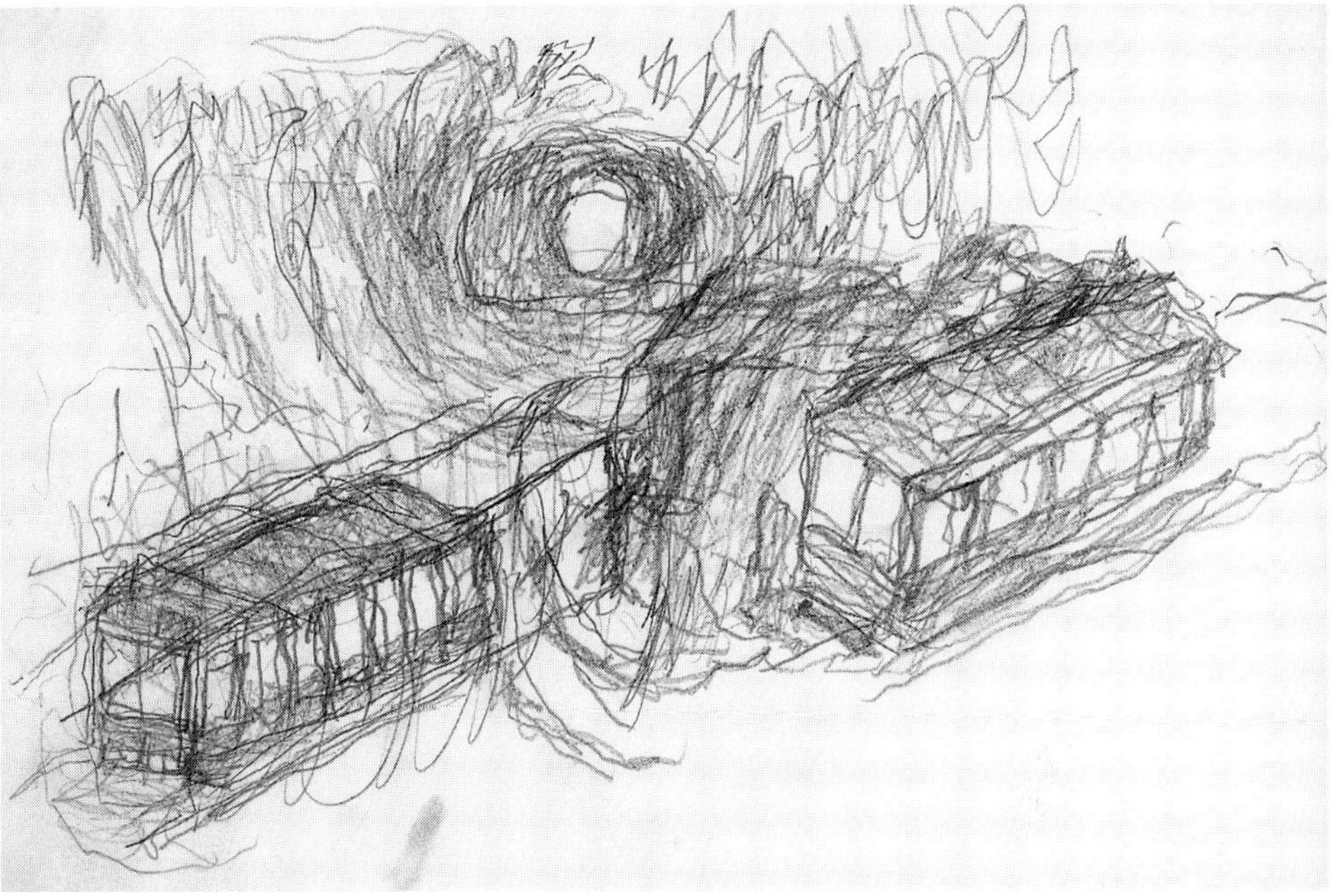

スケッチブック第2集
作品6　1986年

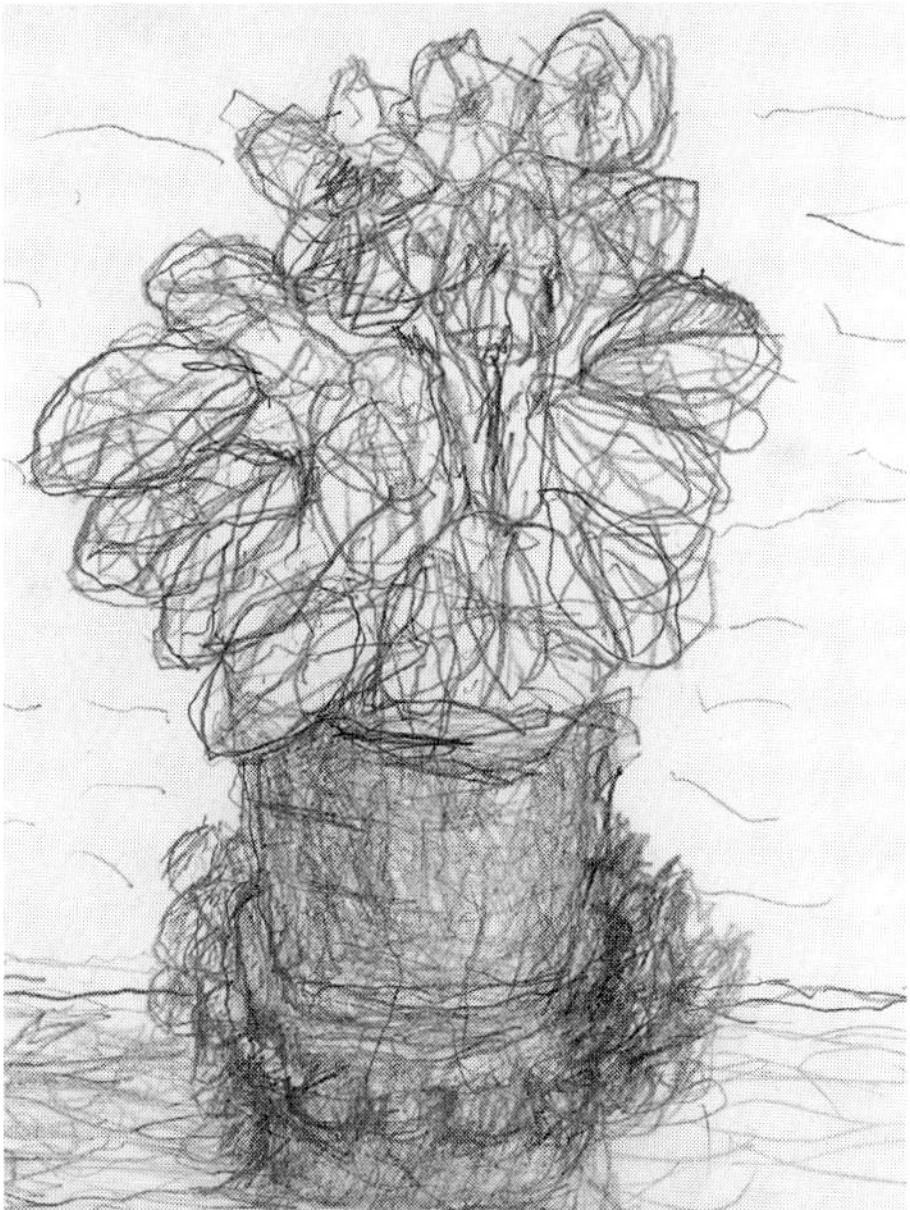

スケッチブック第2集
作品7　1986年

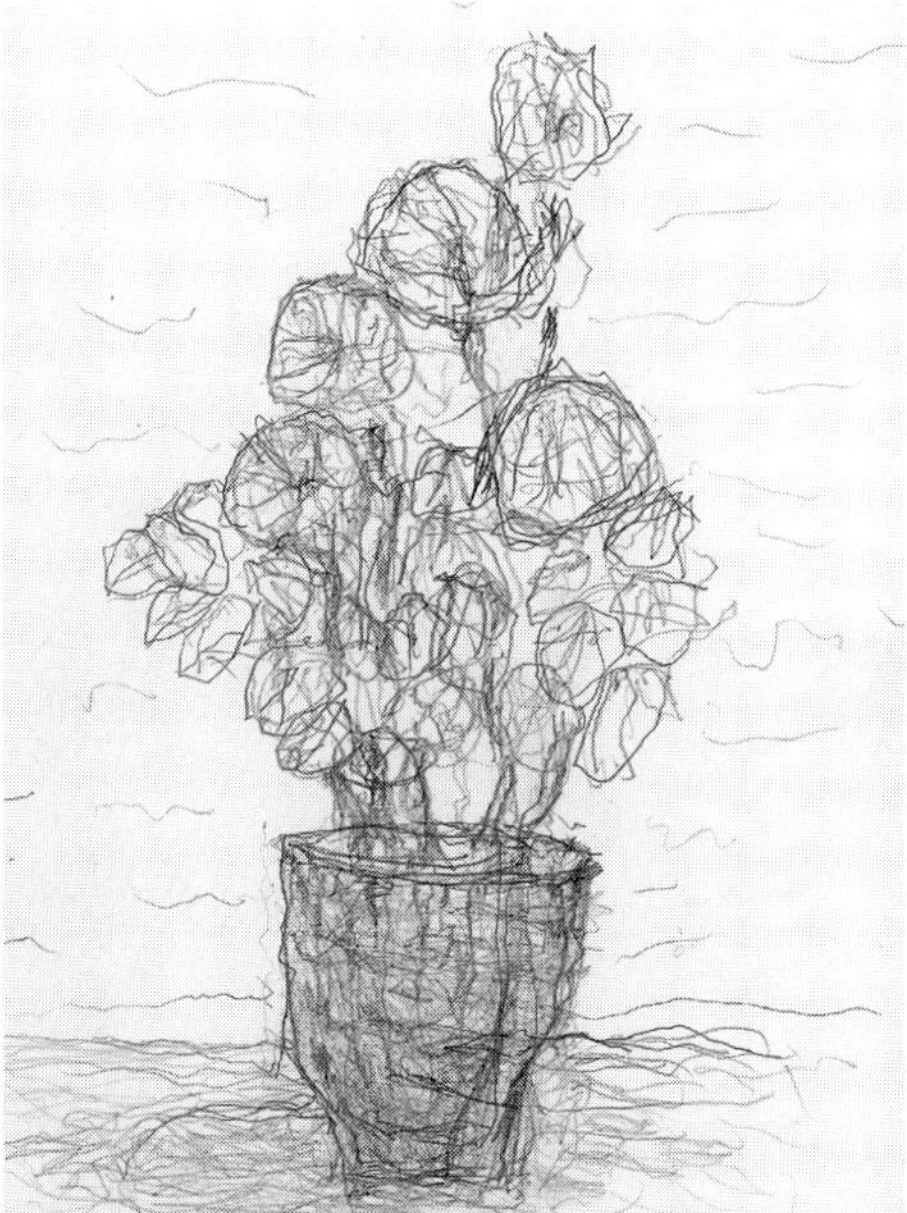

スケッチブック第2集
作品4　1986年

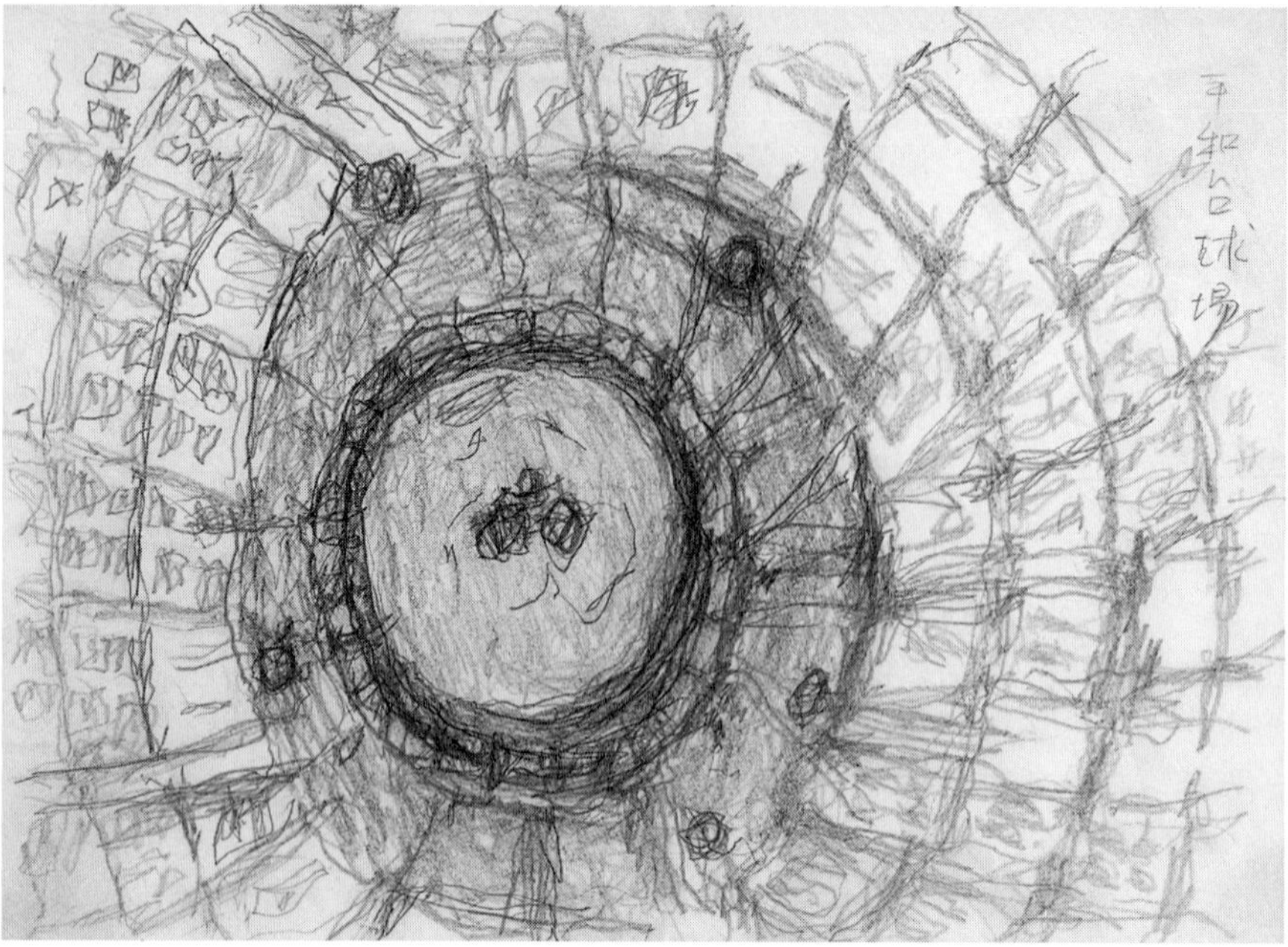

スケッチブック第２集
作品８　1986年５月13日

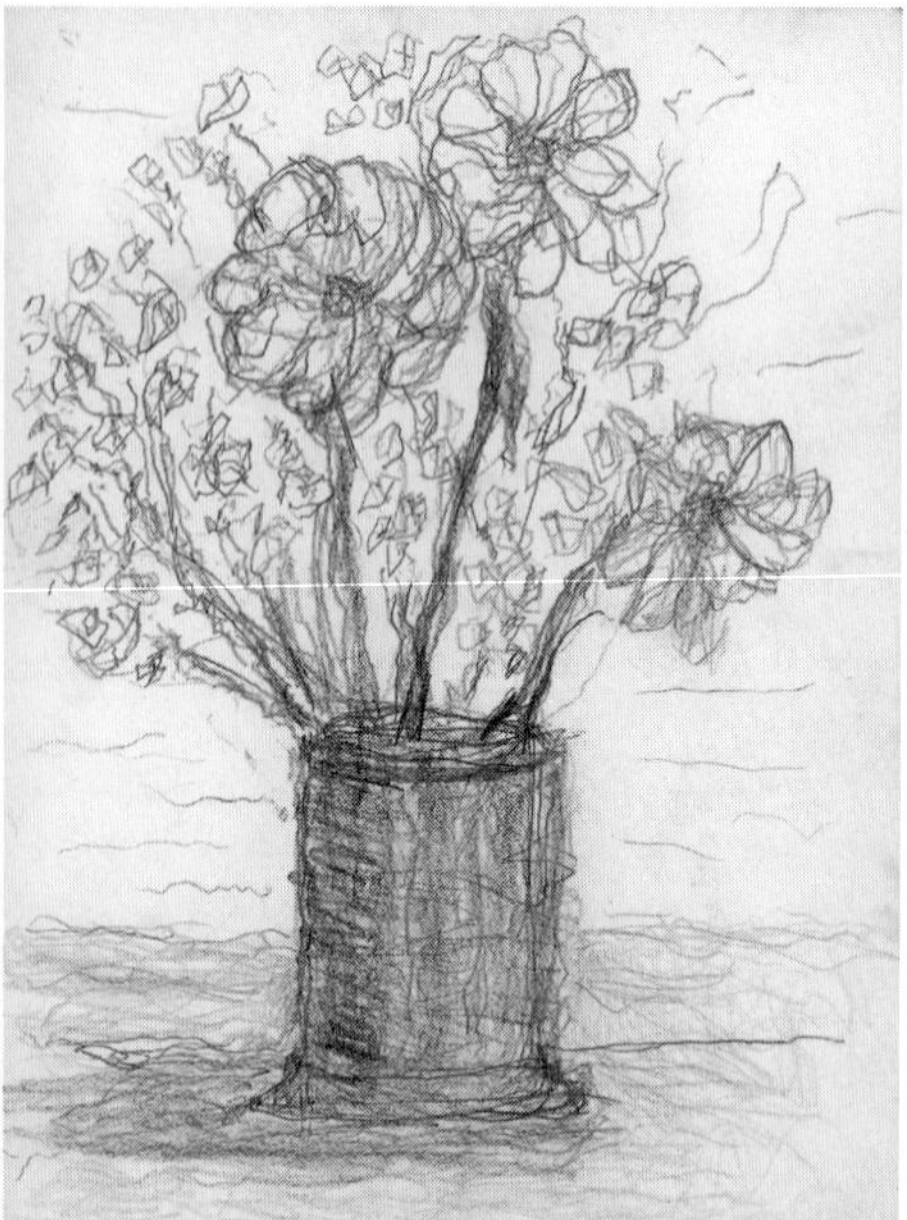

スケッチブック第２集
作品10　1986年５月15日

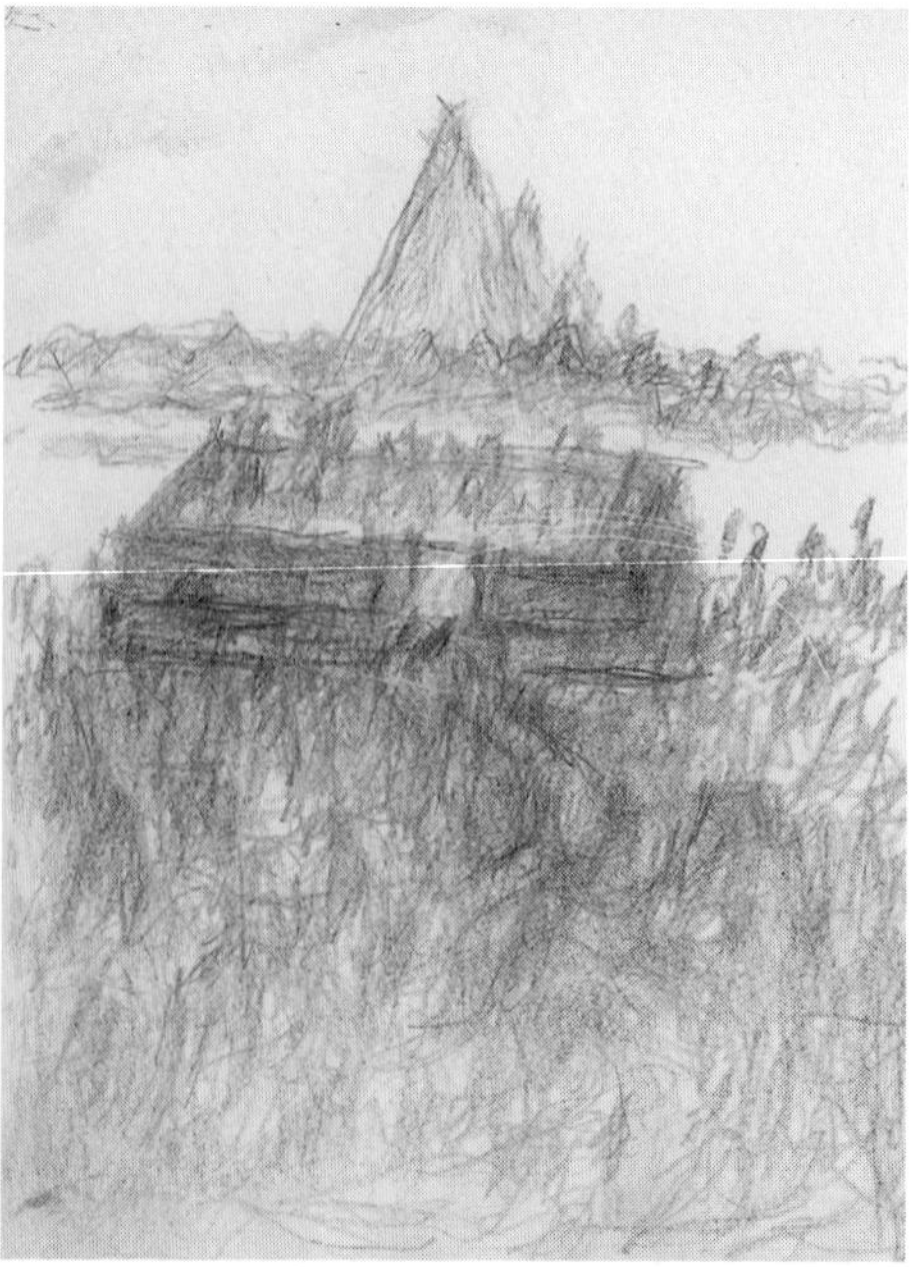

スケッチブック第２集
作品９　1986年５月30日

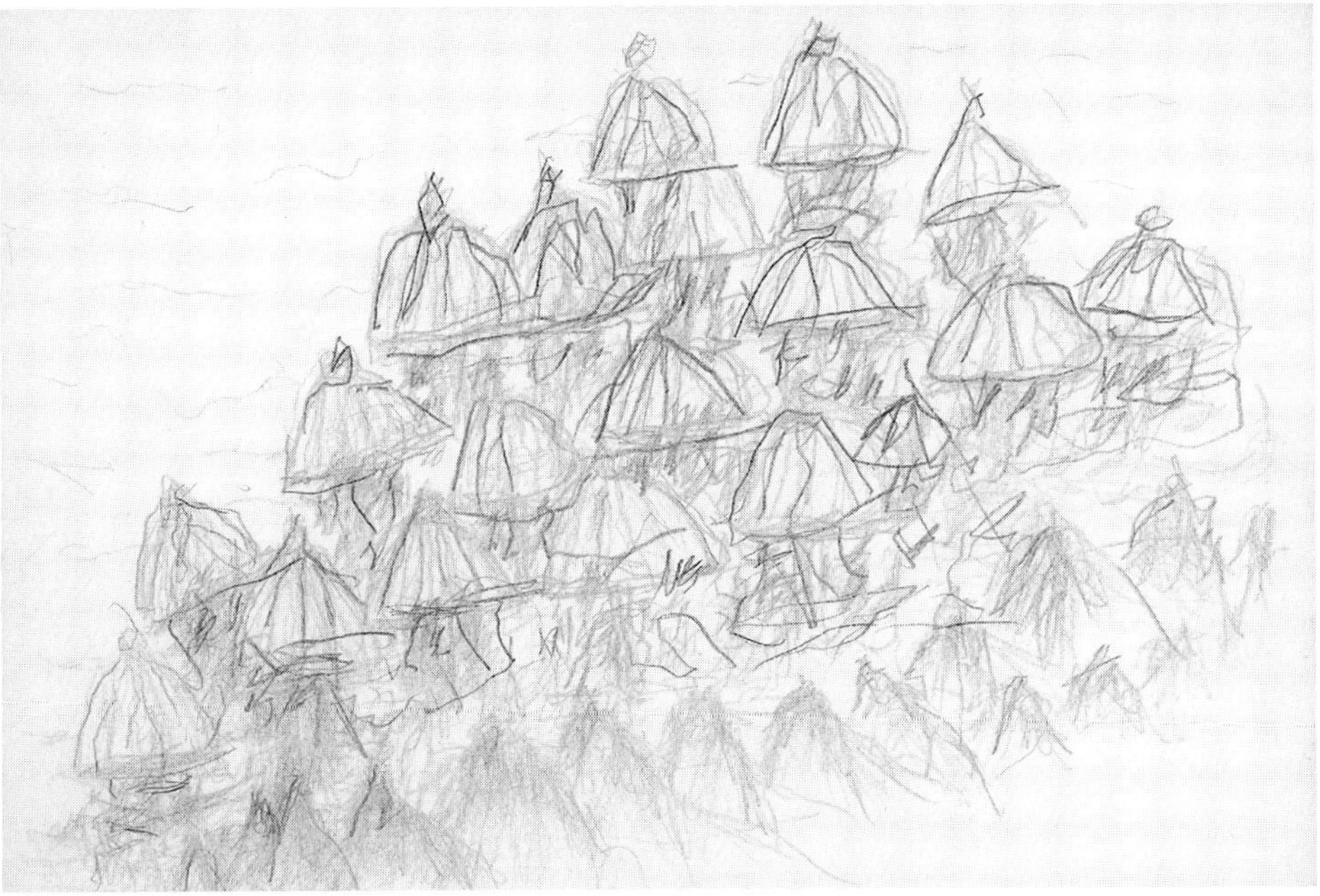

スケッチブック第２集
作品11　1986年５月23日

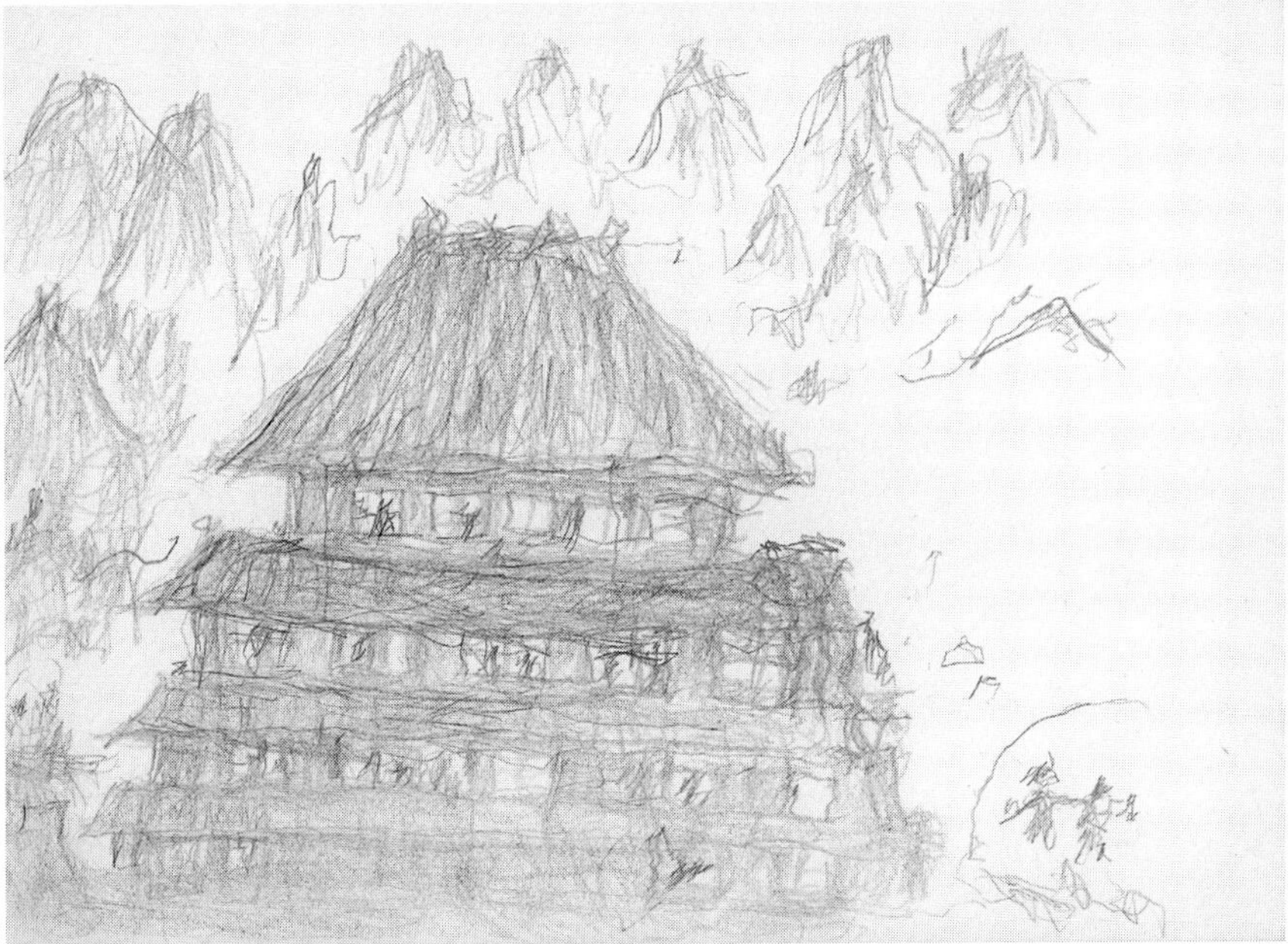

スケッチブック第２集
作品12　1986年５月26日

スケッチブック第２集
作品15　1986年

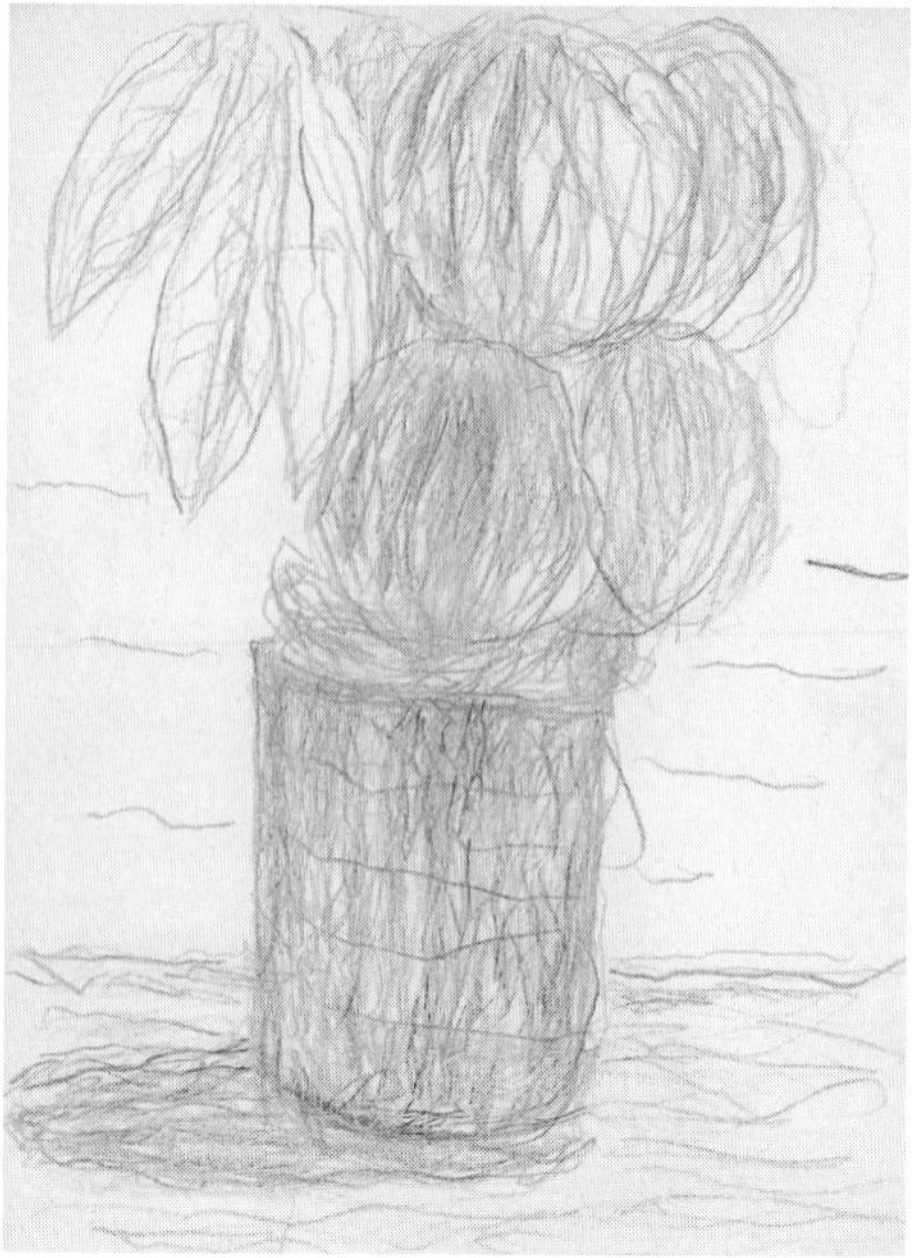

スケッチブック第２集
作品13　1986年

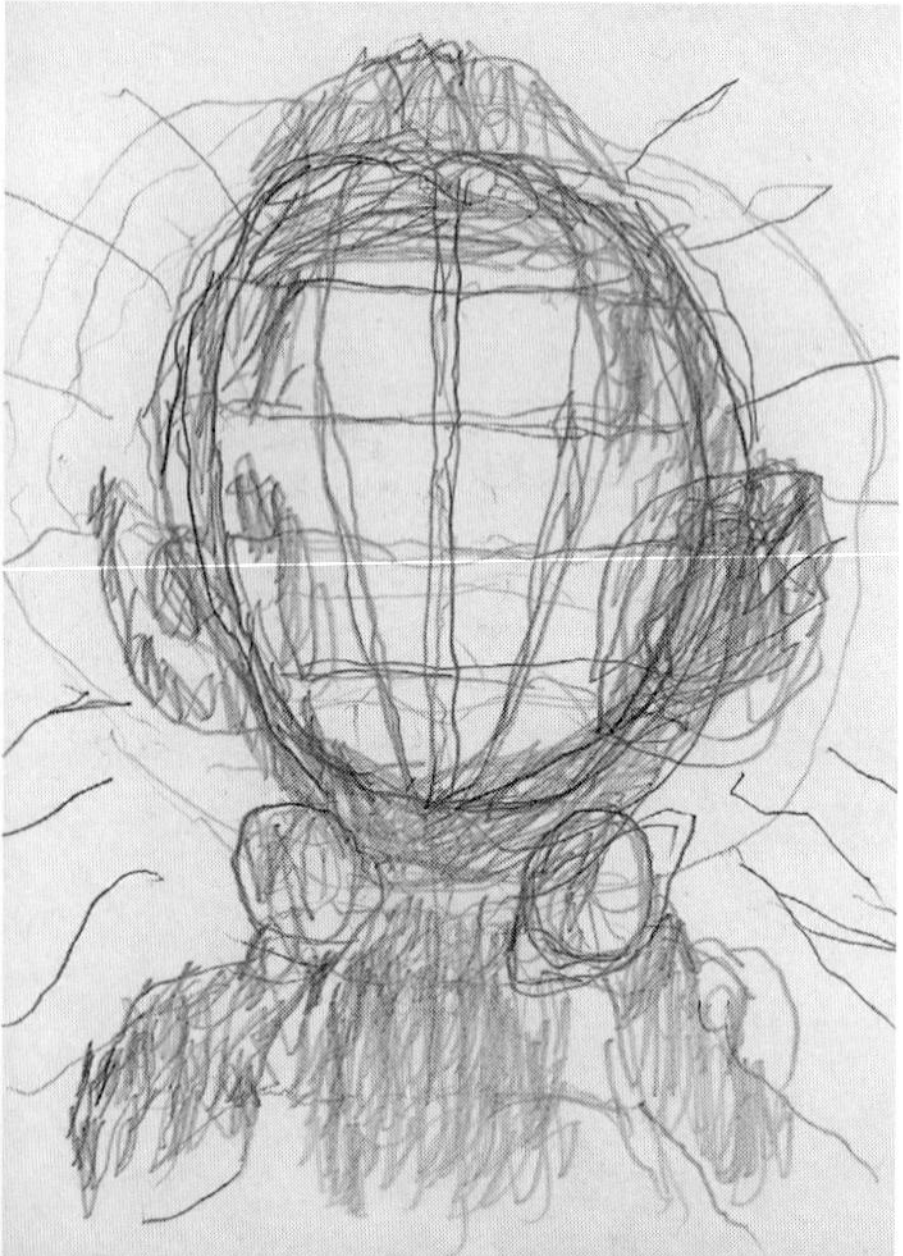

スケッチブック第２集
作品16　1986年

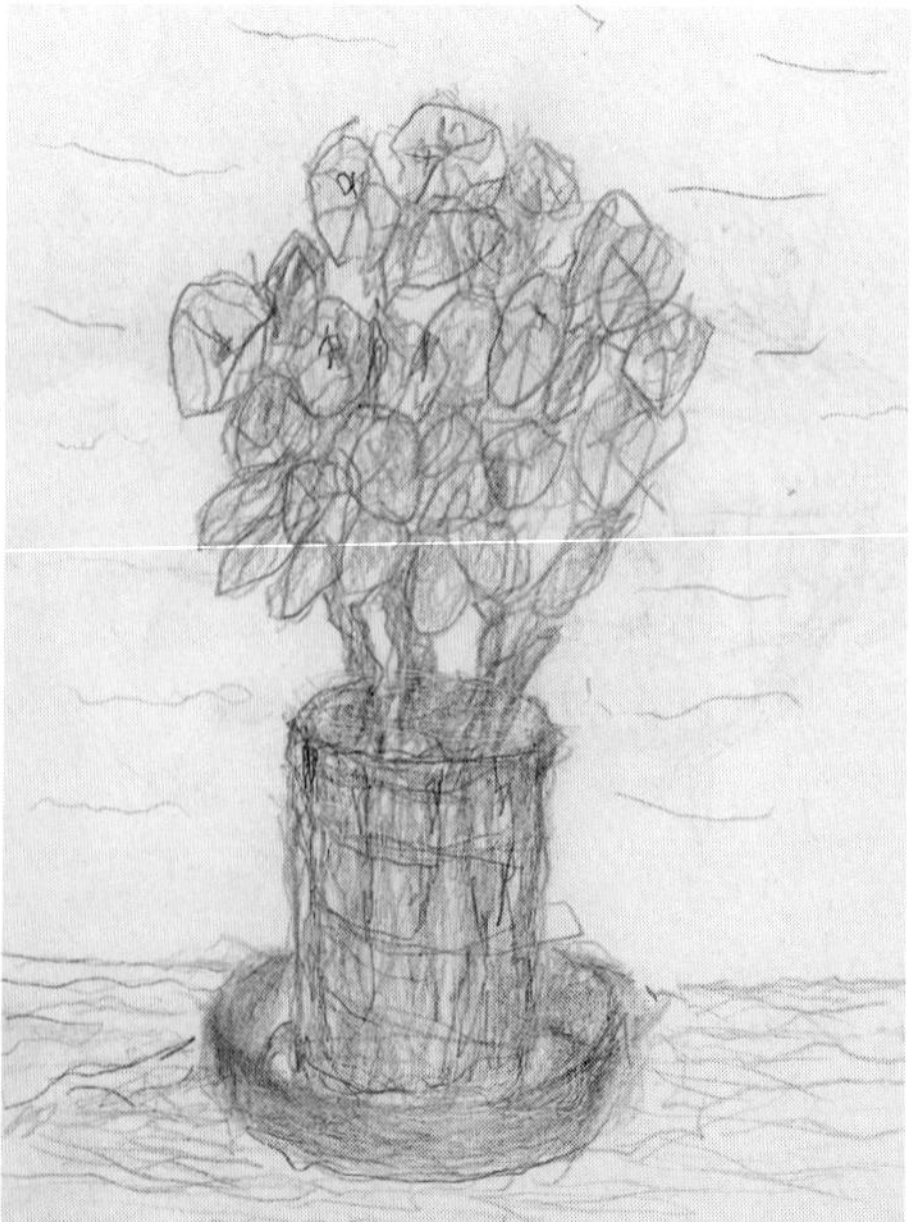

スケッチブック第２集
作品14　1986年

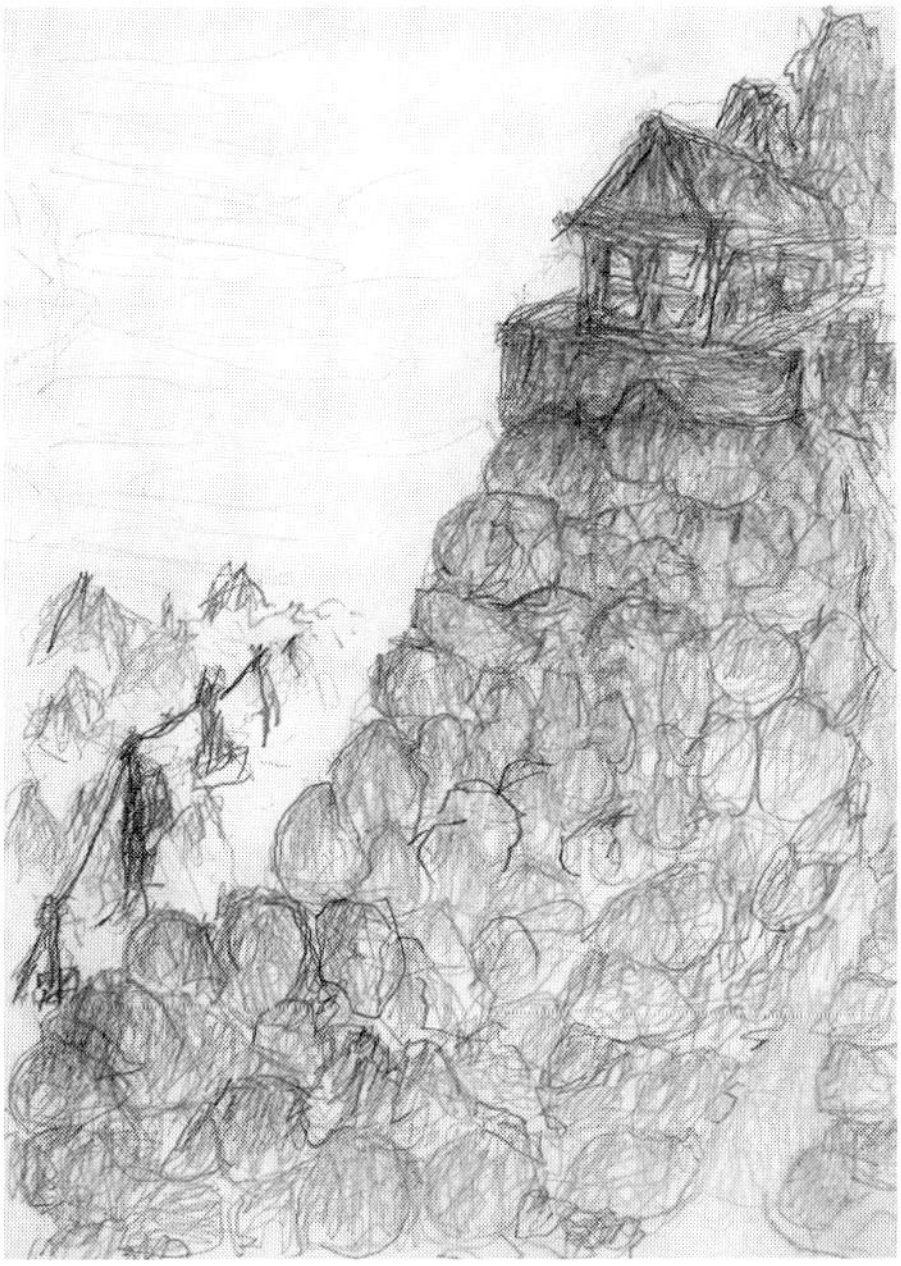

スケッチブック第２集
作品19　1986年７月４日

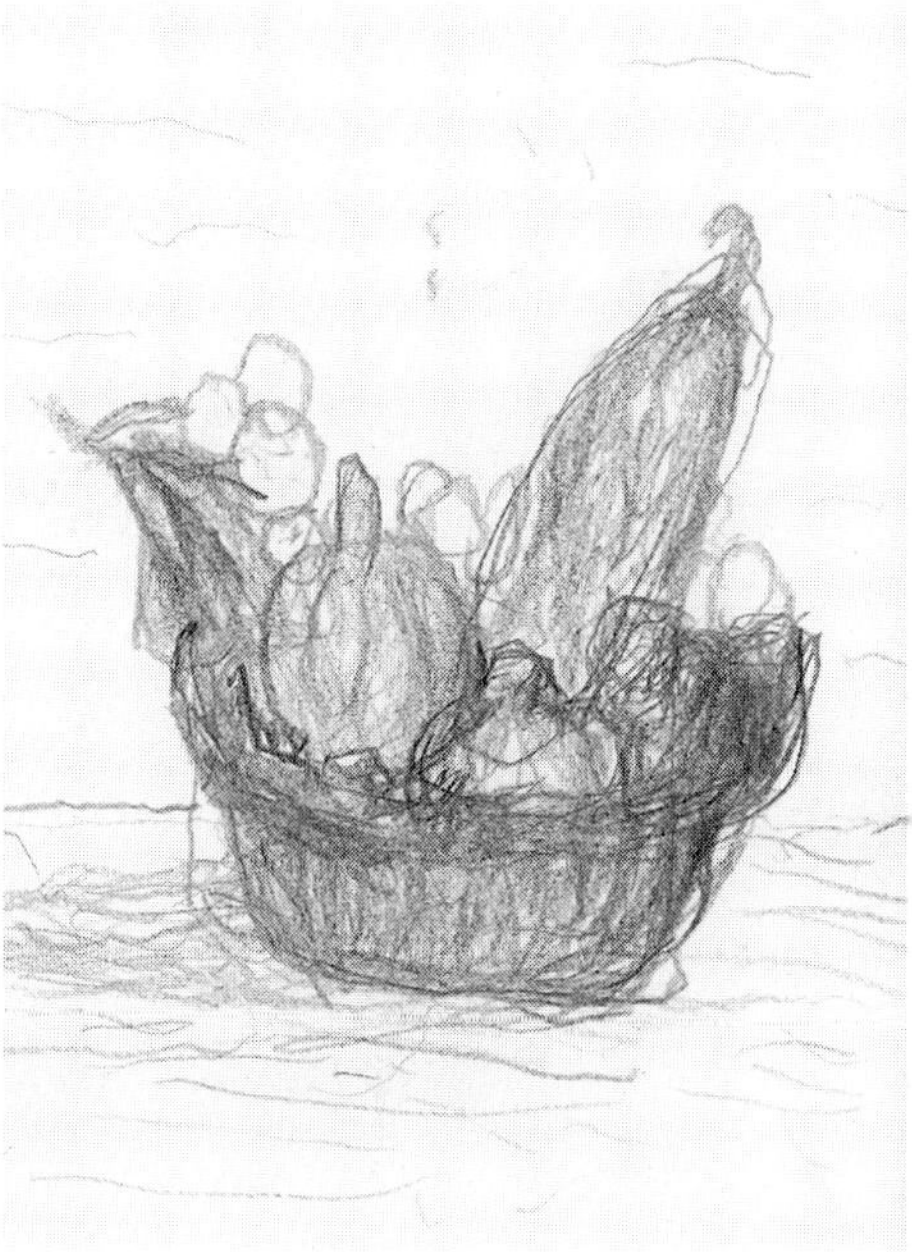

スケッチブック第２集
作品17　1986年６月４日

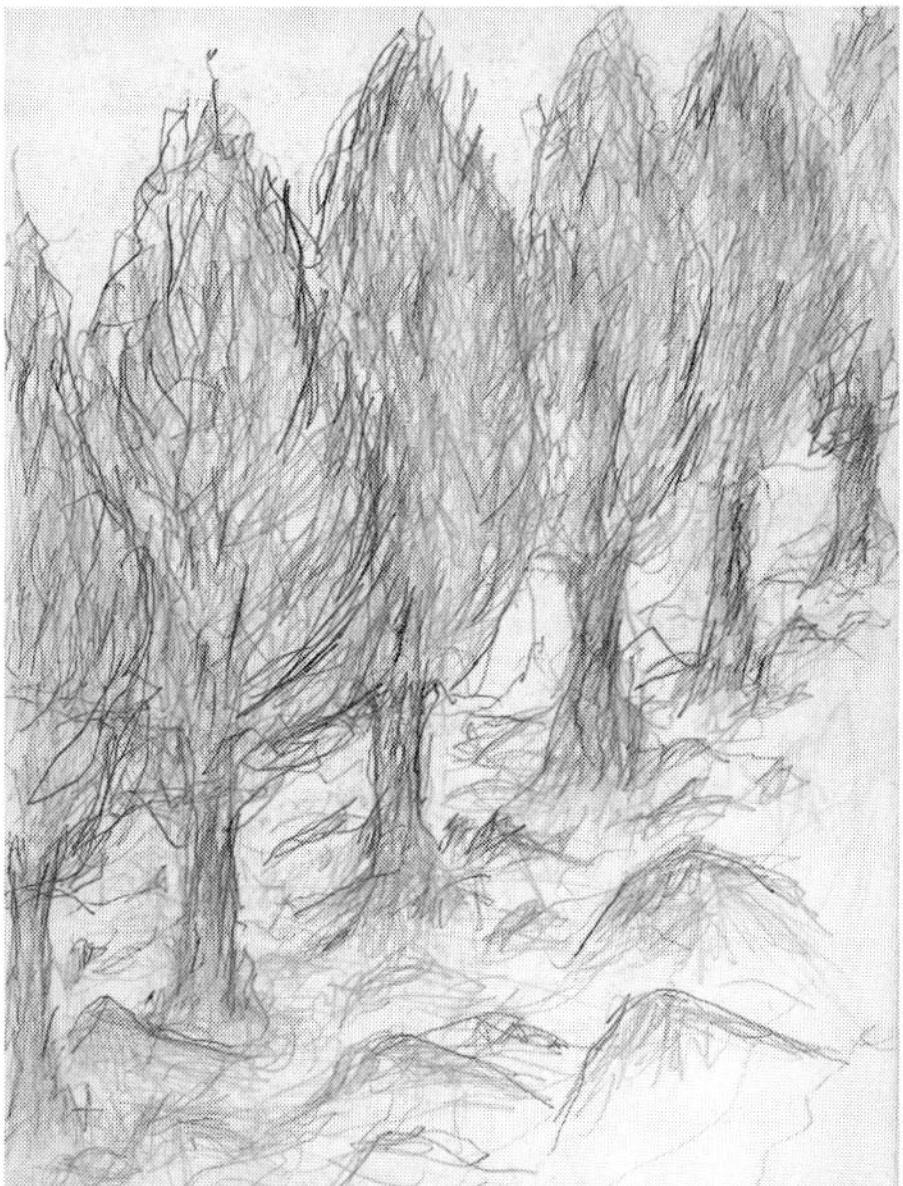

スケッチブック第２集
作品 22　986年７月９日

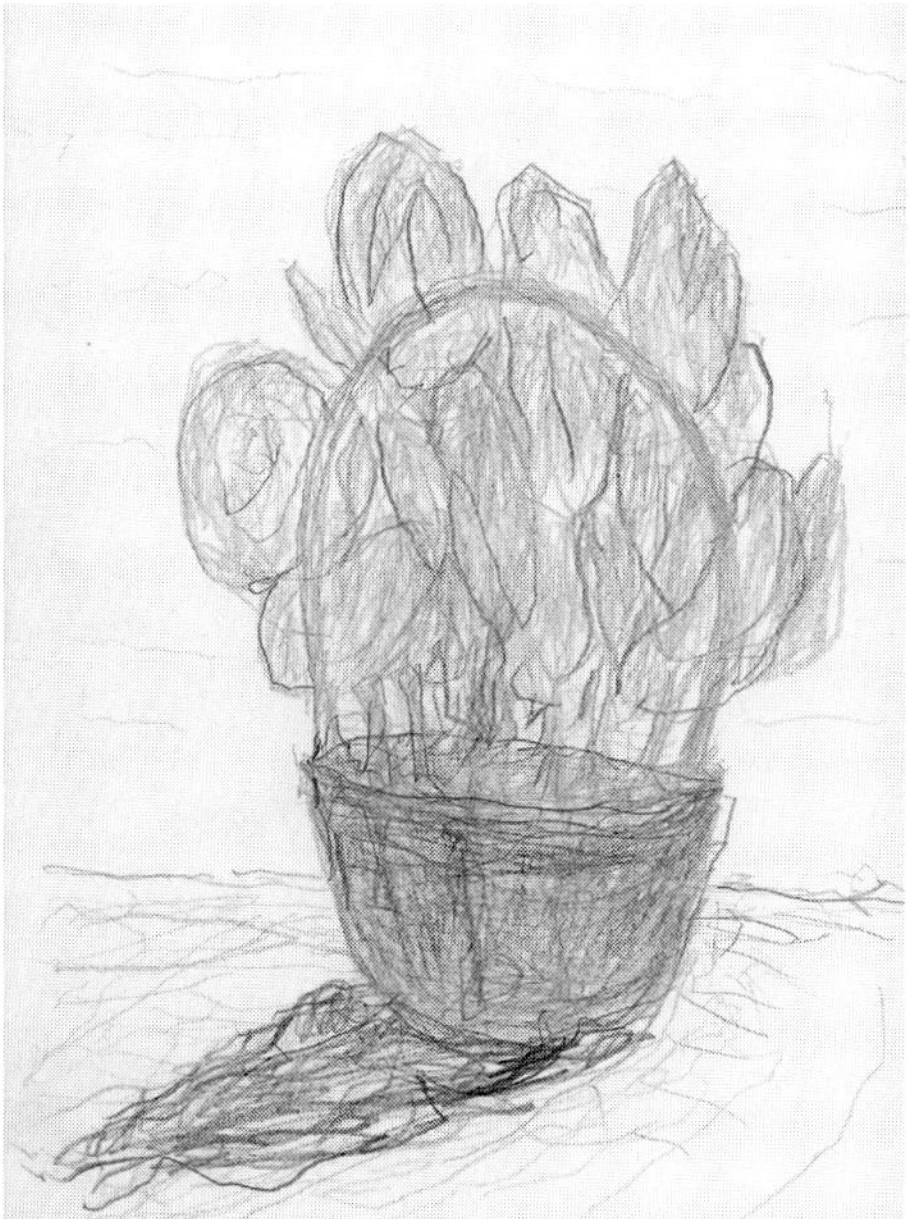

スケッチブック第２集
作品18　1986年

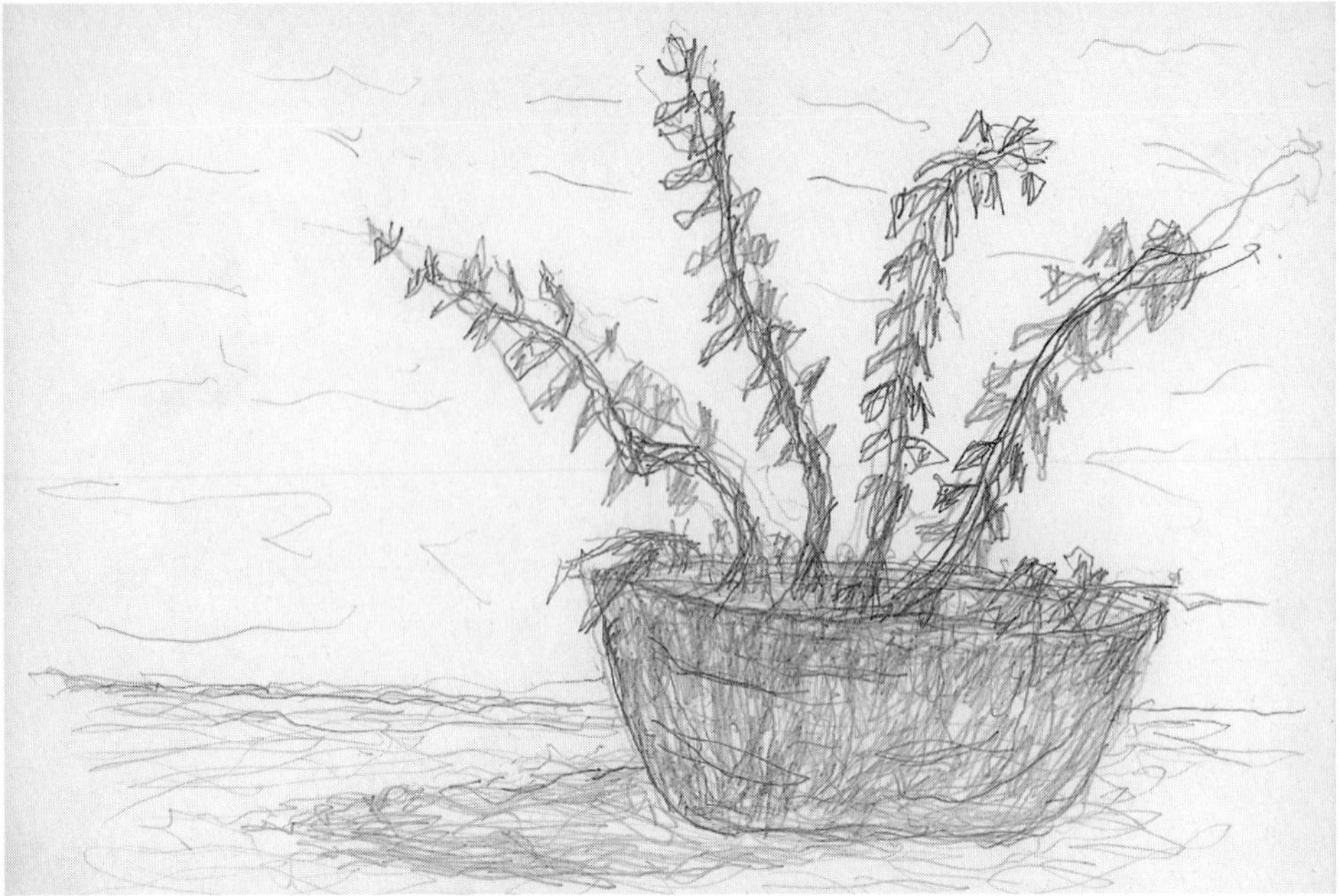

スケッチブック第２集
作品20　1986年

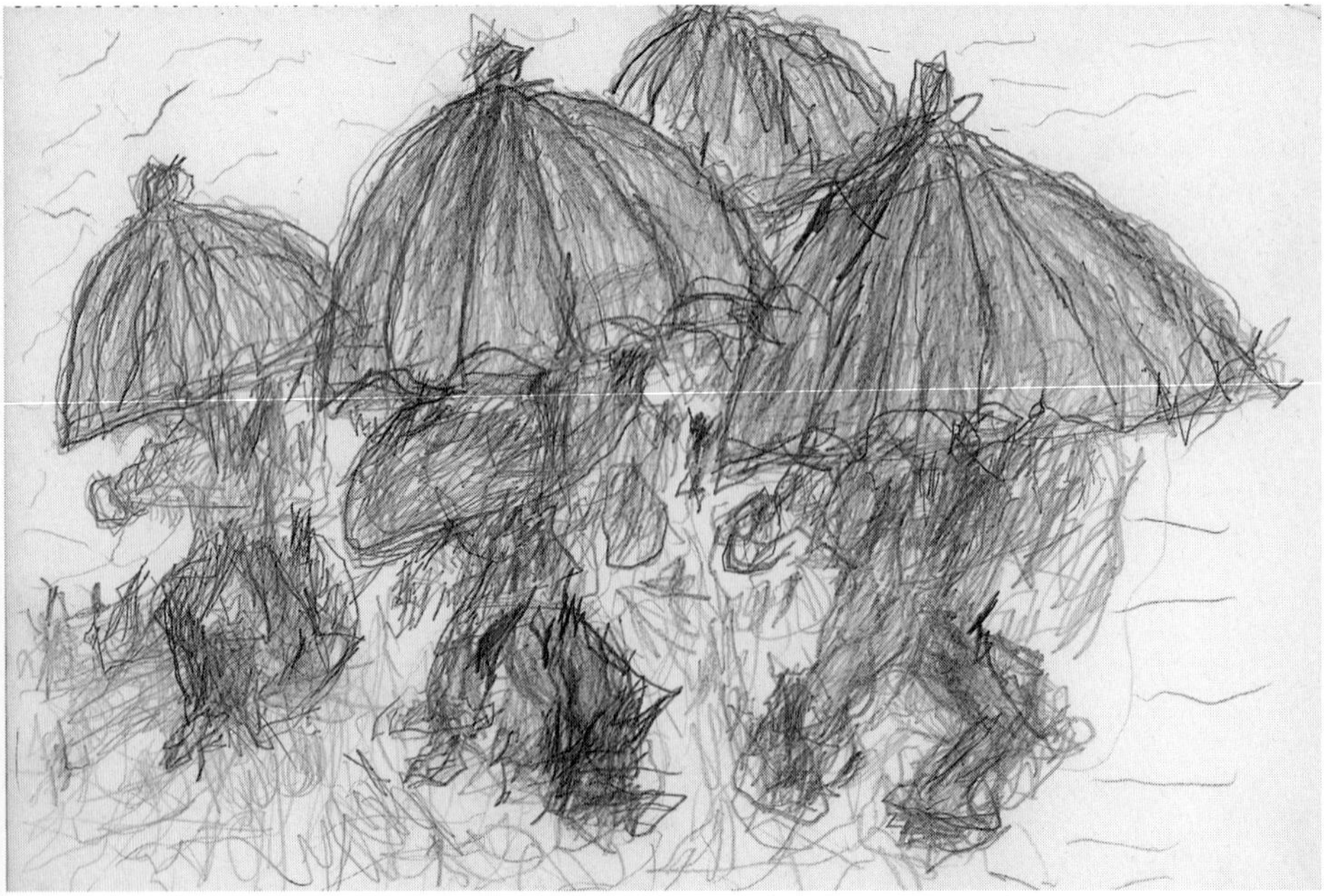

スケッチブック第２集
作品21　1986年７月７日

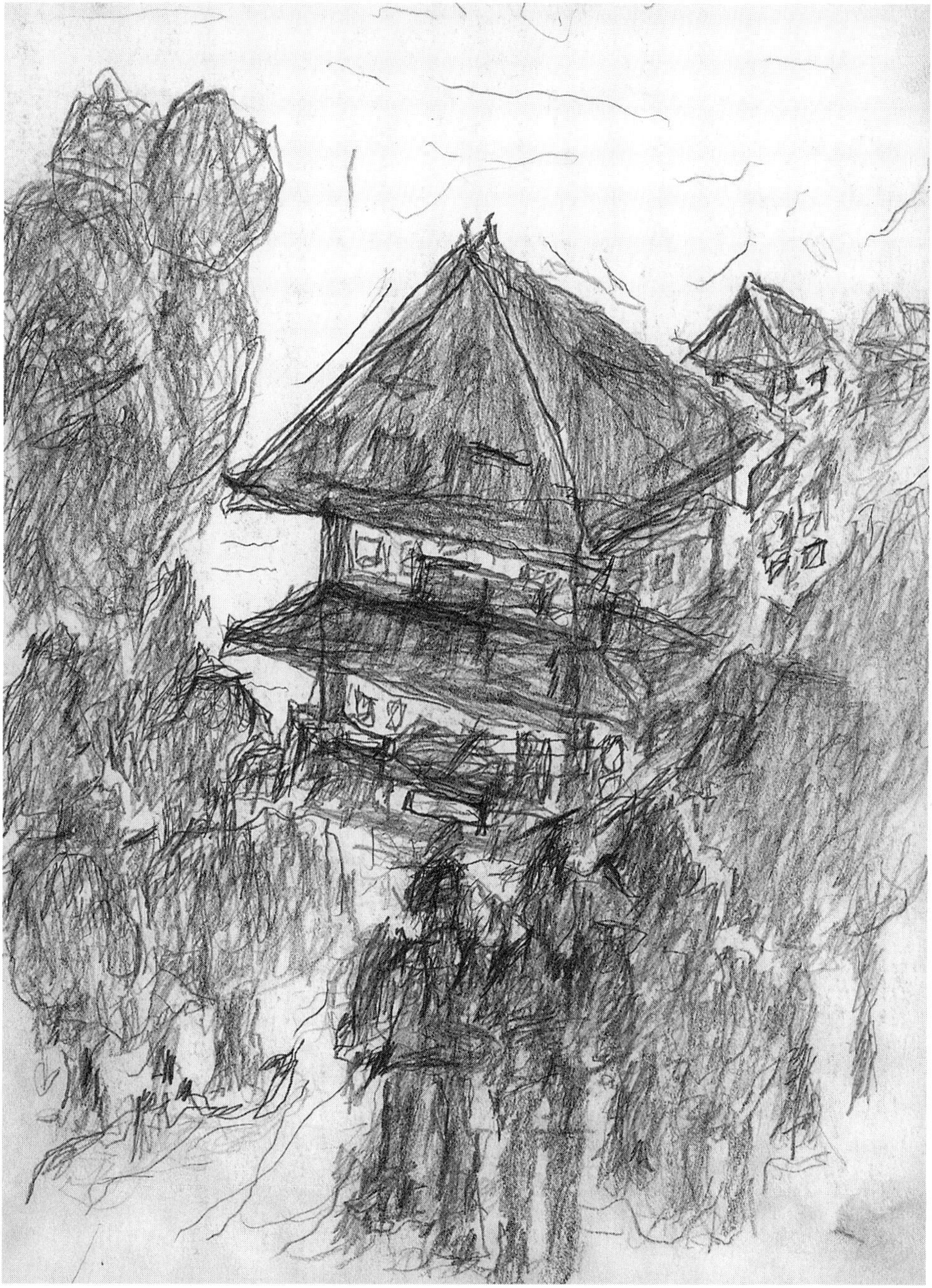

スケッチブック第２集
作品24　1986年10月28日

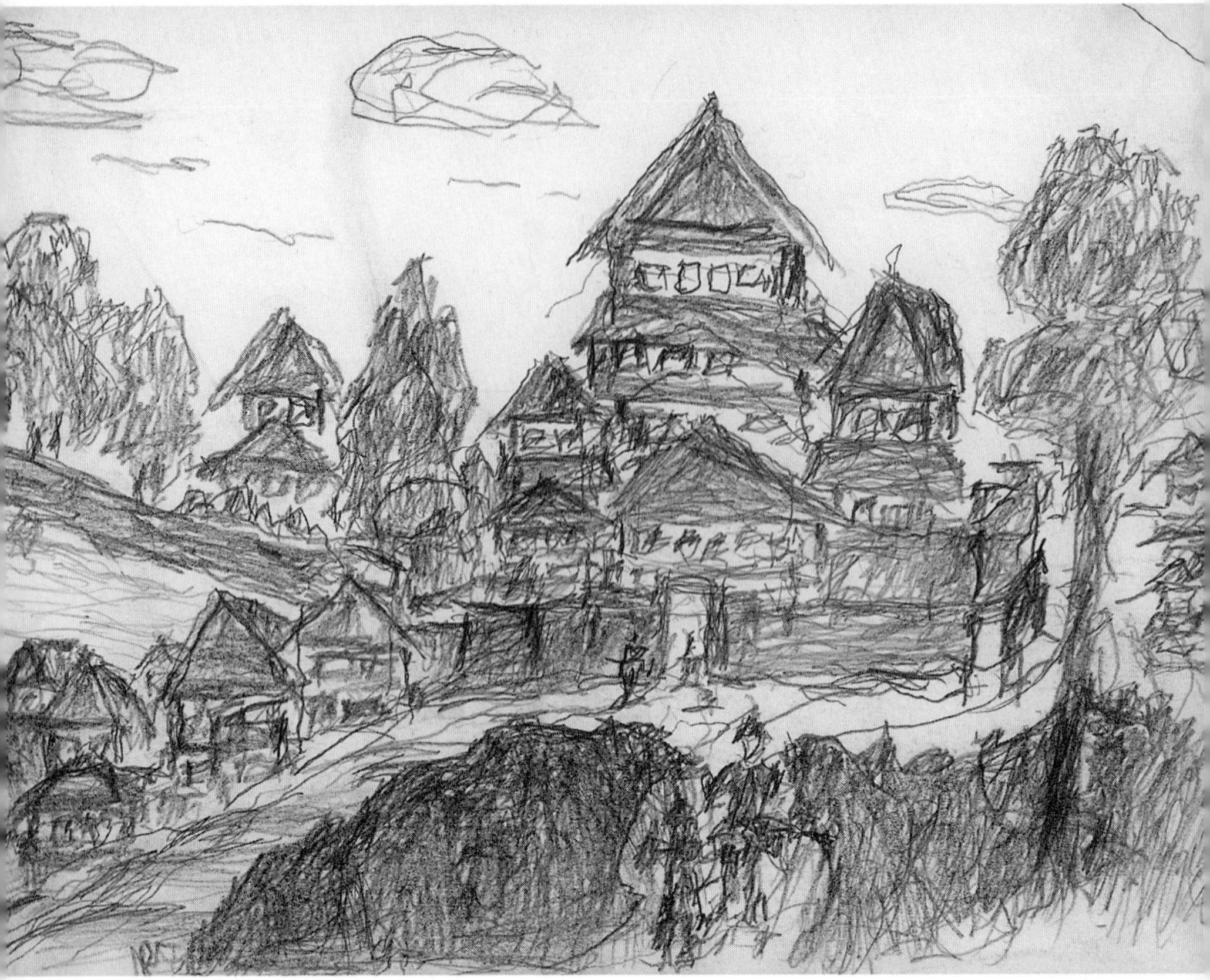

スケッチブック第２集
作品23　1986年

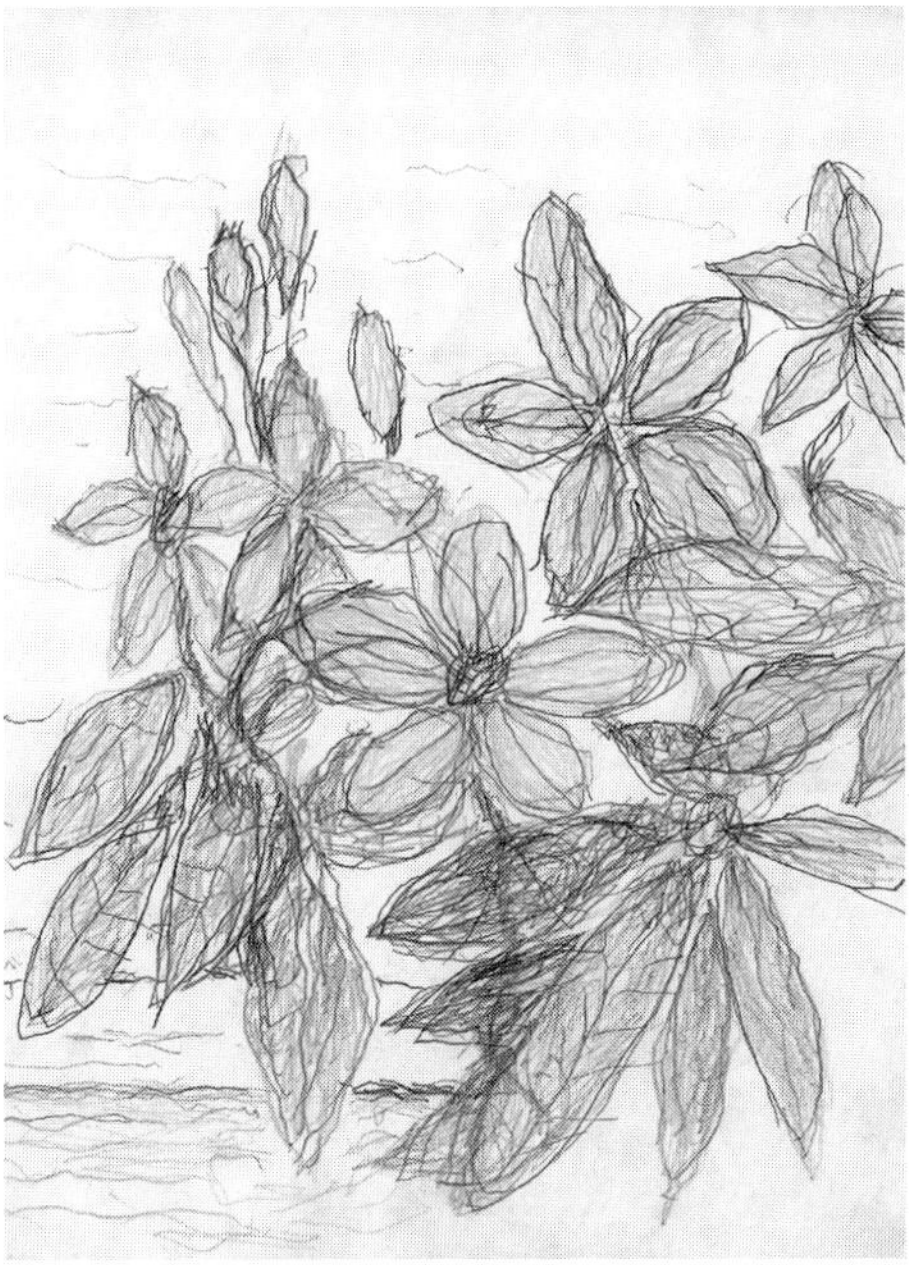

スケッチブック第３集
作品３　1986年７月16日

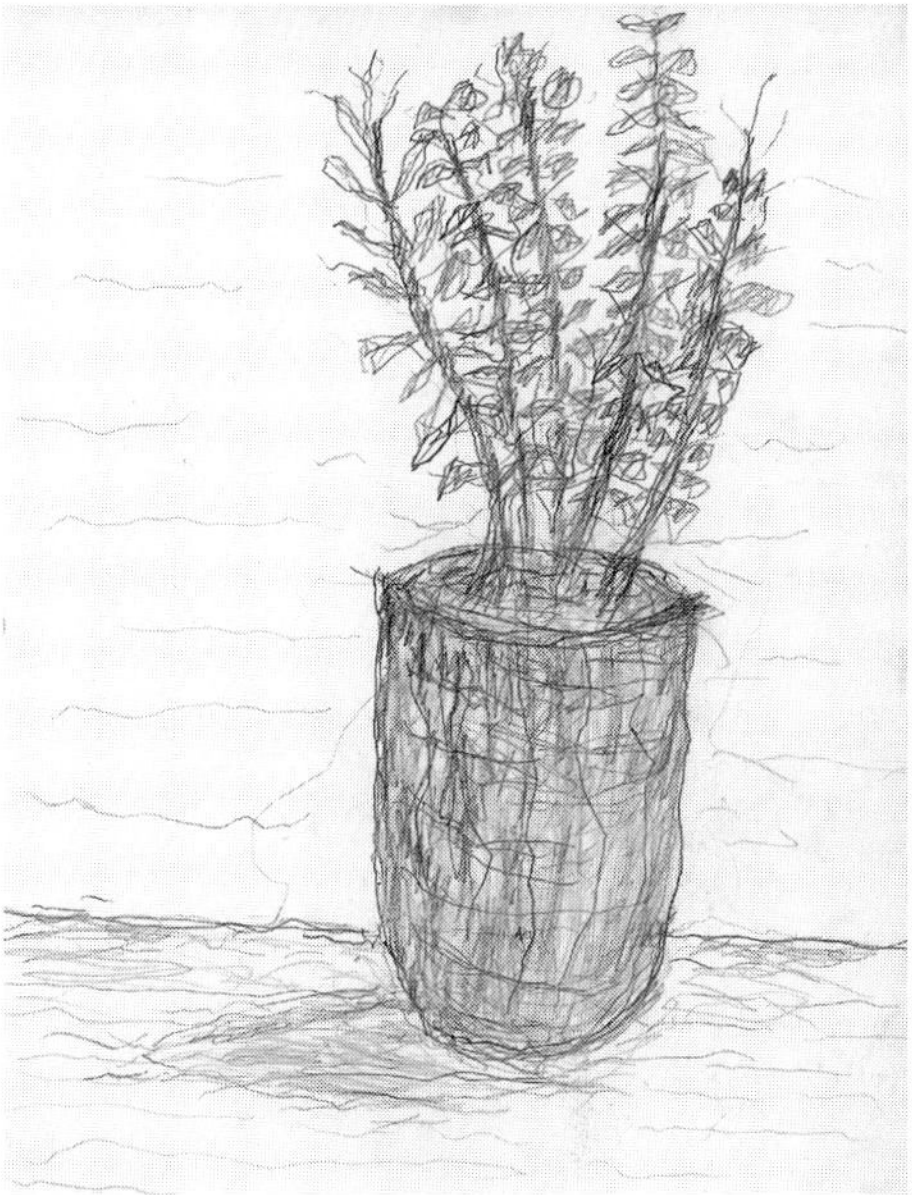

スケッチブック第３集
サイズＦ６（407ミリ ×320ミリ）
作品１　1986年７月14日

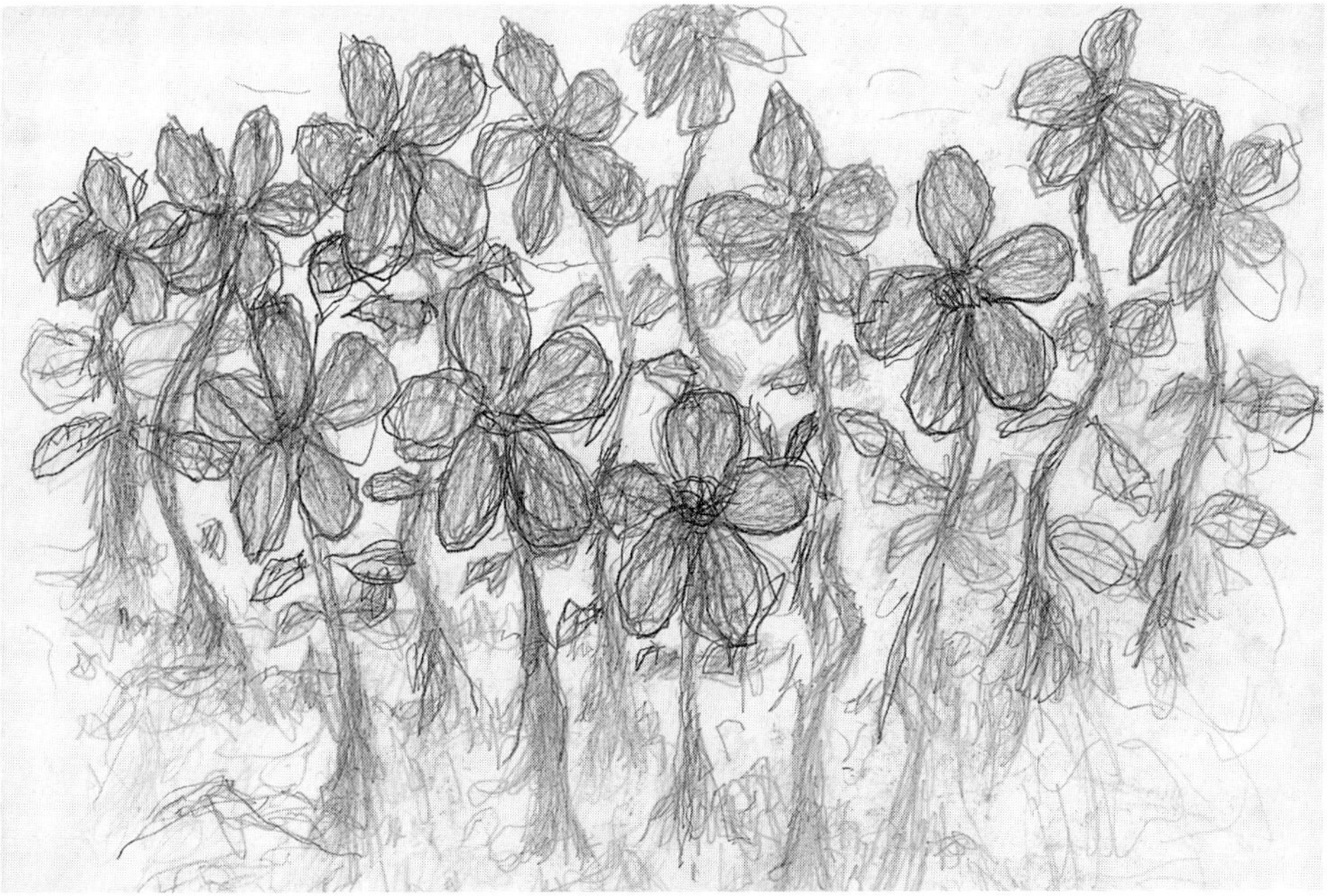

スケッチブック第３集
作品２　1986年７月15日

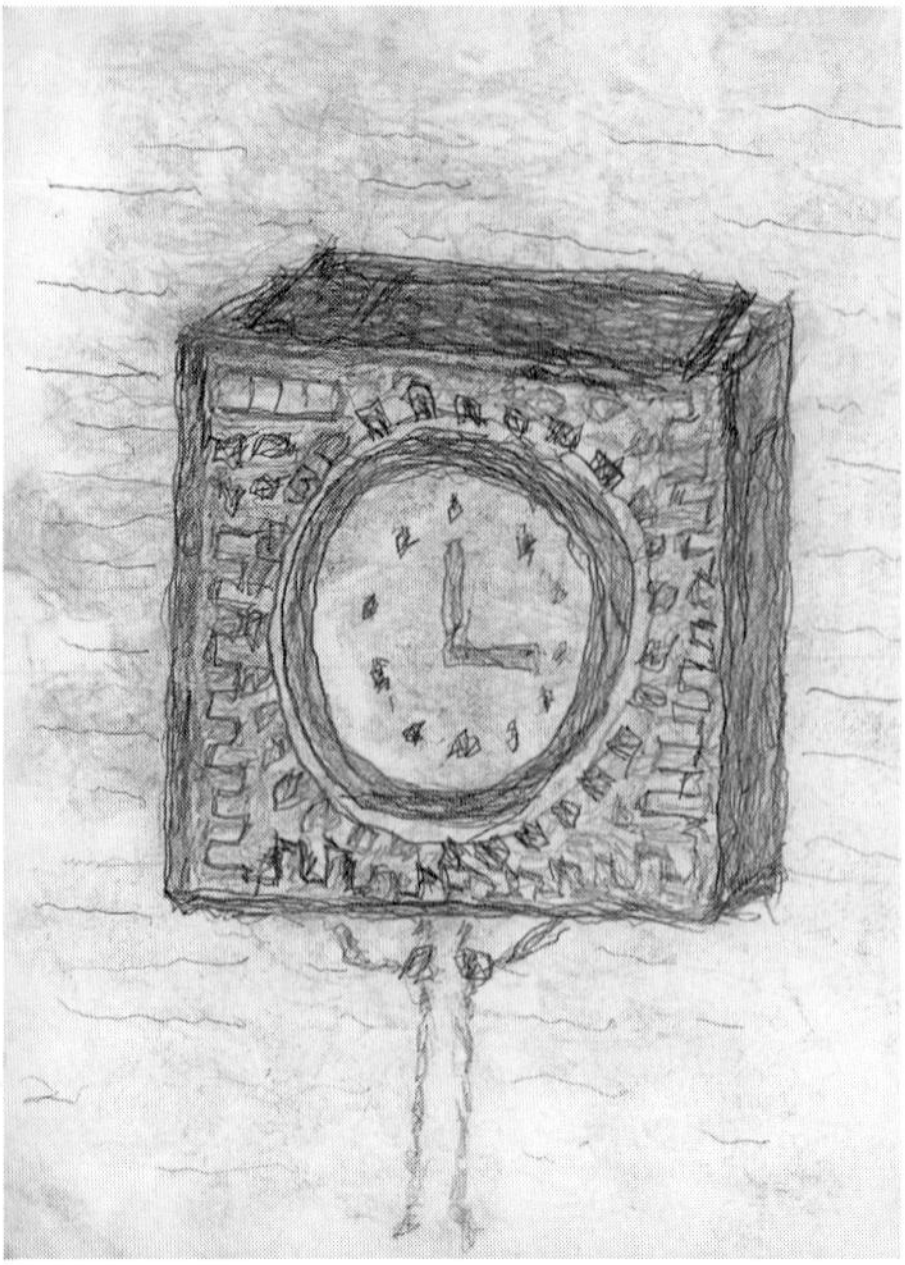

スケッチブック第３集
作品６　1986年７月24日

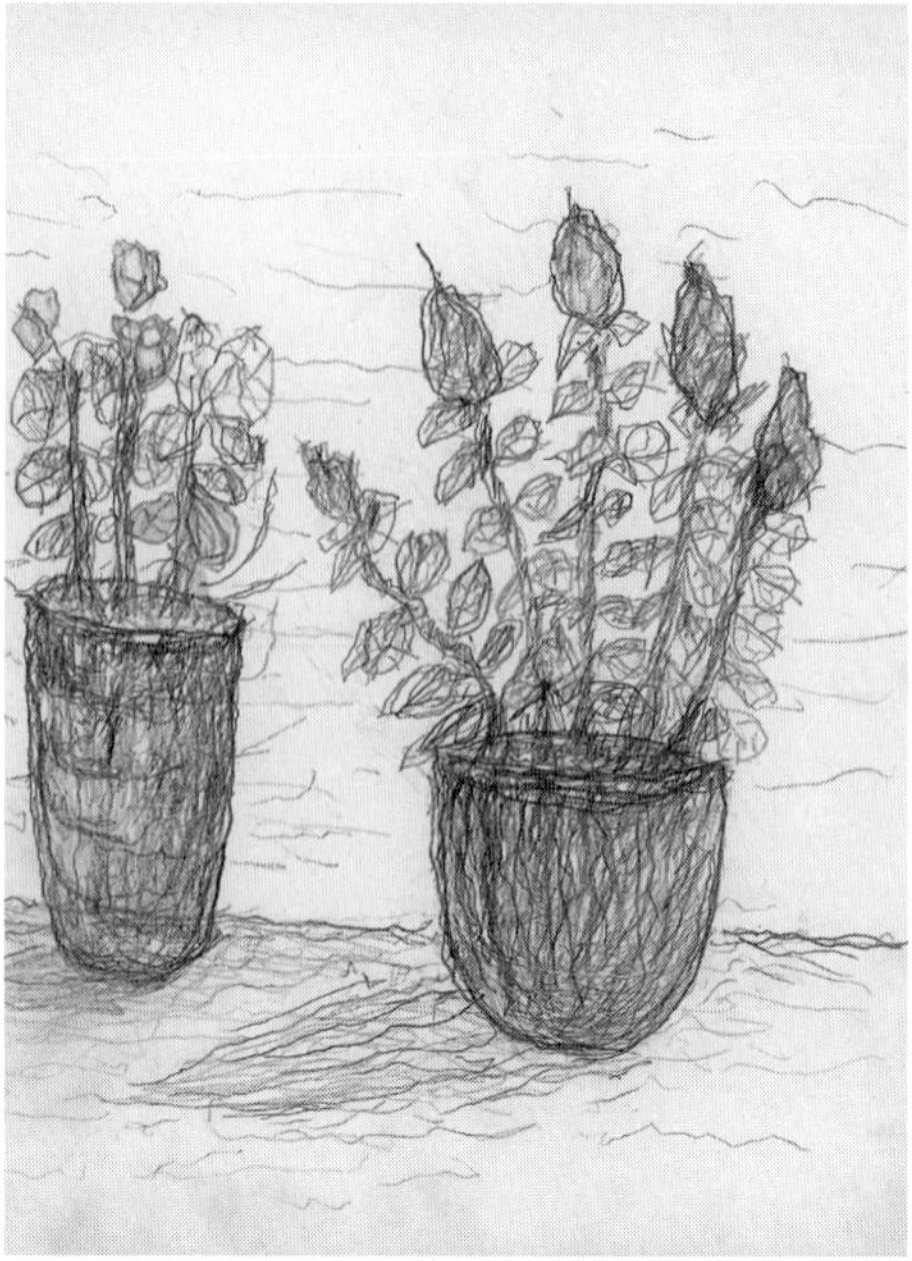

スケッチブック第３集
作品４　1986年７月21日

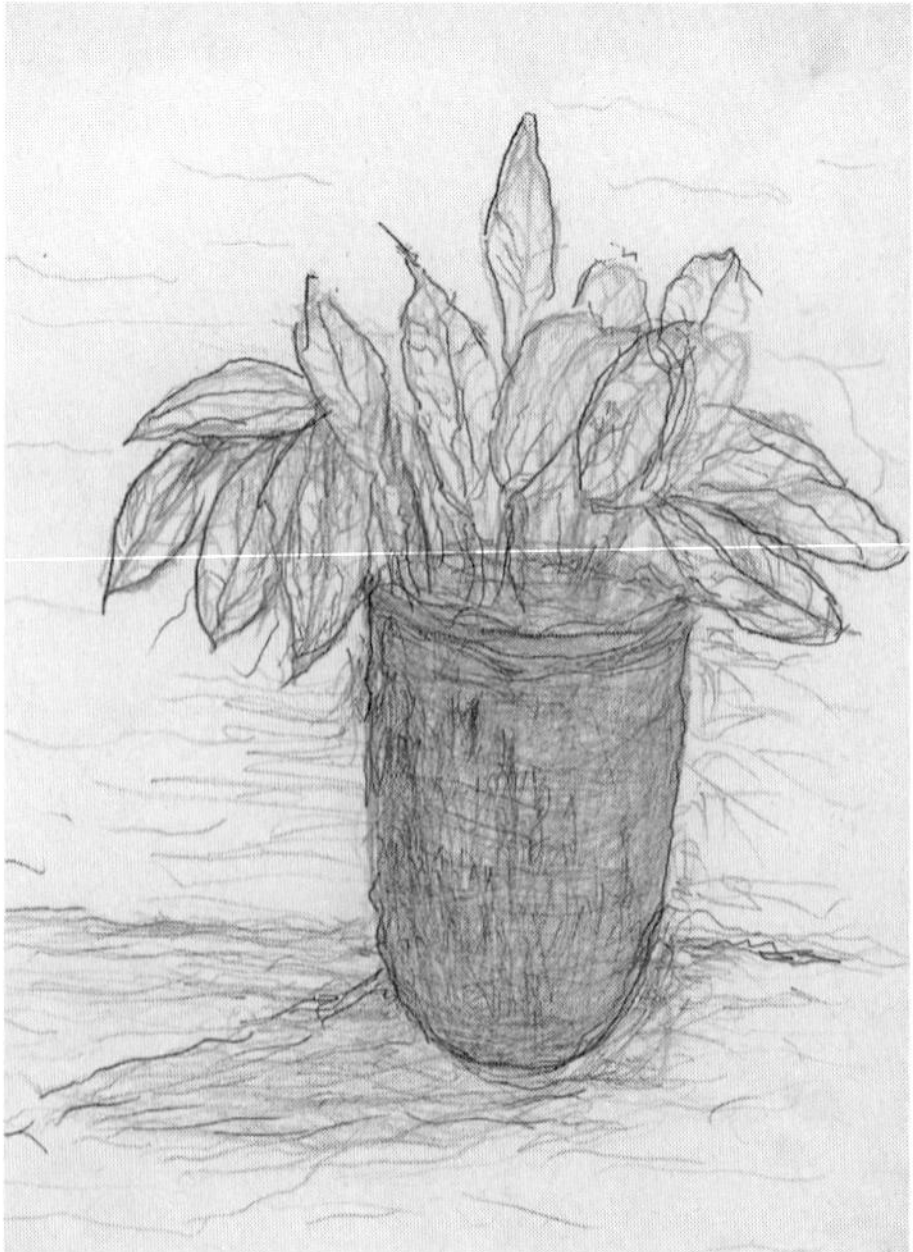

スケッチブック第３集
作品５　1986年７月23日

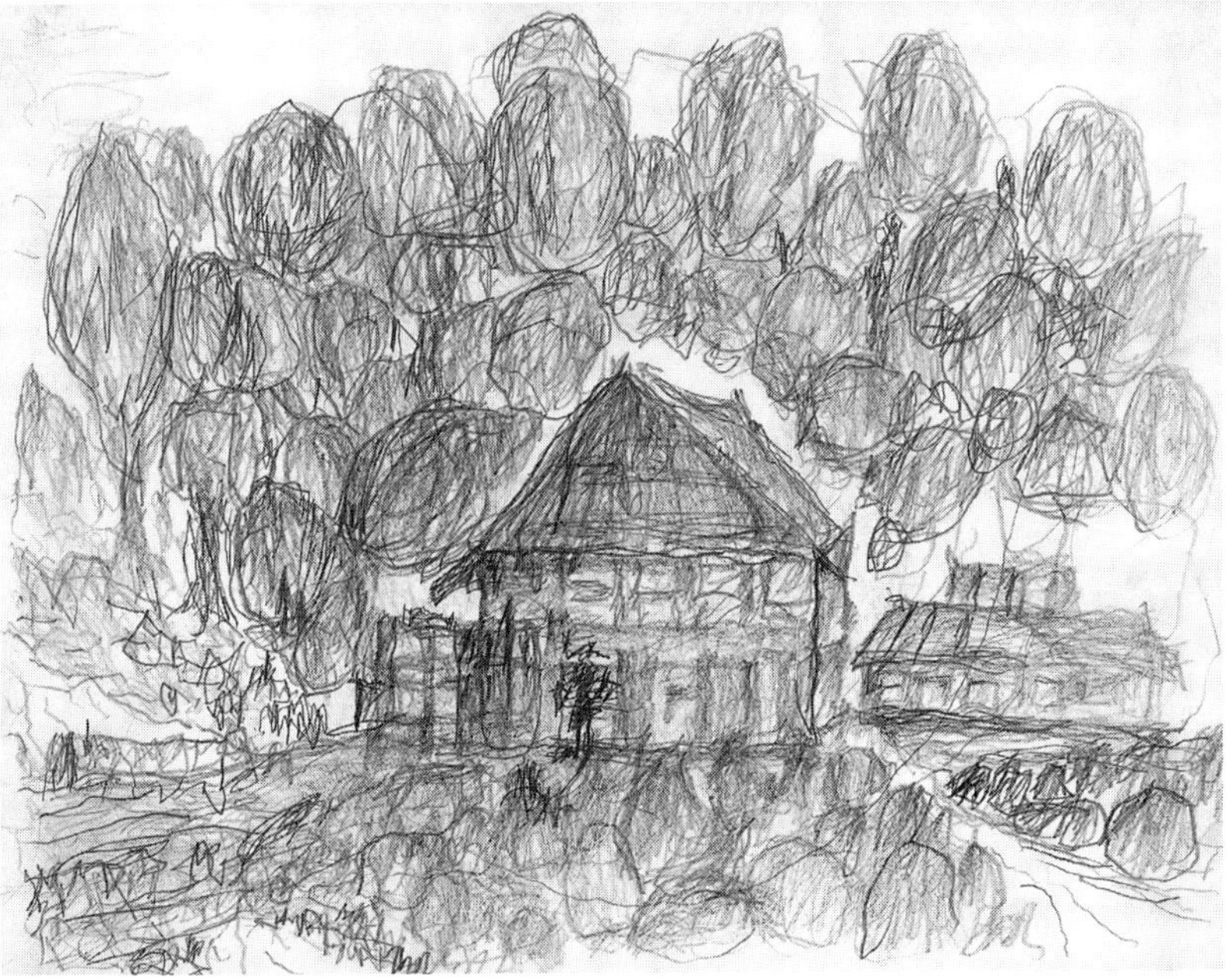

スケッチブック第３集
作品７　1986年７月25日

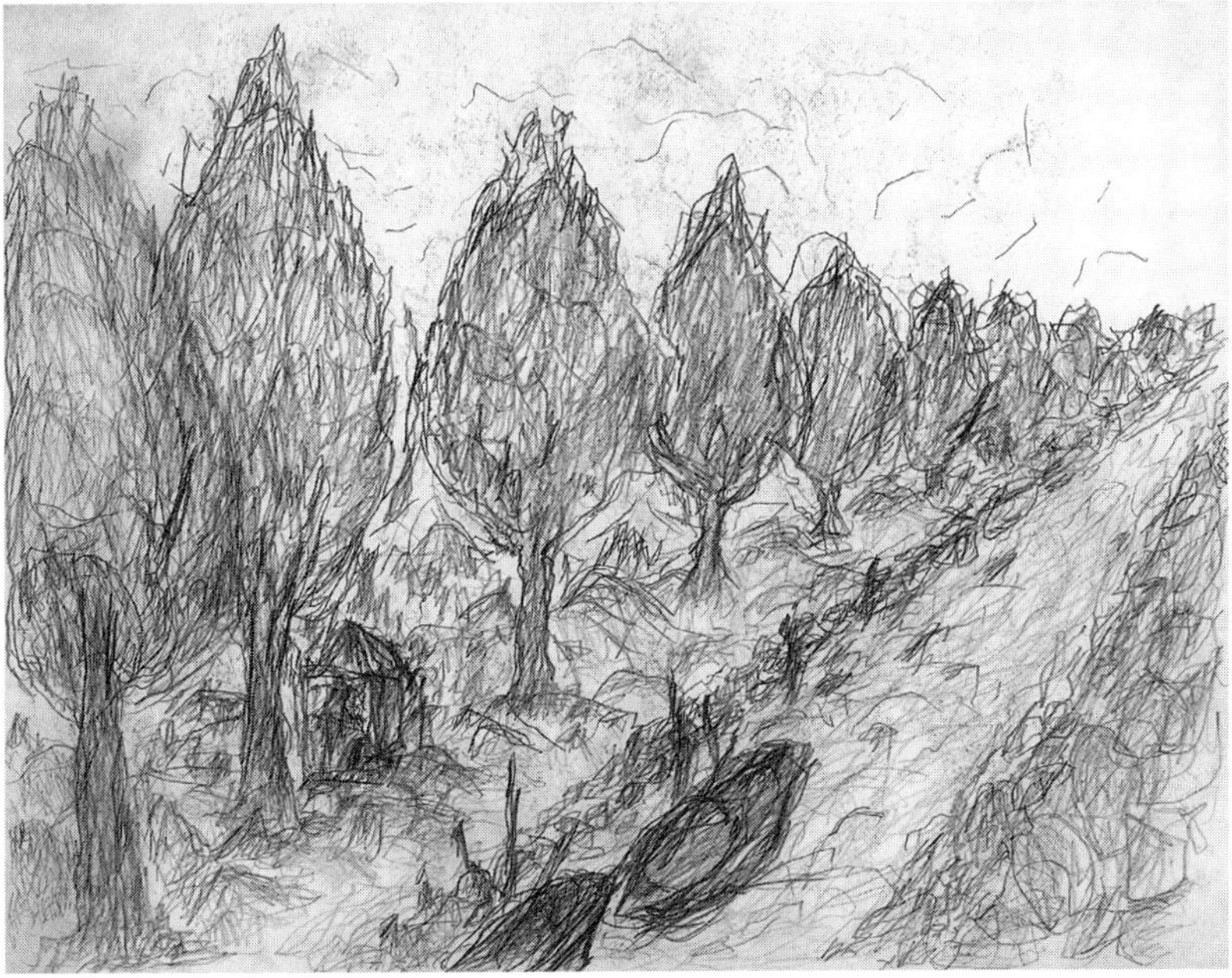

スケッチブック第３集
作品８　1986年７月29日

スケッチブック第３集
作品９　1986年７月28日・12月10日

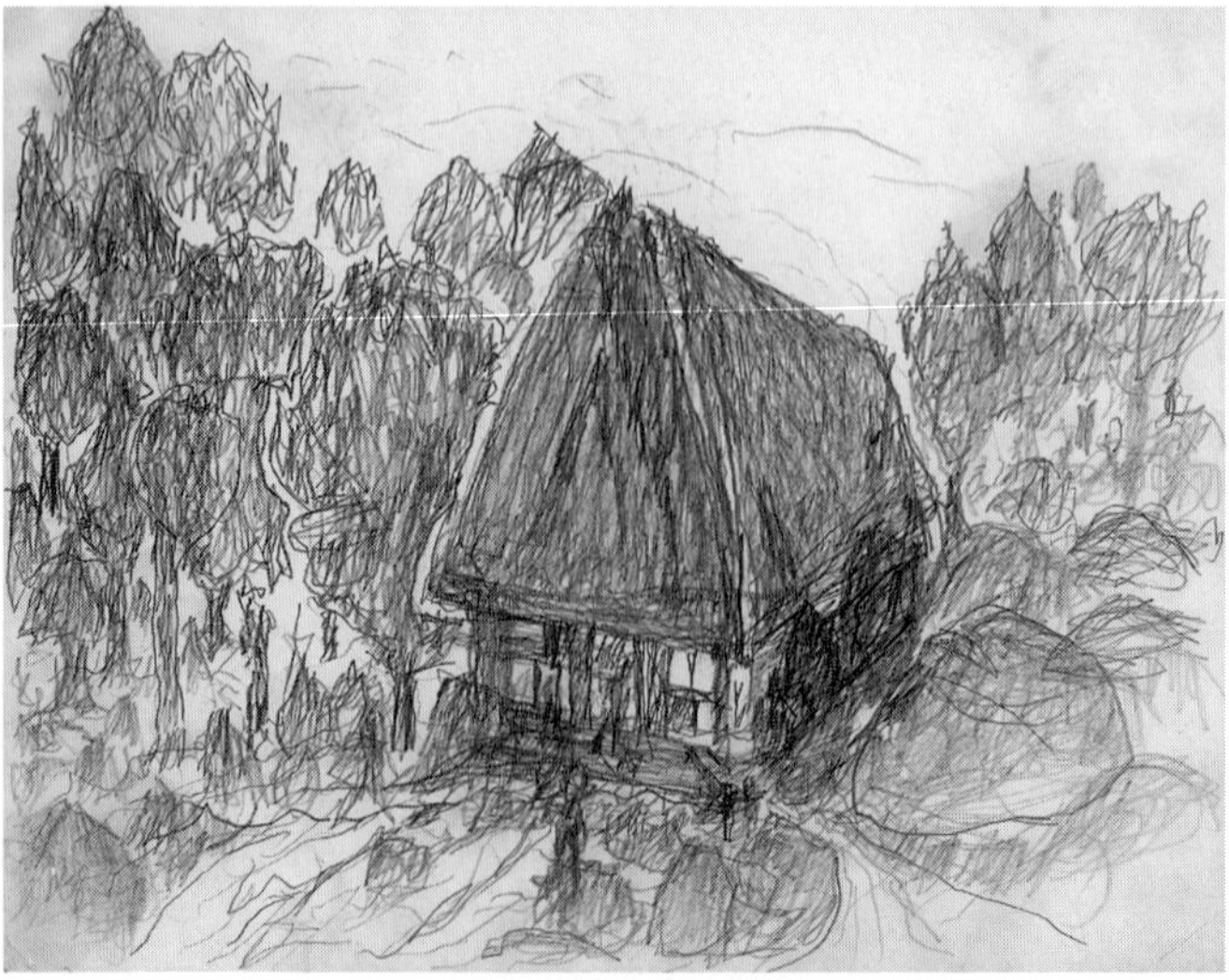

スケッチブック第３集
作品10　1986年７月29日

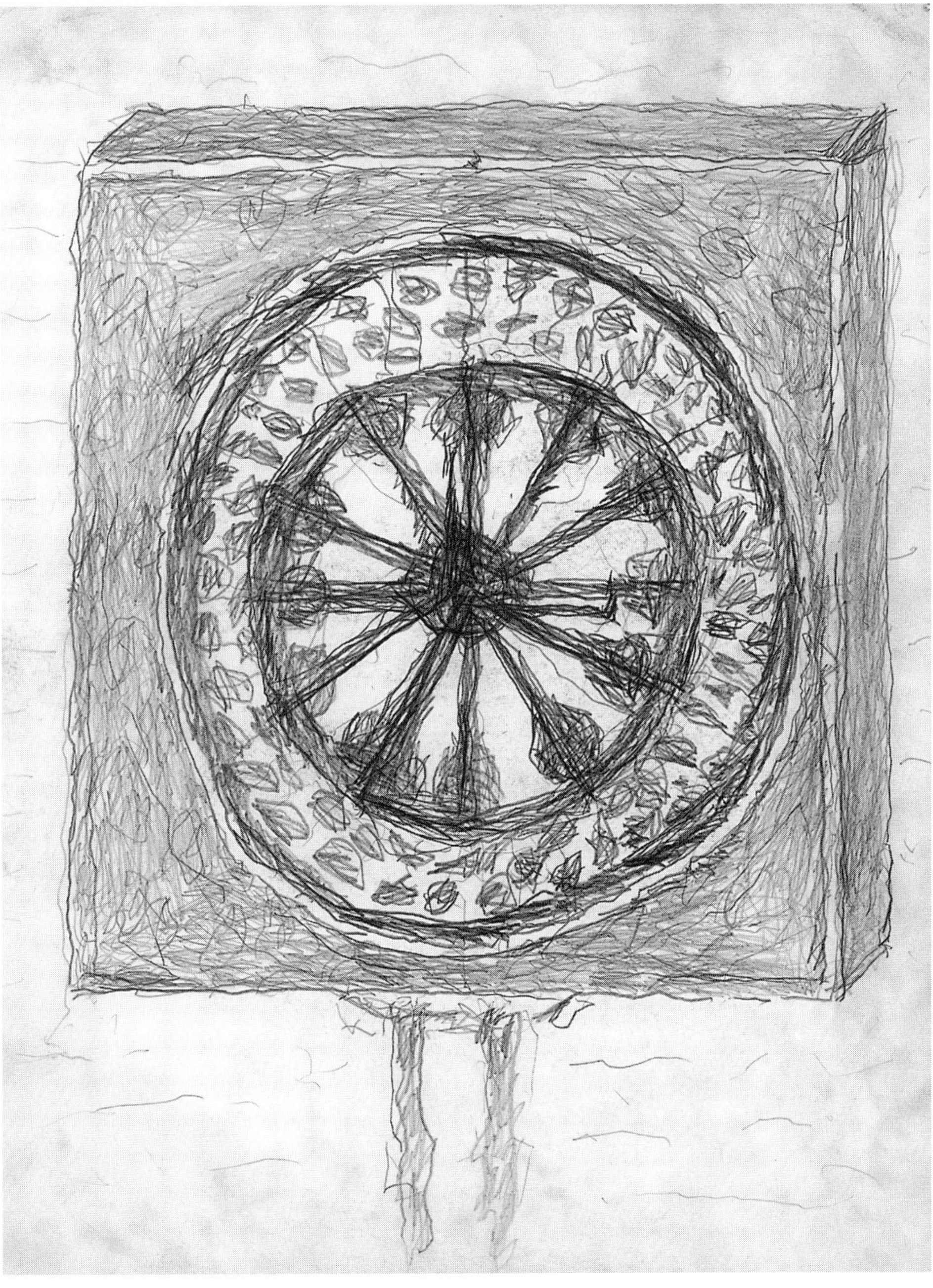

スケッチブック第３集
作品11　1986年

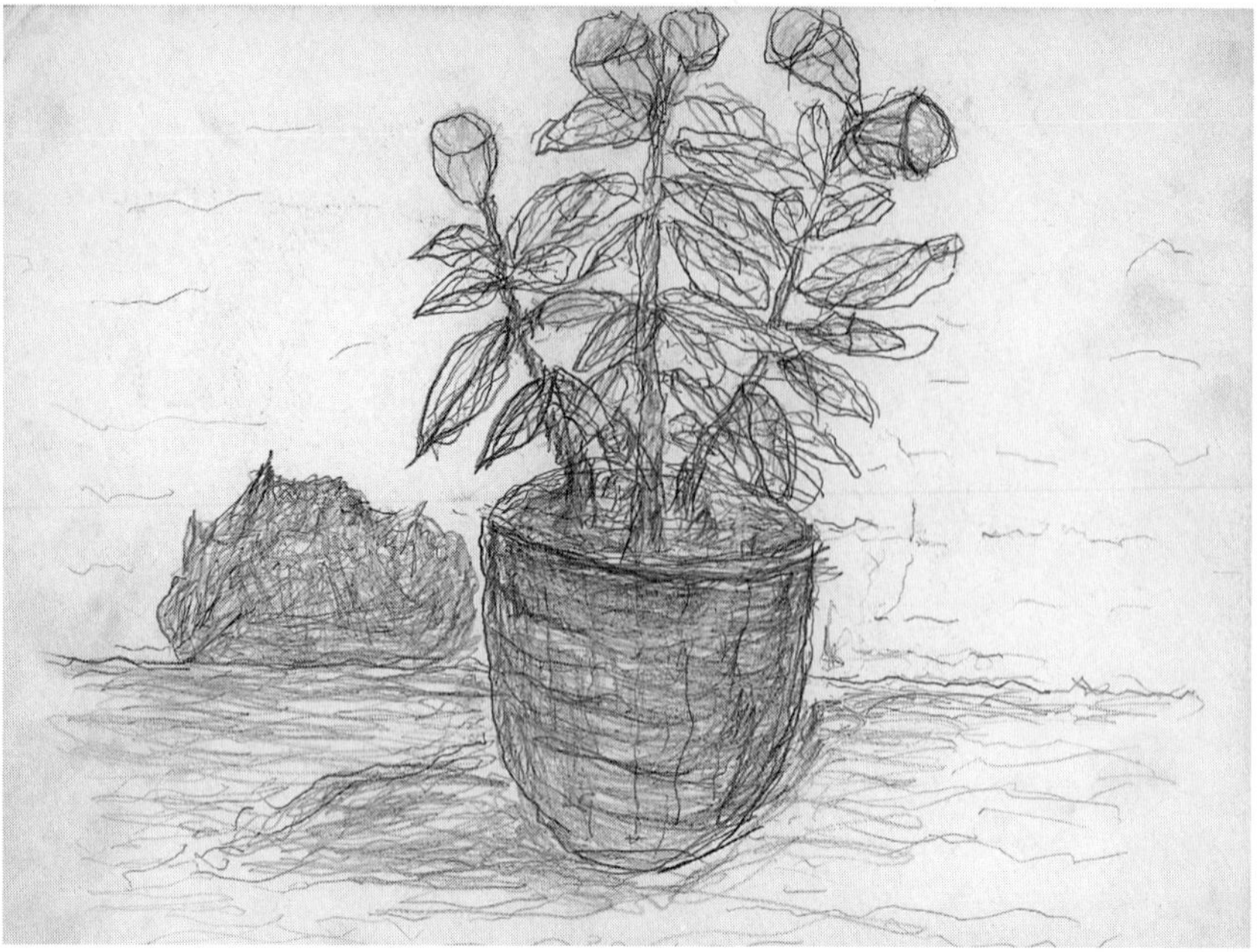

スケッチブック第３集
作品12　1986年８月５日

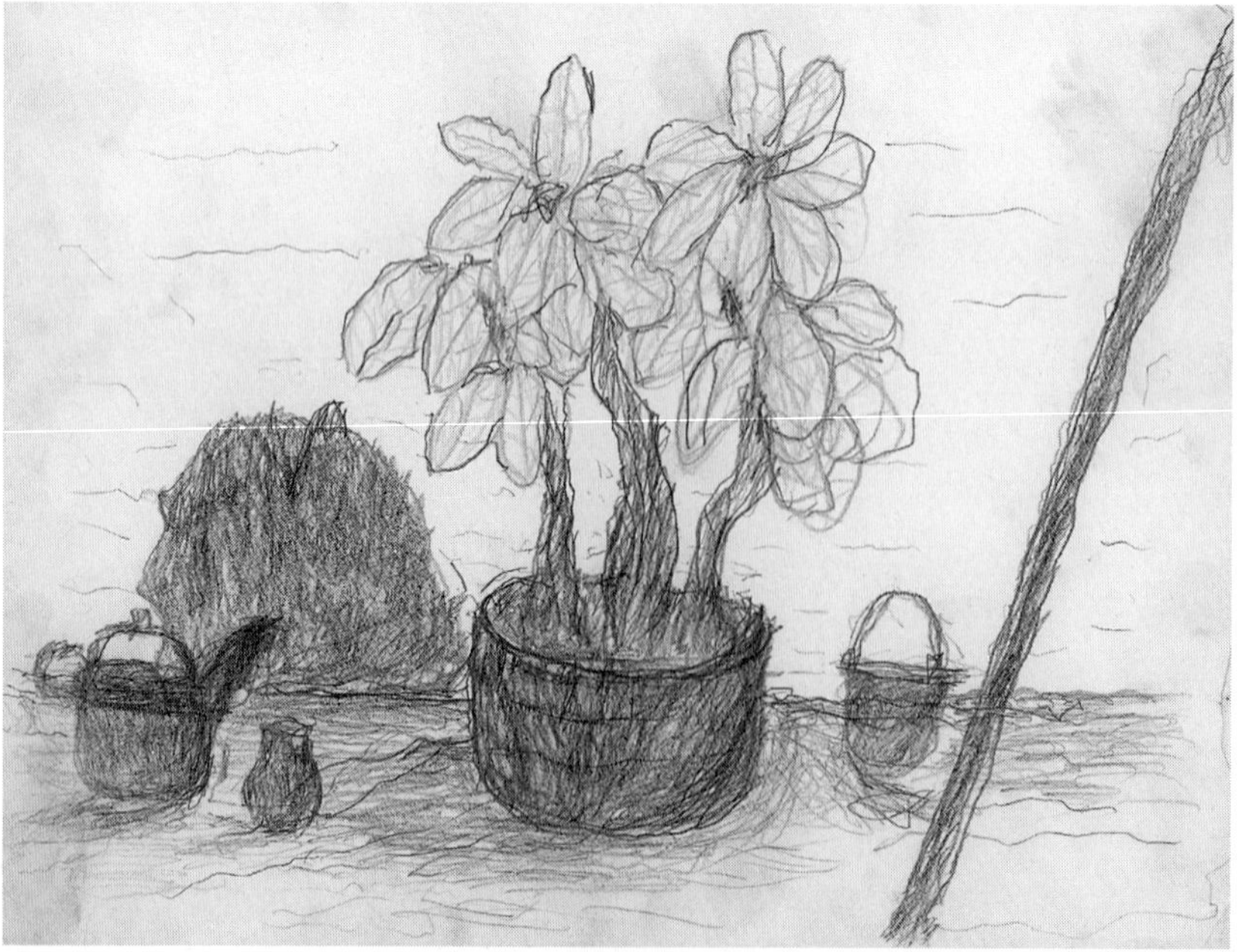

スケッチブック第３集
作品13　1986年９月18日

スケッチブック第３集
作品14　1986年９月24日

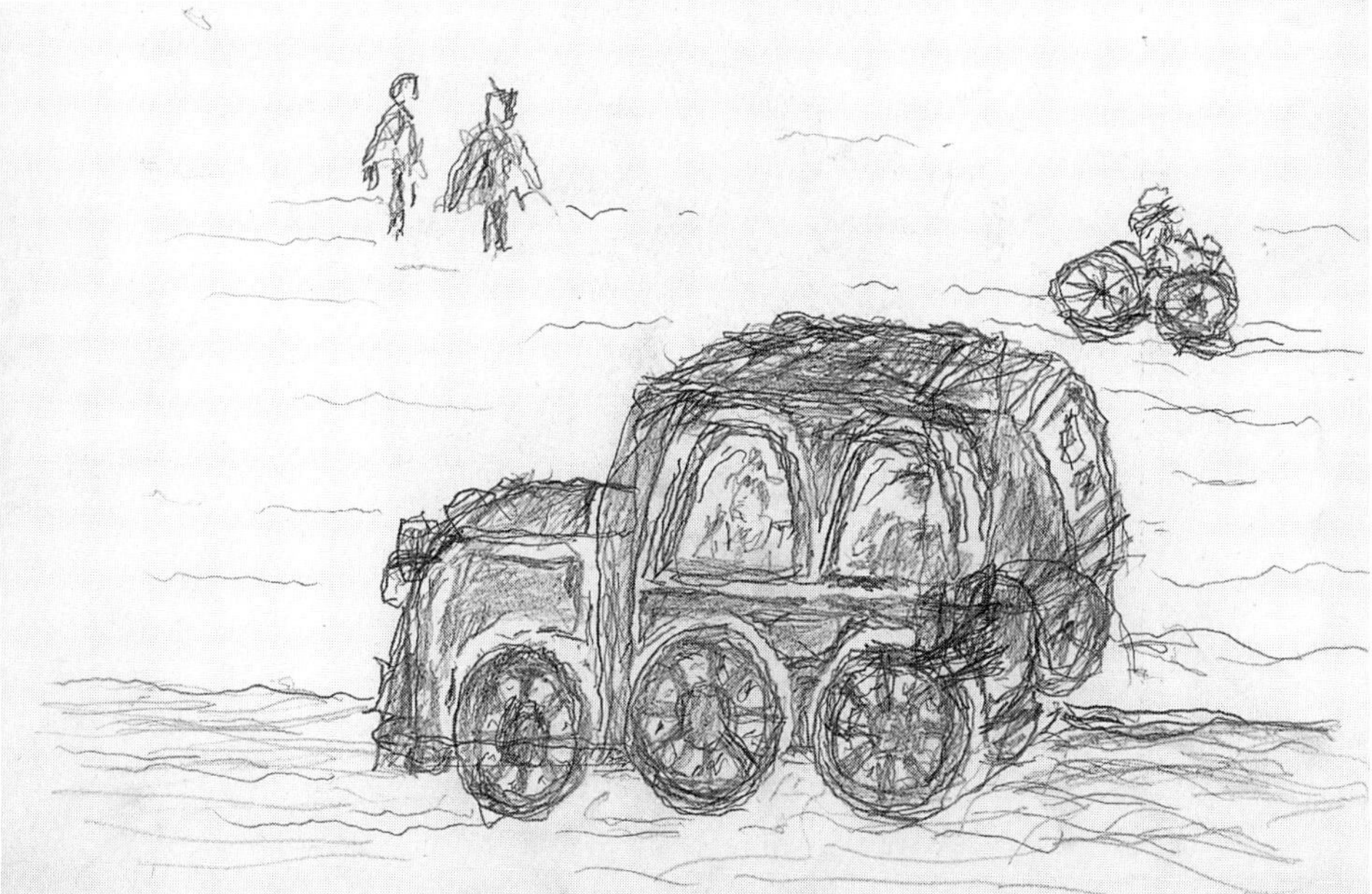

スケッチブック第３集
作品15　1986年10月21日

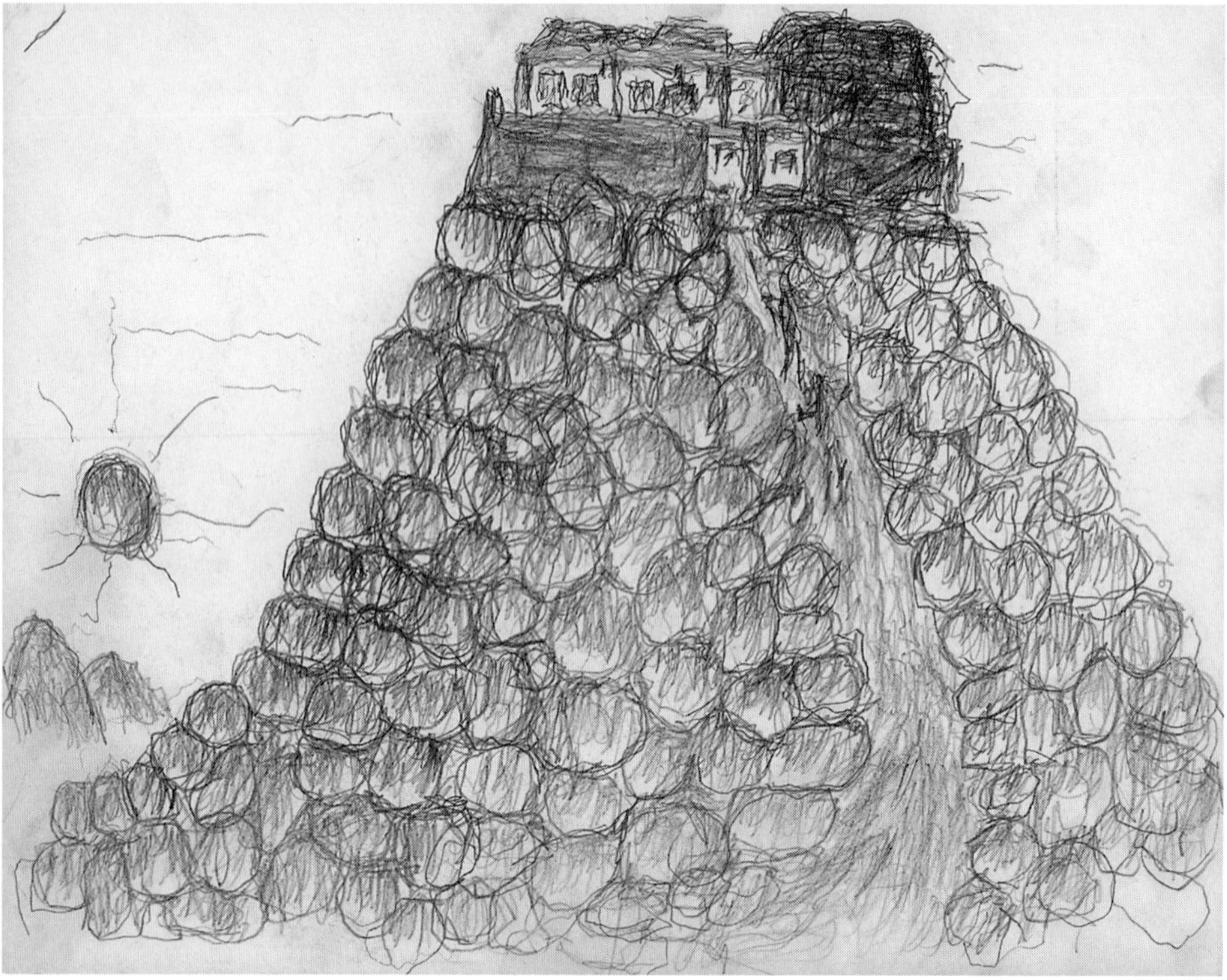

スケッチブック第３集
作品16　1986年10月23日

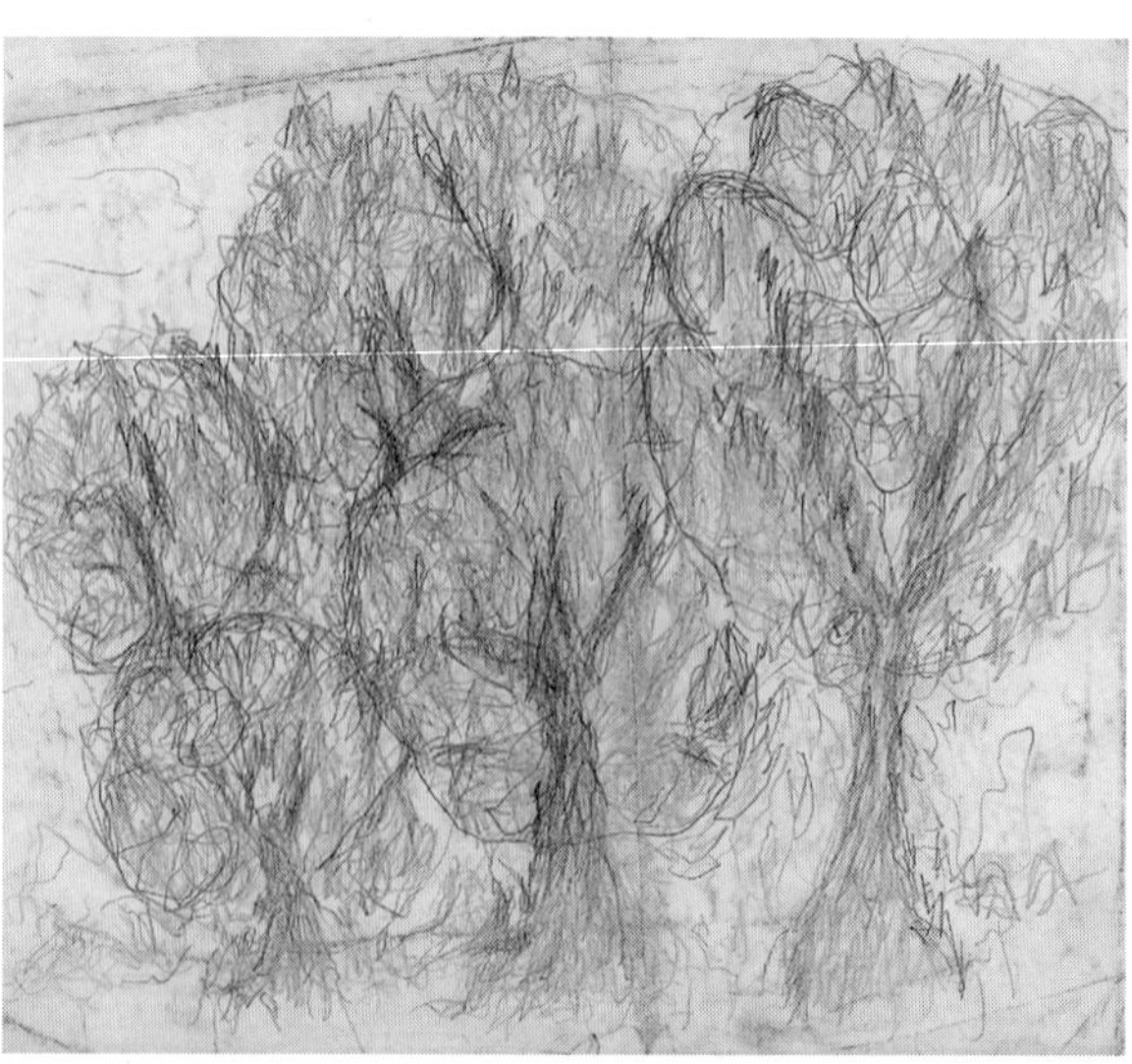

スケッチブック第３集
作品17　1986年

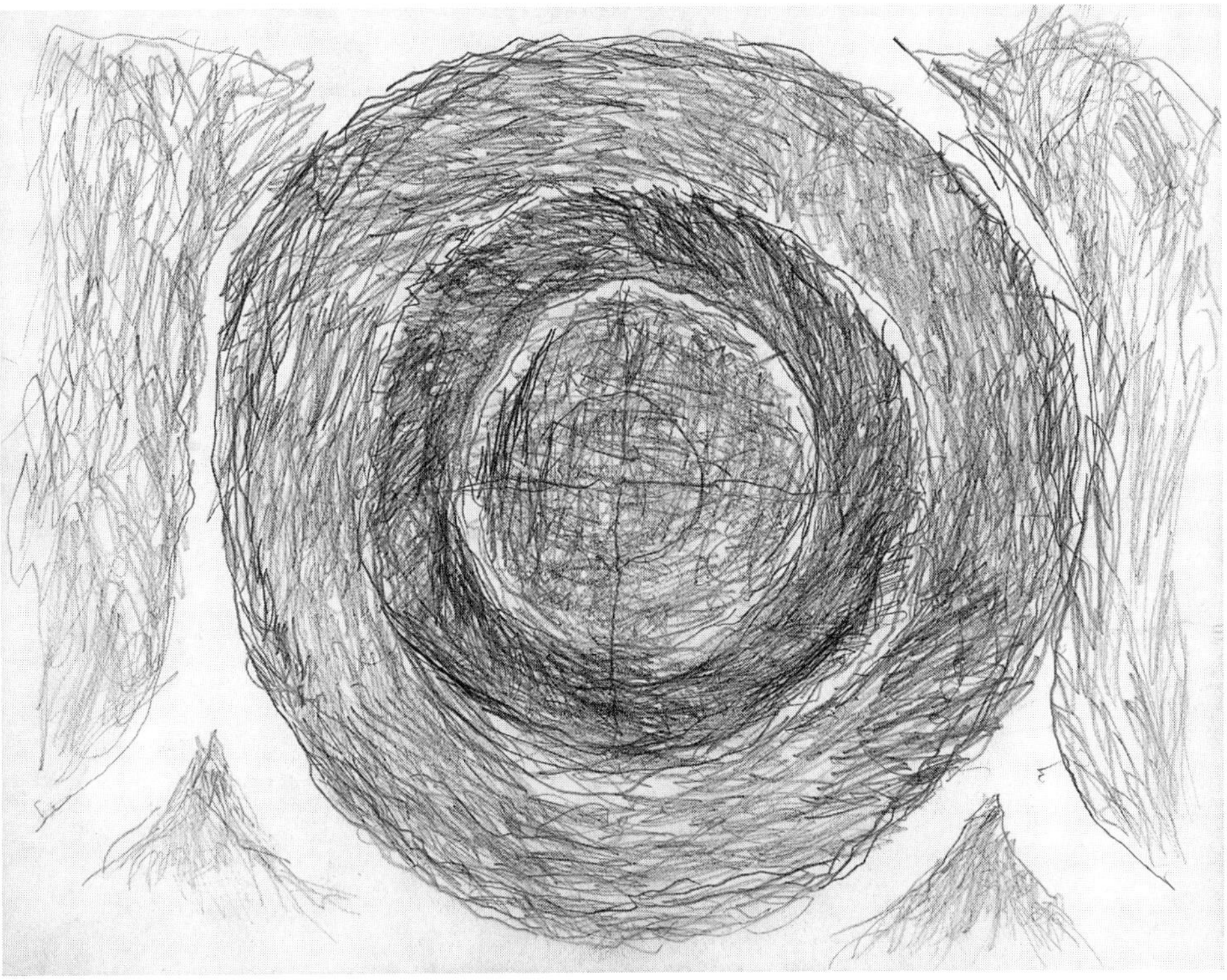

スケッチブック第３集
作品18　1986年９月29日

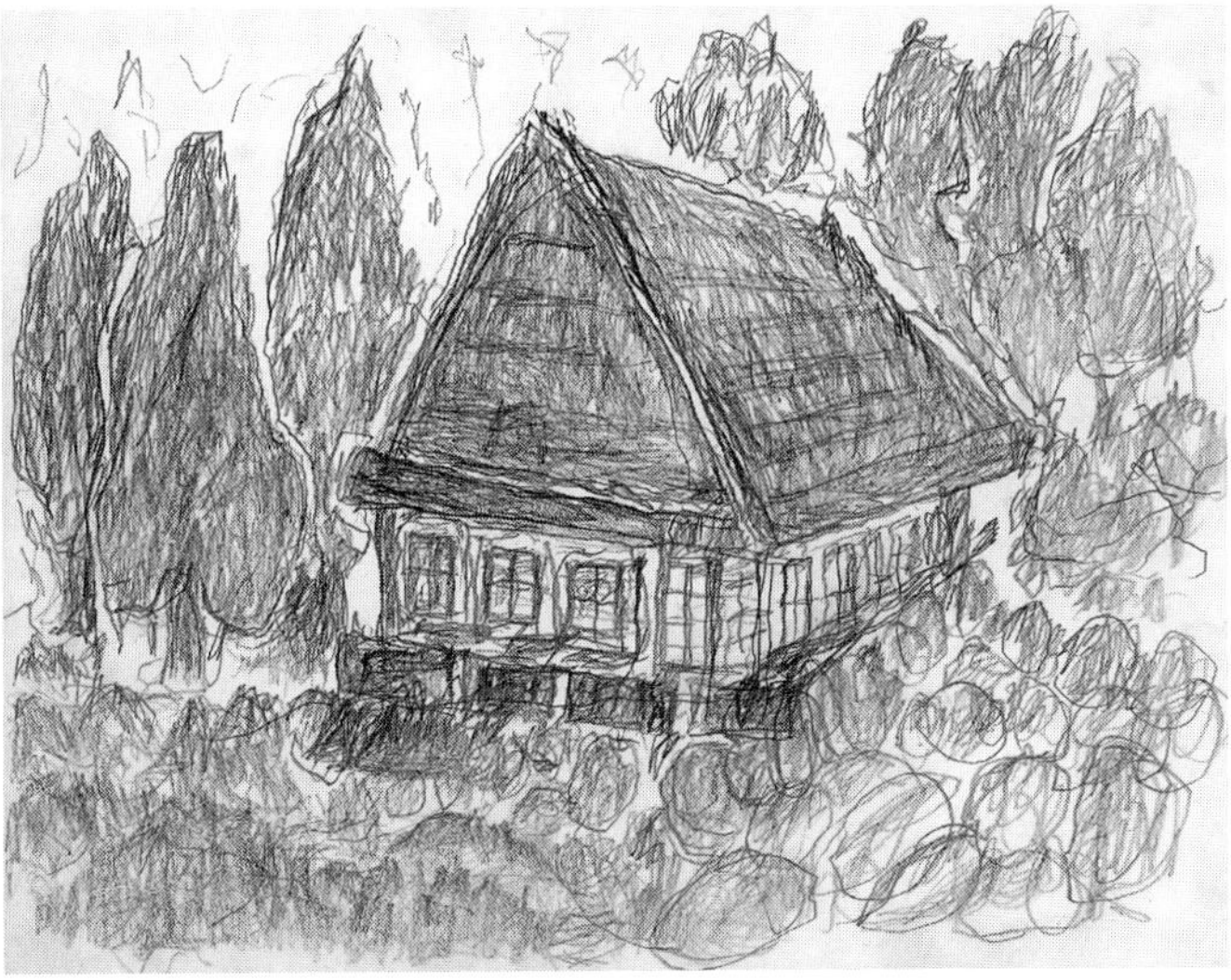

スケッチブック第３集
作品19　1986年10月２日

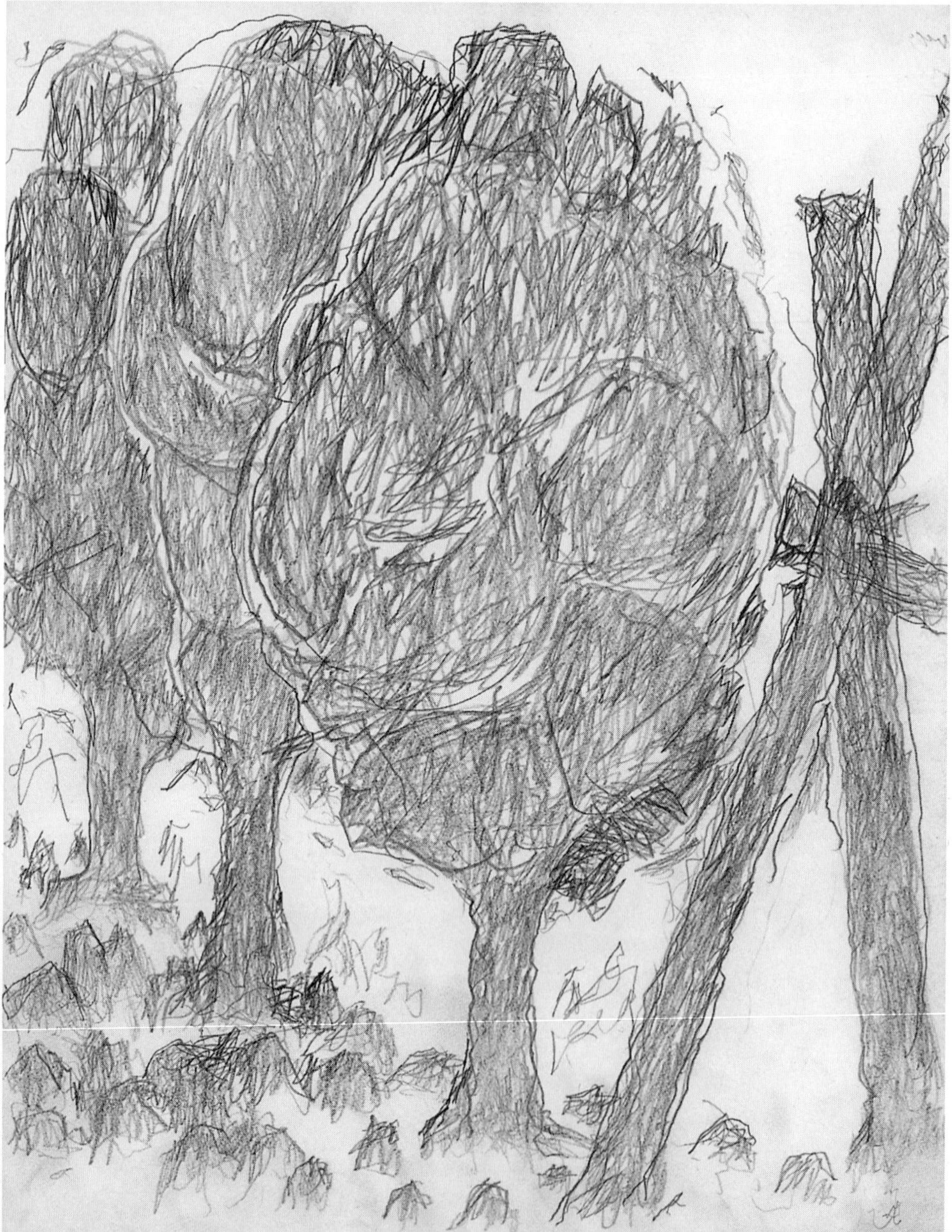

スケッチブック第３集
作品20　1986年10月１日

スケッチブック第３集
作品21　1986年

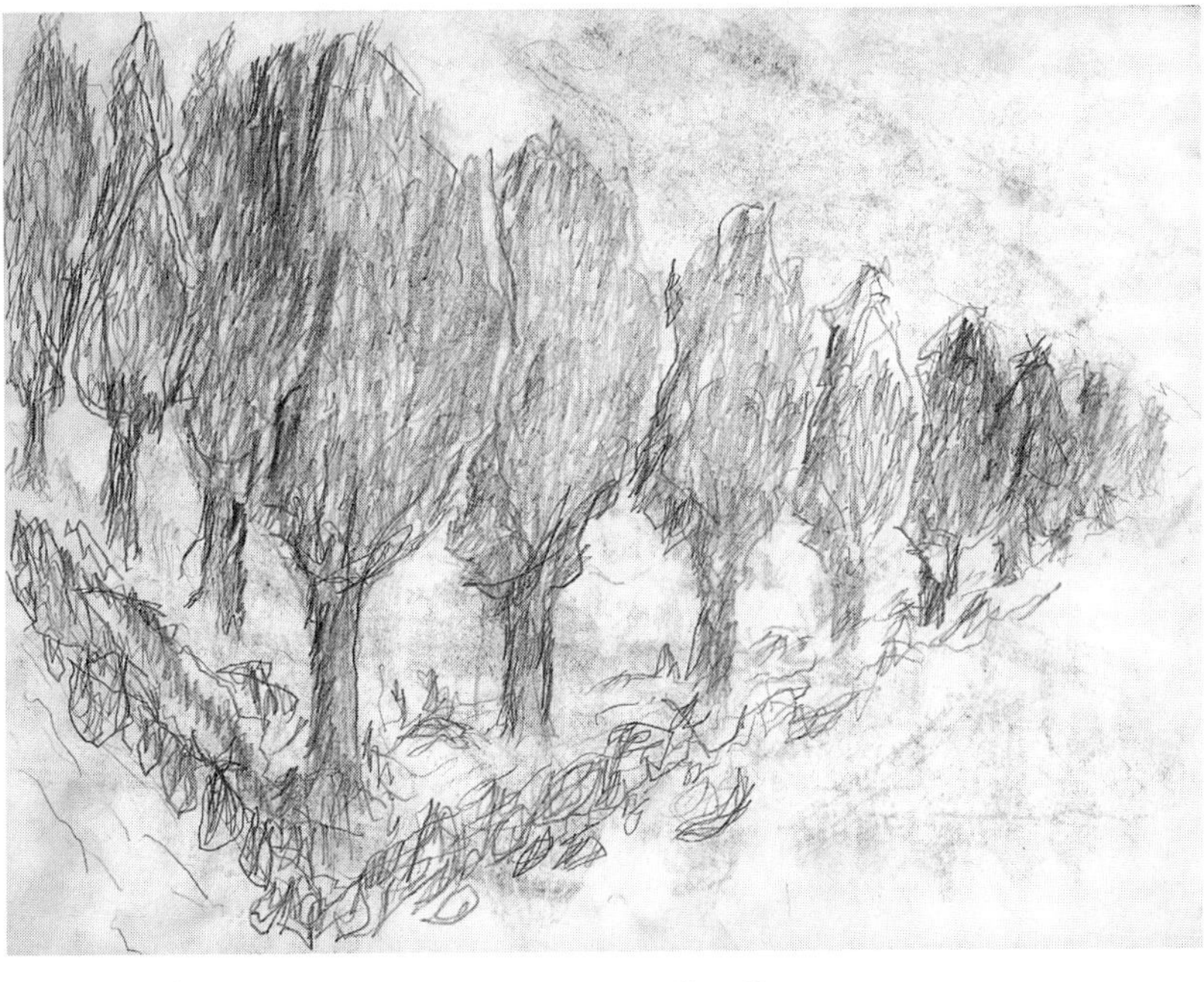

スケッチブック第３集
作品22　1986年

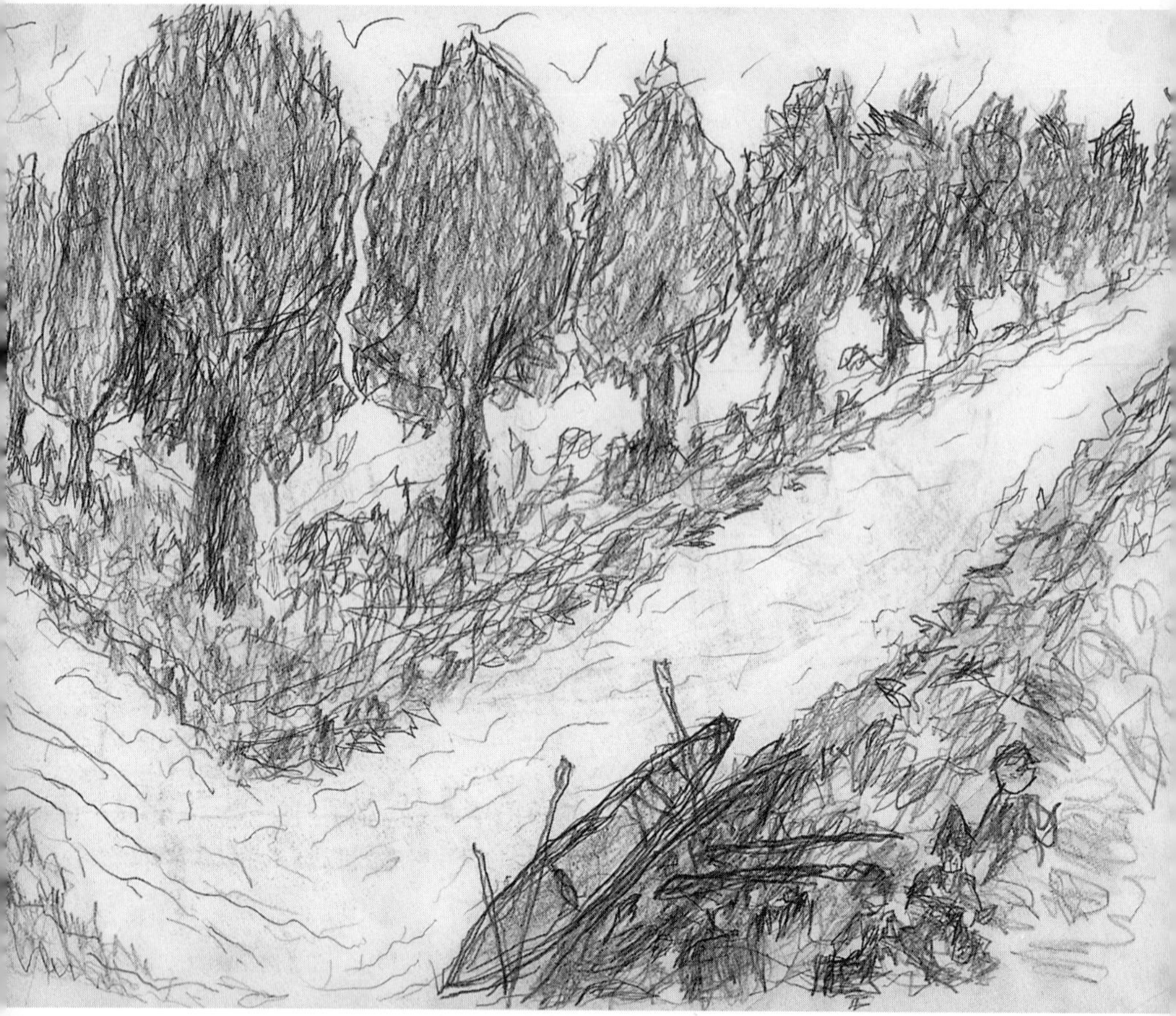

スケッチブック第３集
作品23　1986年

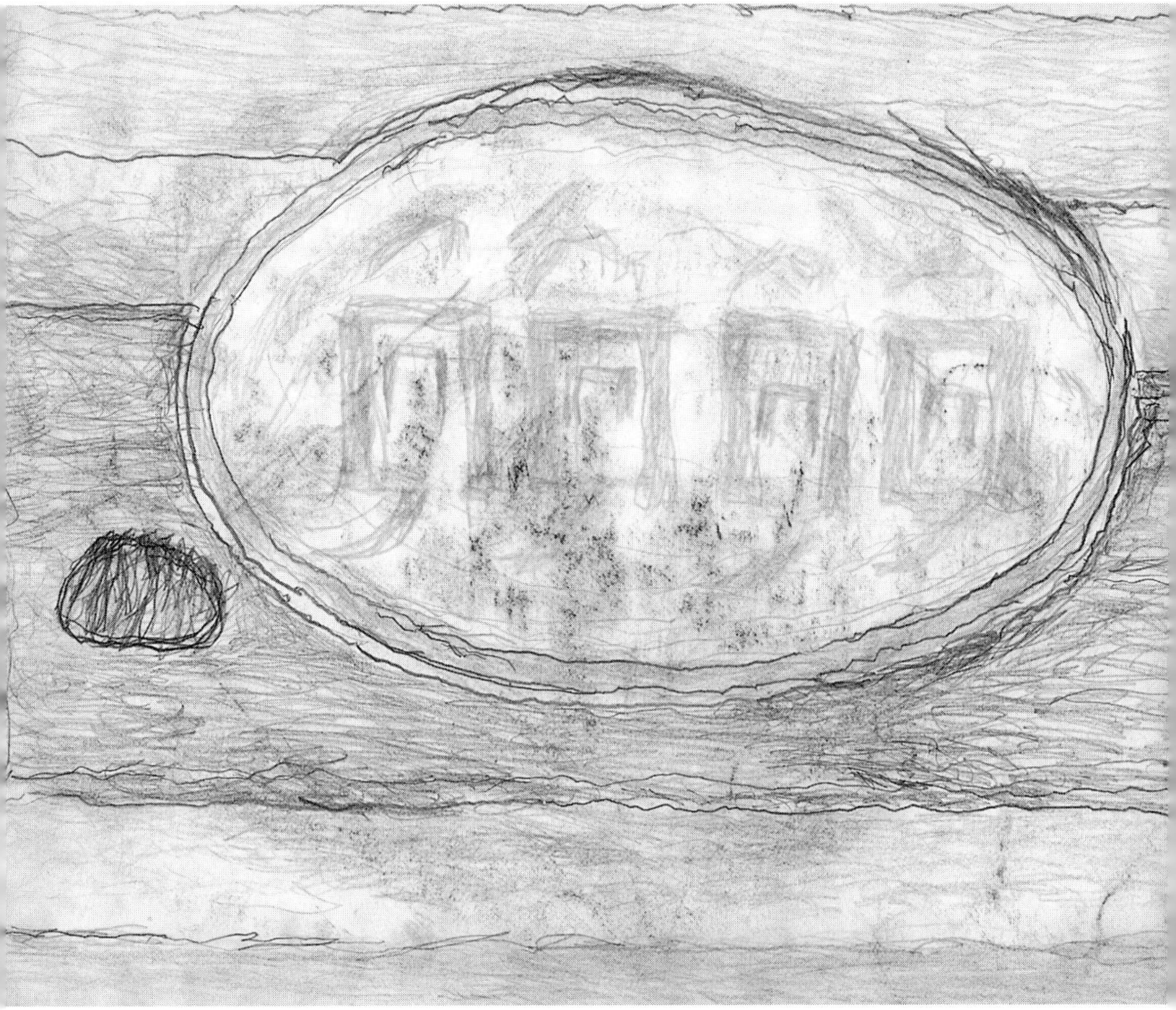

スケッチブック第３集
作品24　1986年

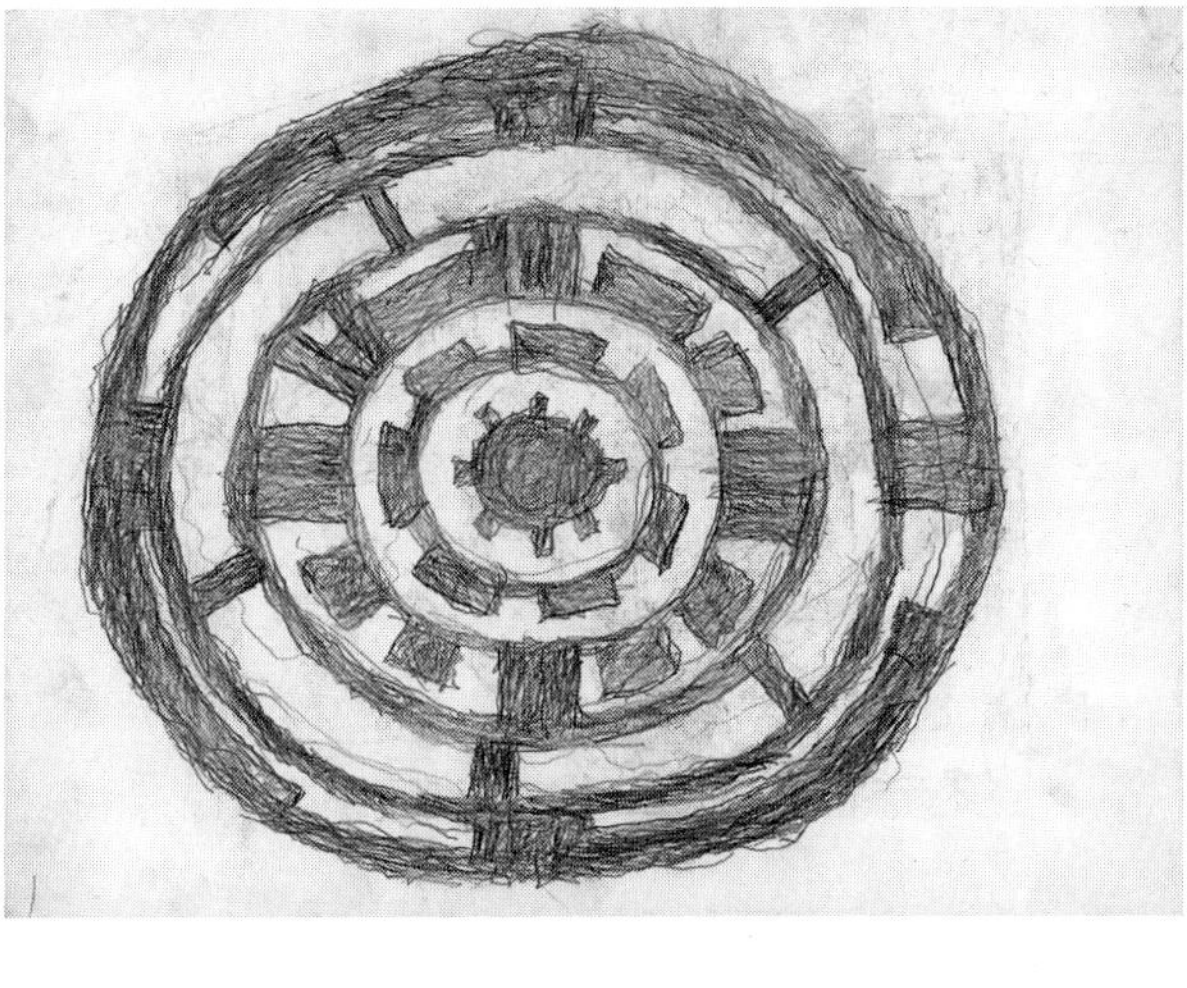

スケッチブック第３集
作品25　1986年10月15日

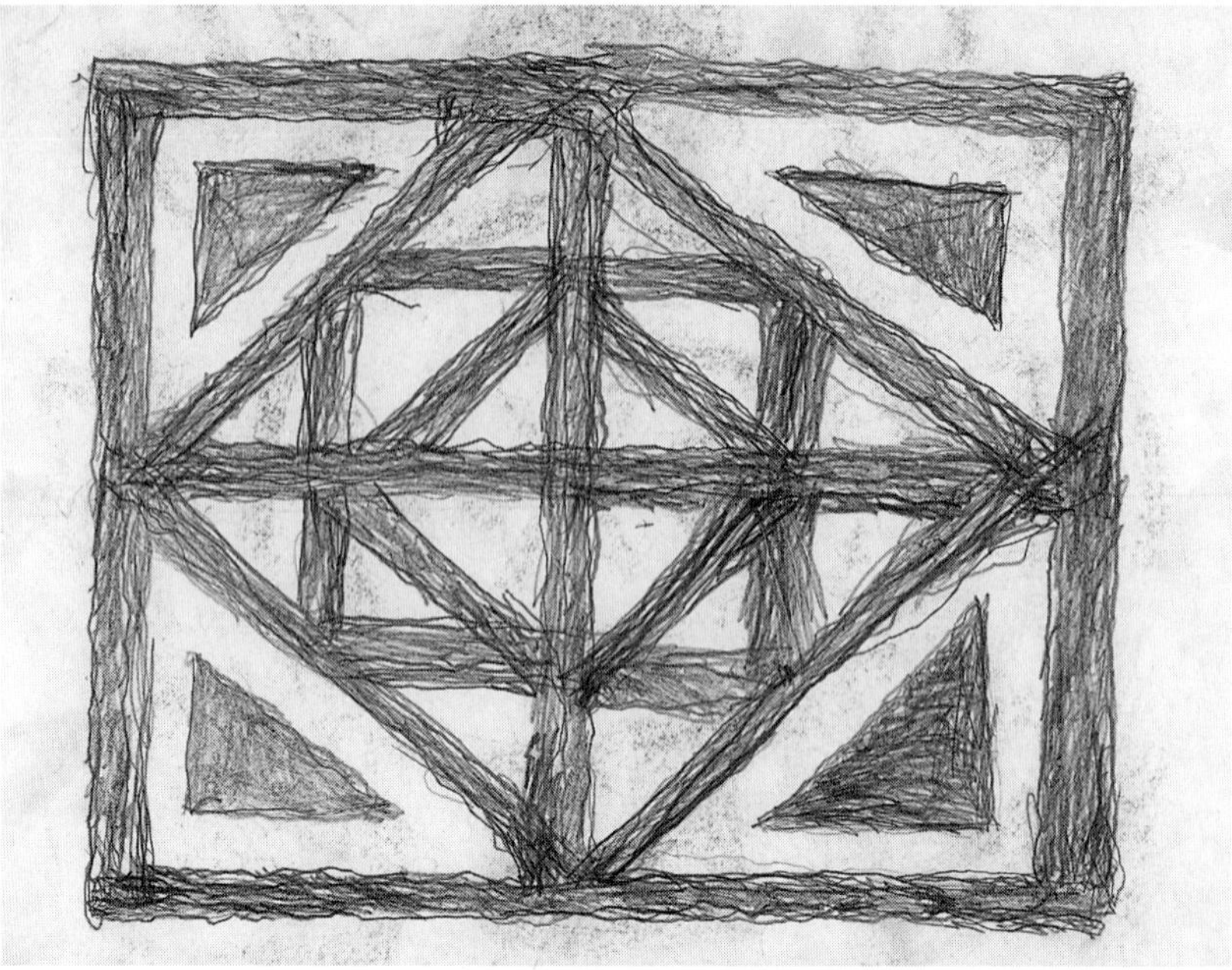

スケッチブック第３集
作品26　1986年10月16日

スケッチブック第３集
作品27　1986年10月17日

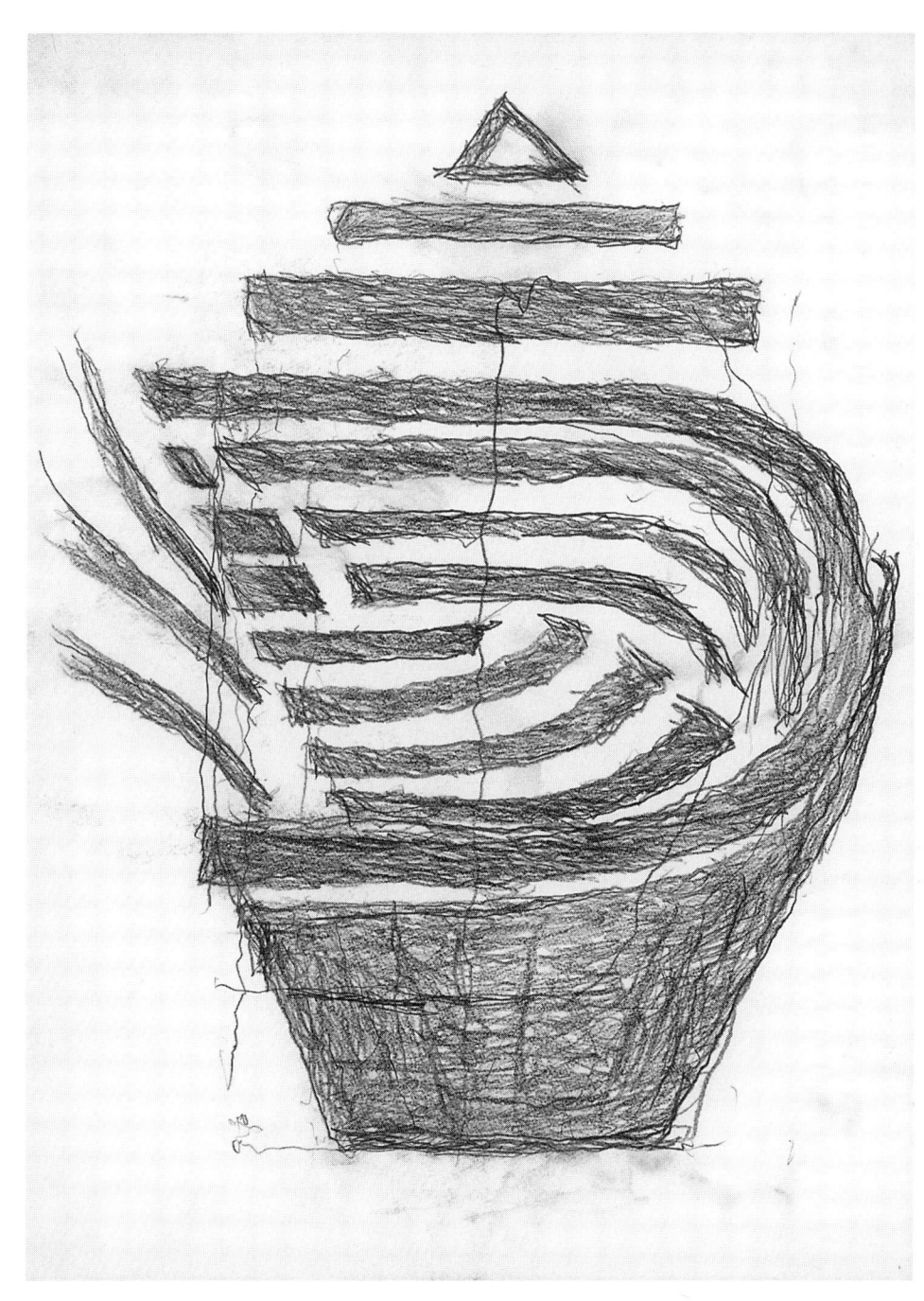

スケッチブック第３集
作品28　1986年10月20日

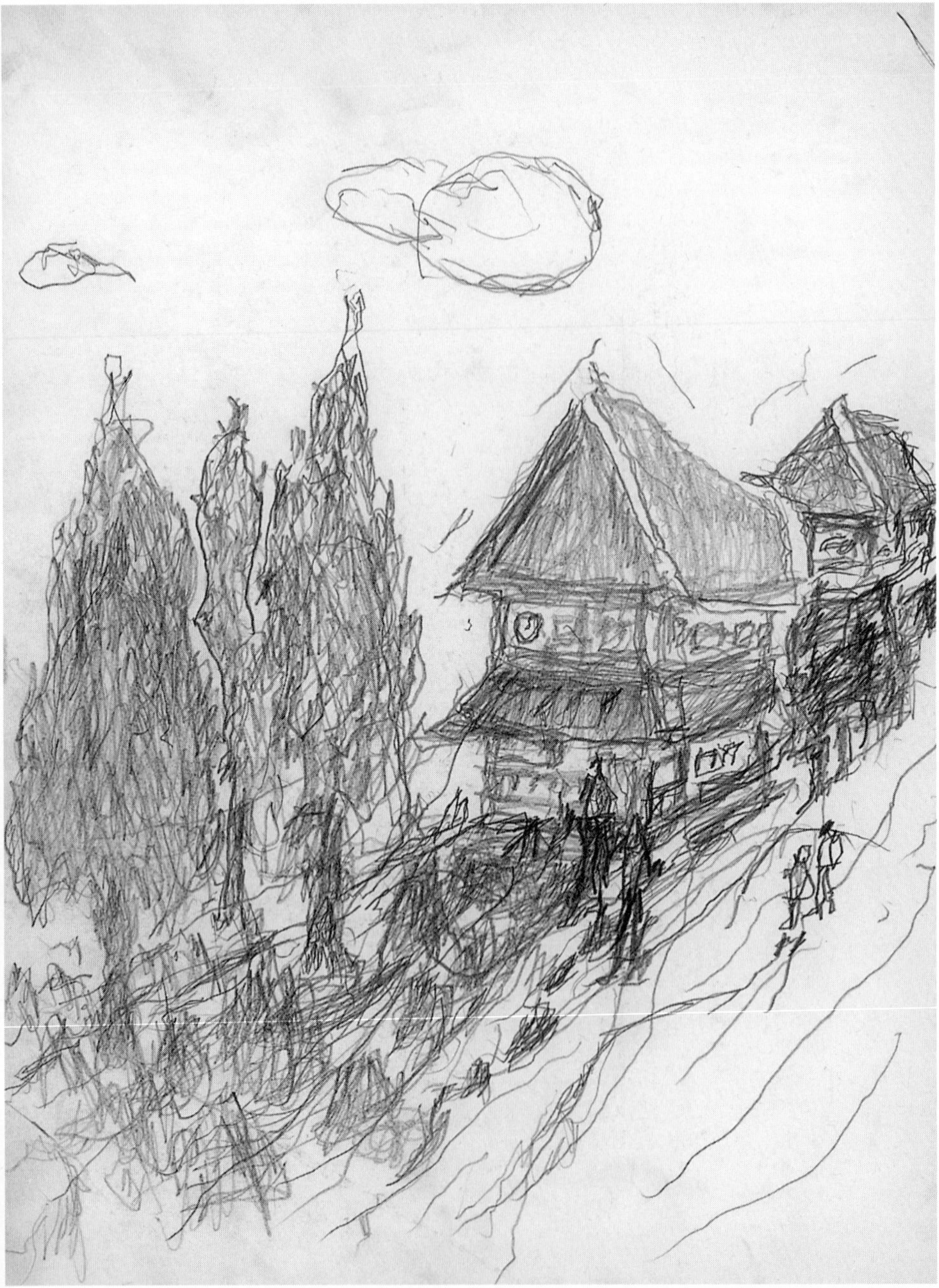

スケッチブック第３集
作品29　1986年

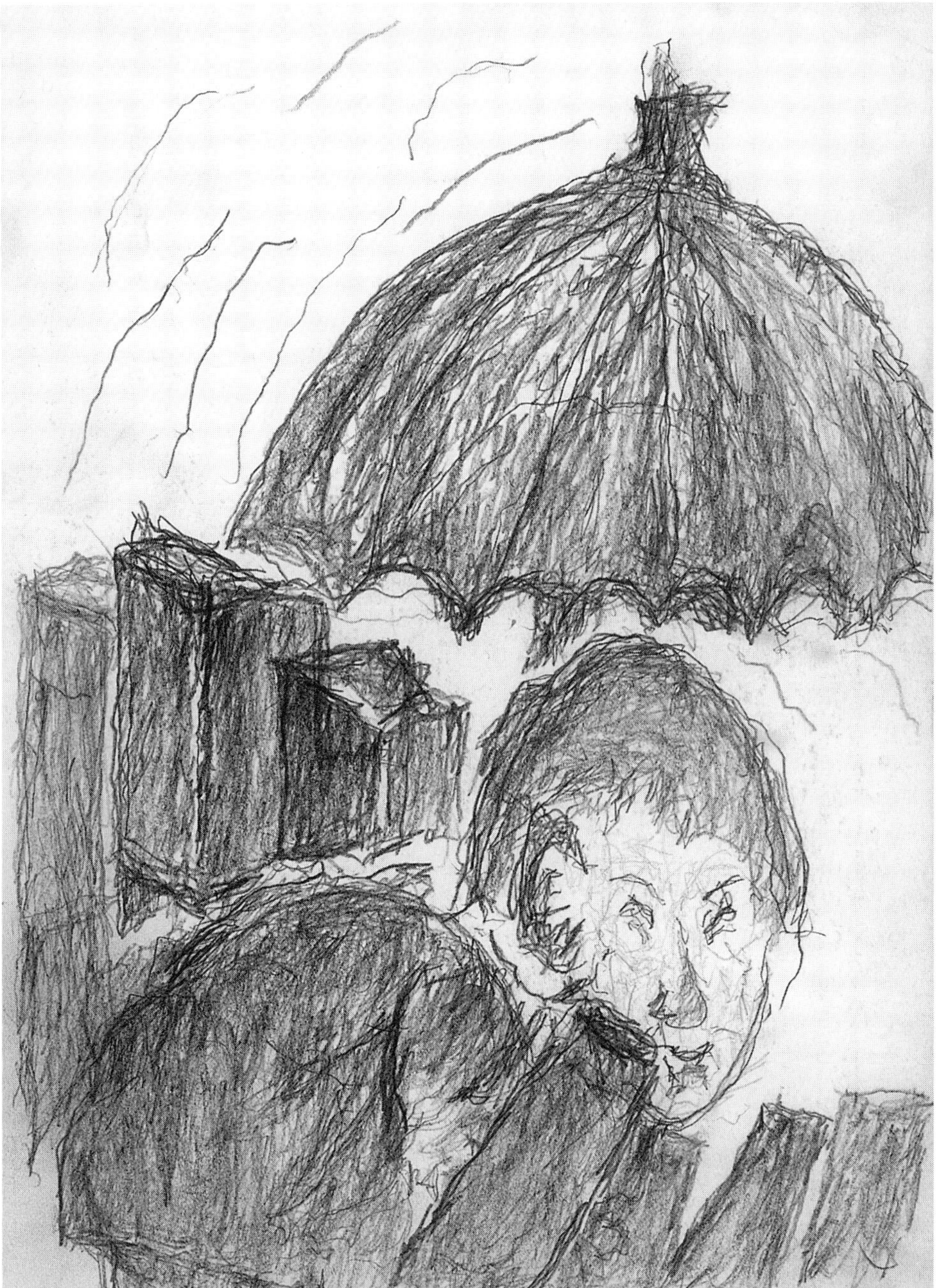

スケッチブック第４集
サイズ357ミリ×245ミリ
作品１　1986年10月29－30日

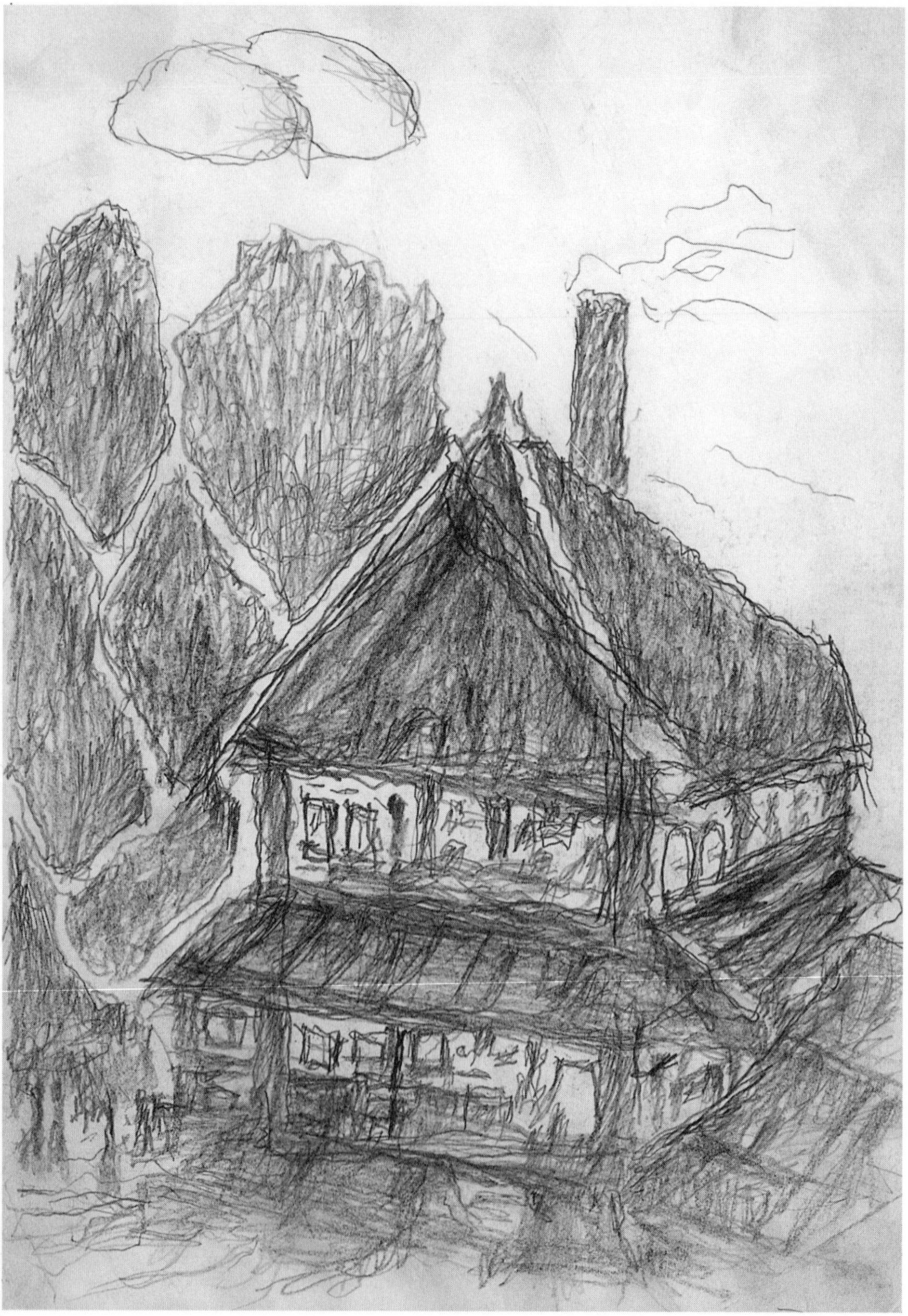

スケッチブック第４集
作品２　1986年10月30－31日

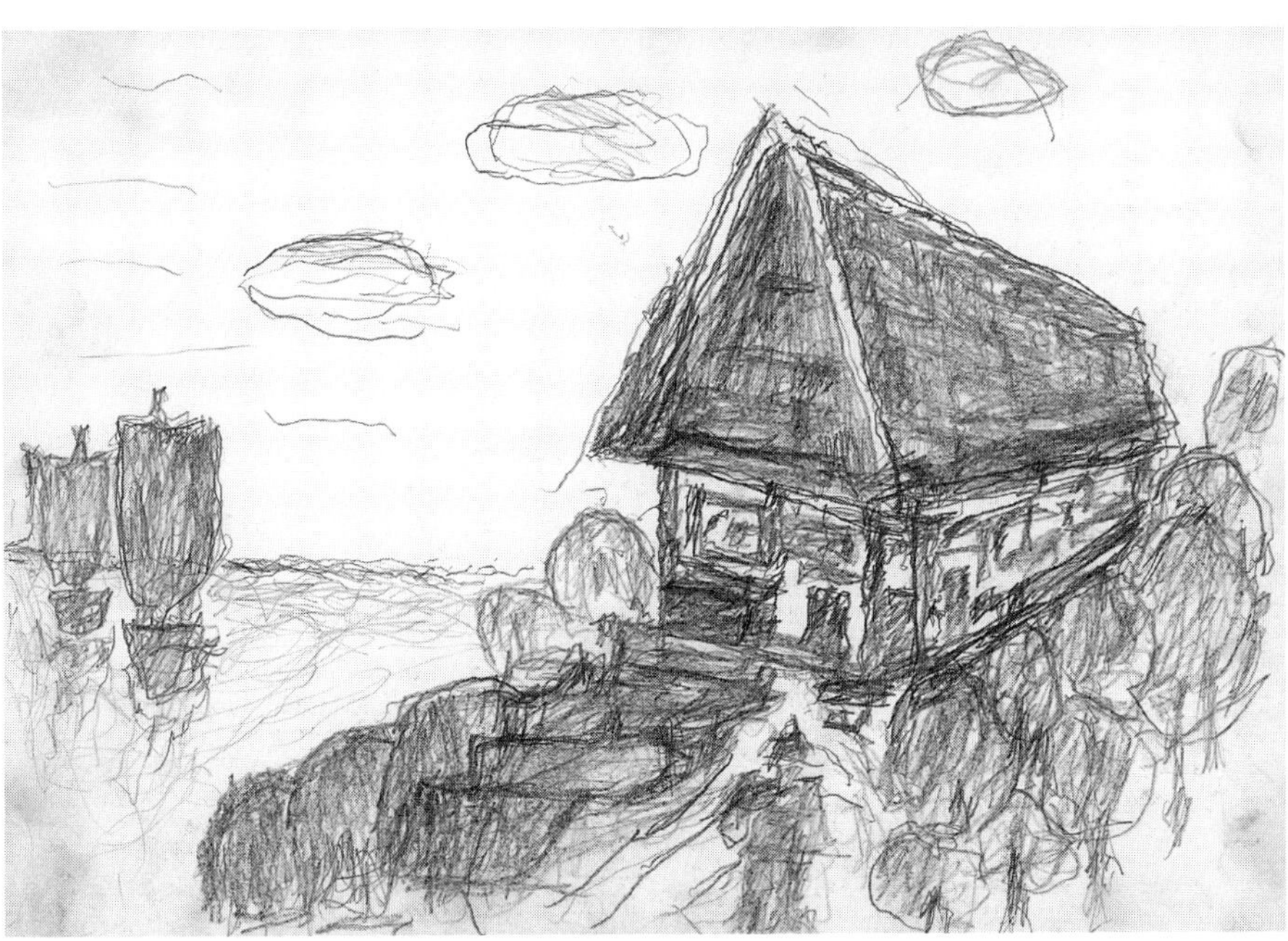

スケッチブック第４集
作品３　1986年11月４日

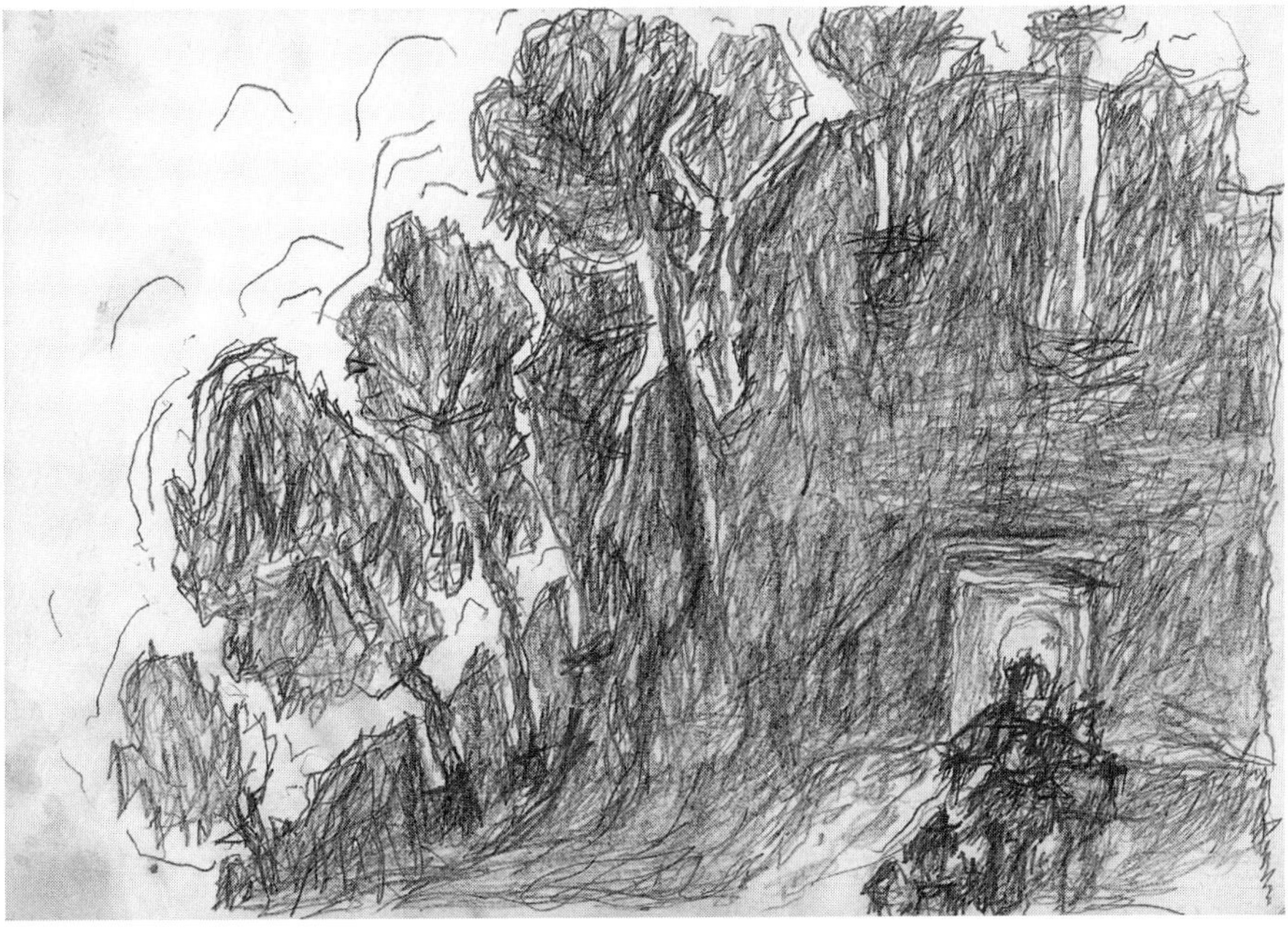

スケッチブック第４集
作品４　1986年11月７日

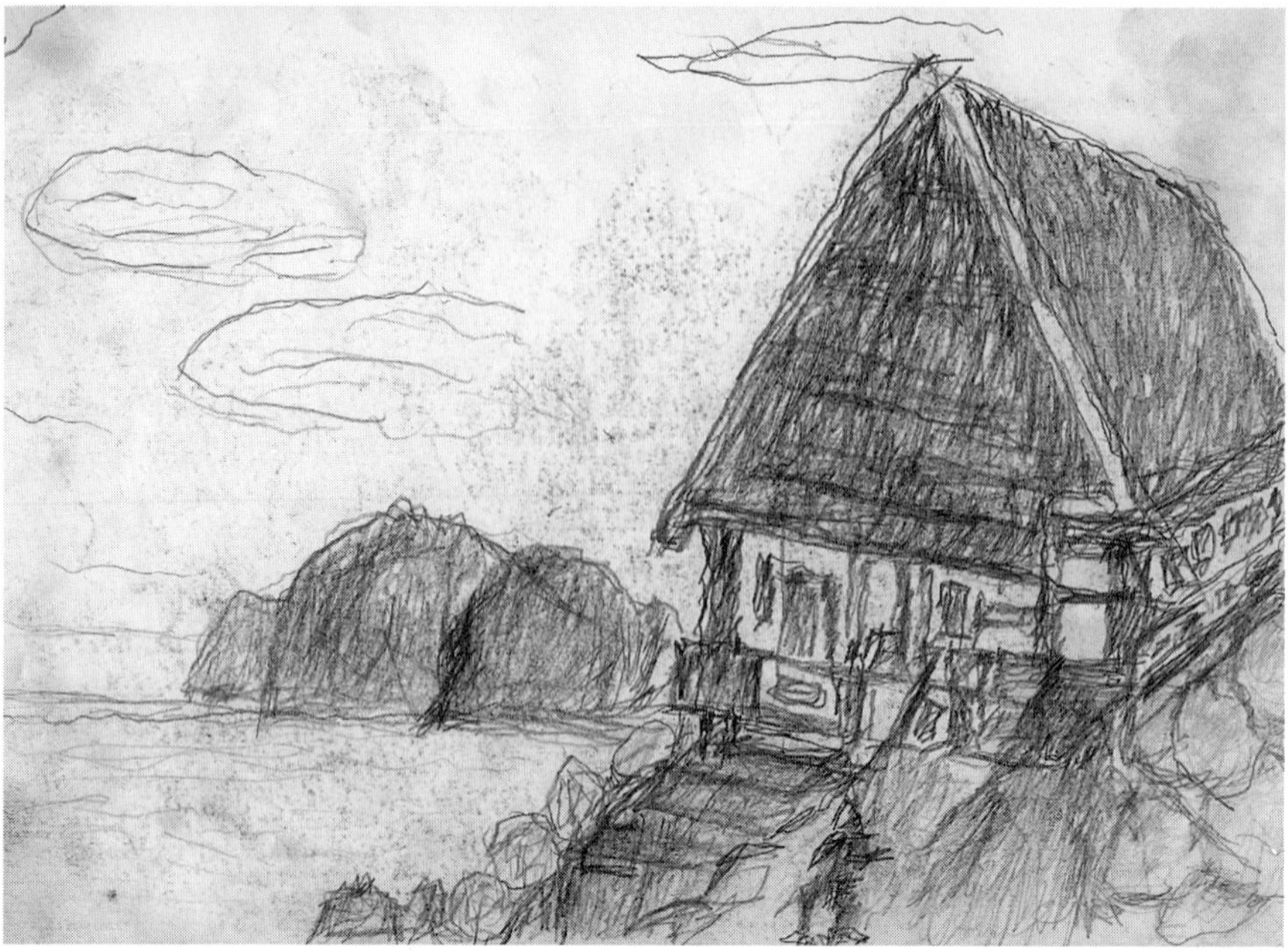

スケッチブック第４集
作品５　1986年11月10－11日

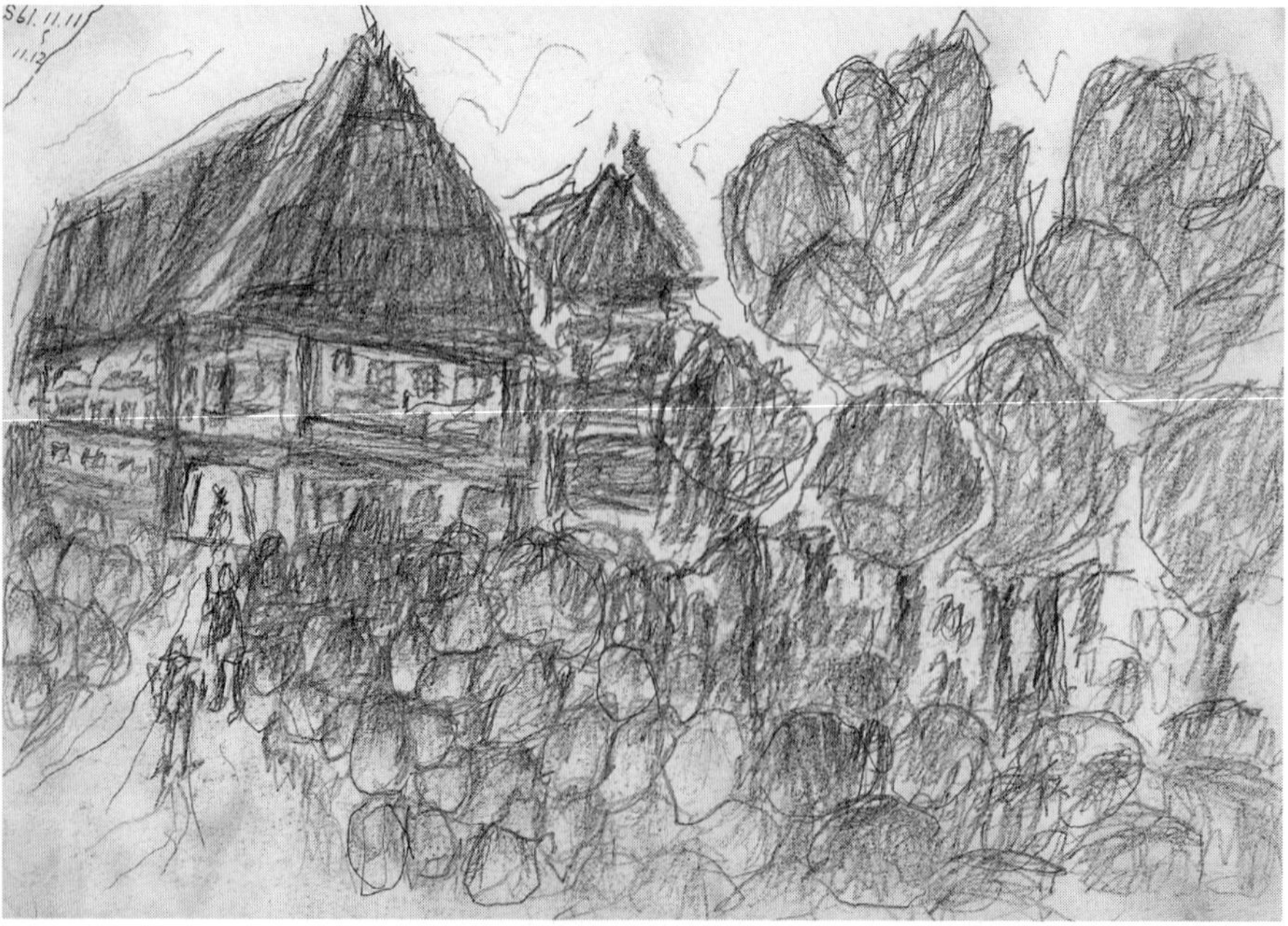

スケッチブック第４集
作品６　1986年11月11－12日

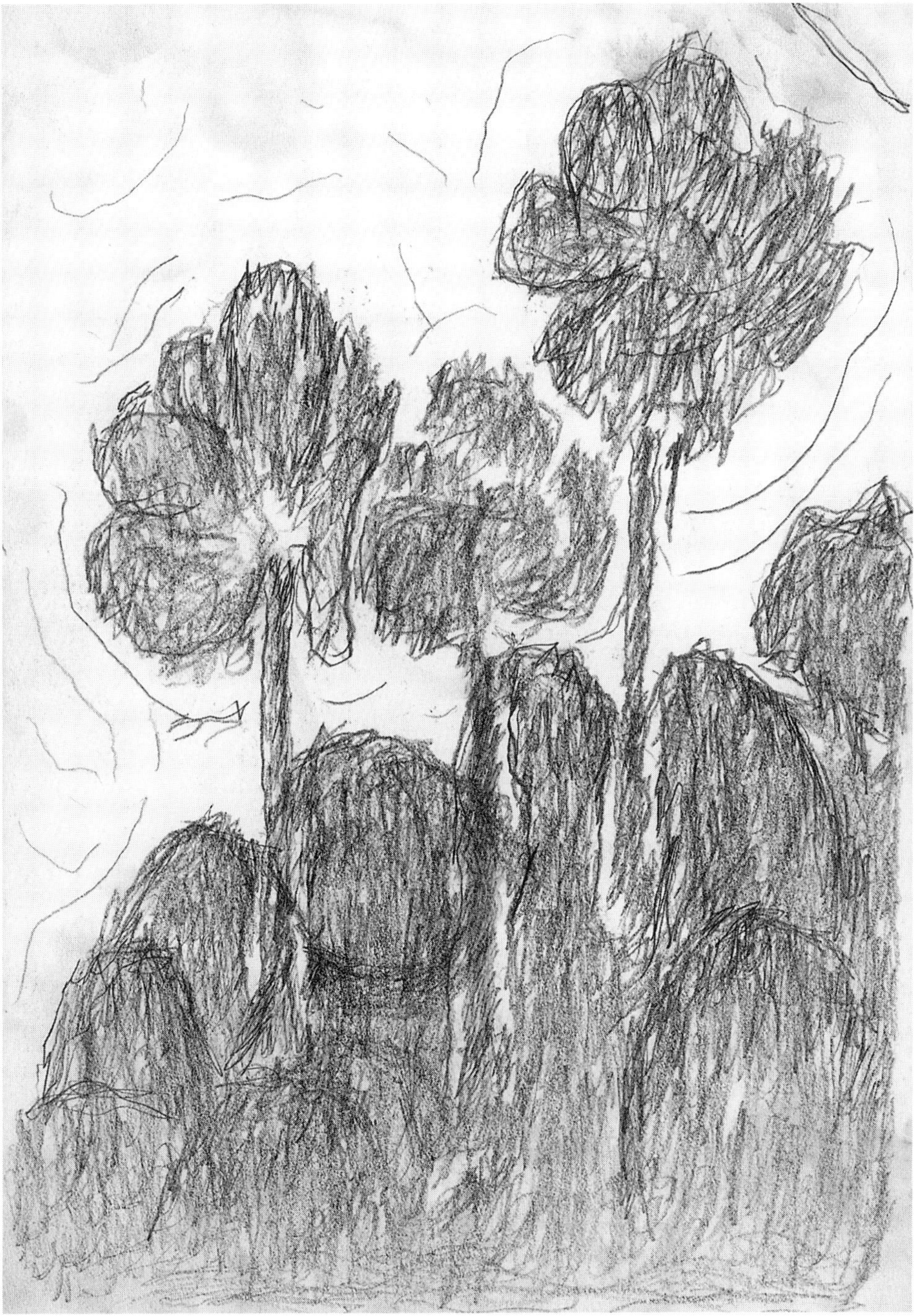

スケッチブック第４集
作品７　1986年

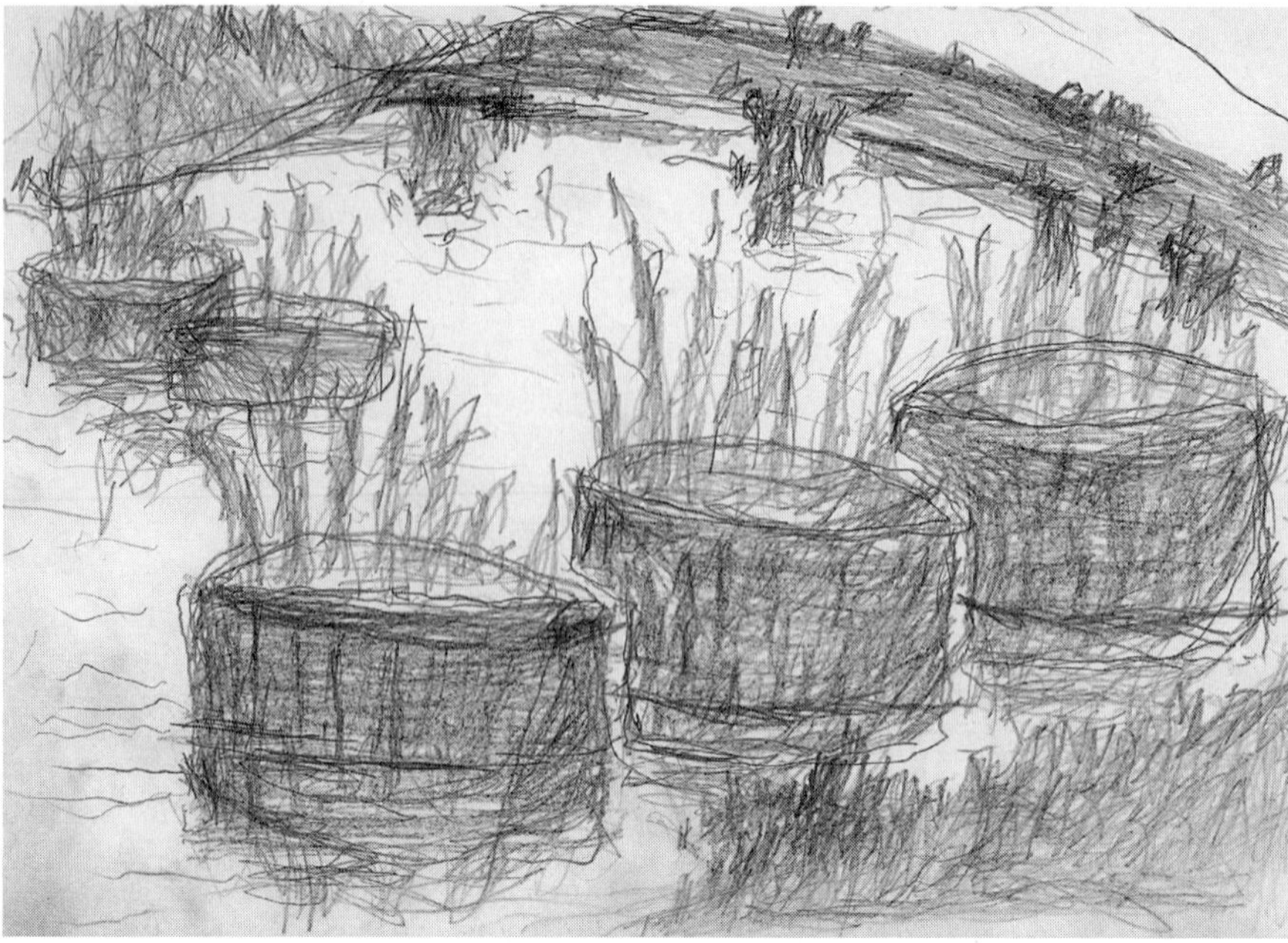

スケッチブック第４集
作品８　1986年11月12日

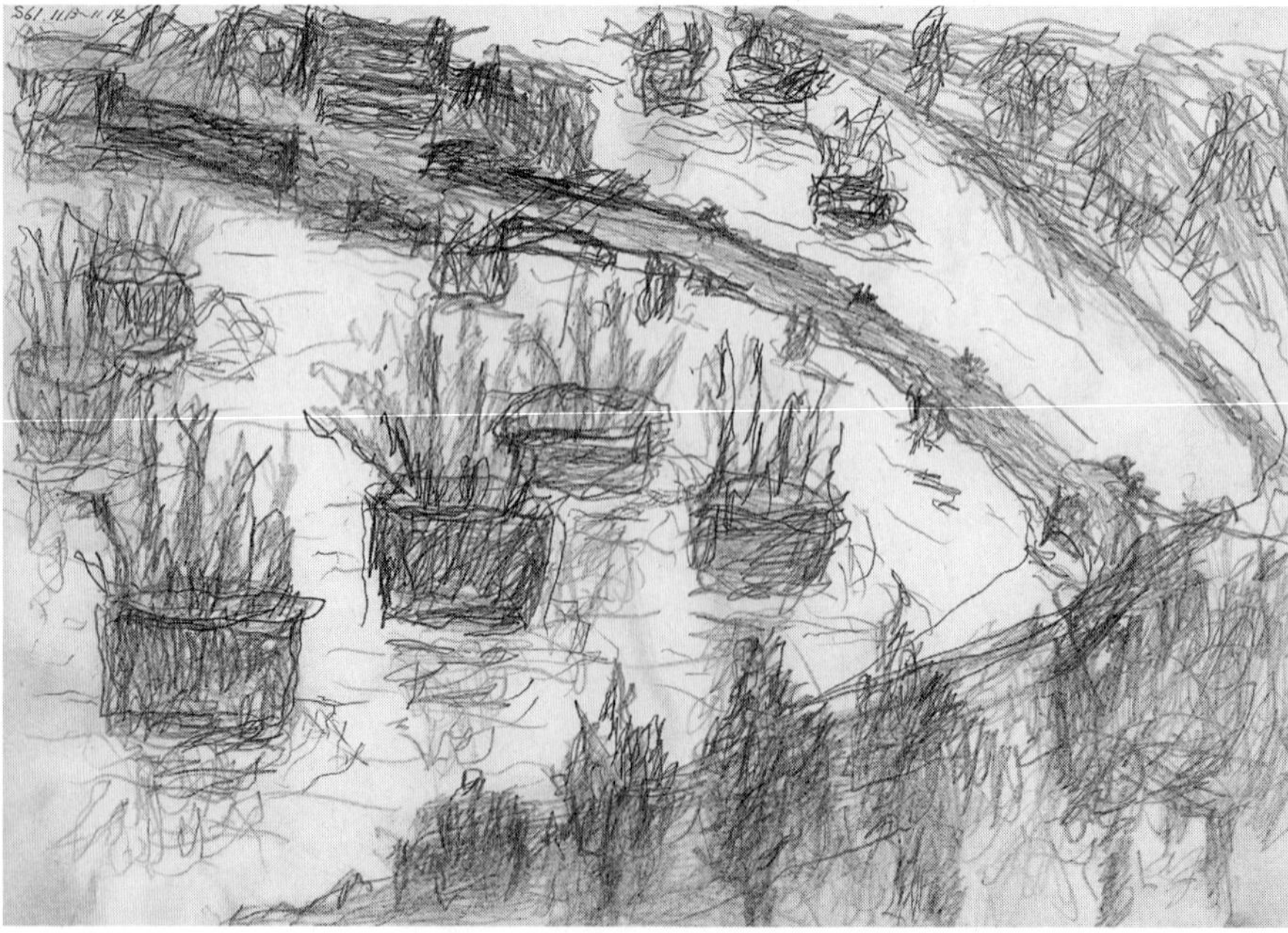

スケッチブック第４集
作品９　1986年11月13－14日

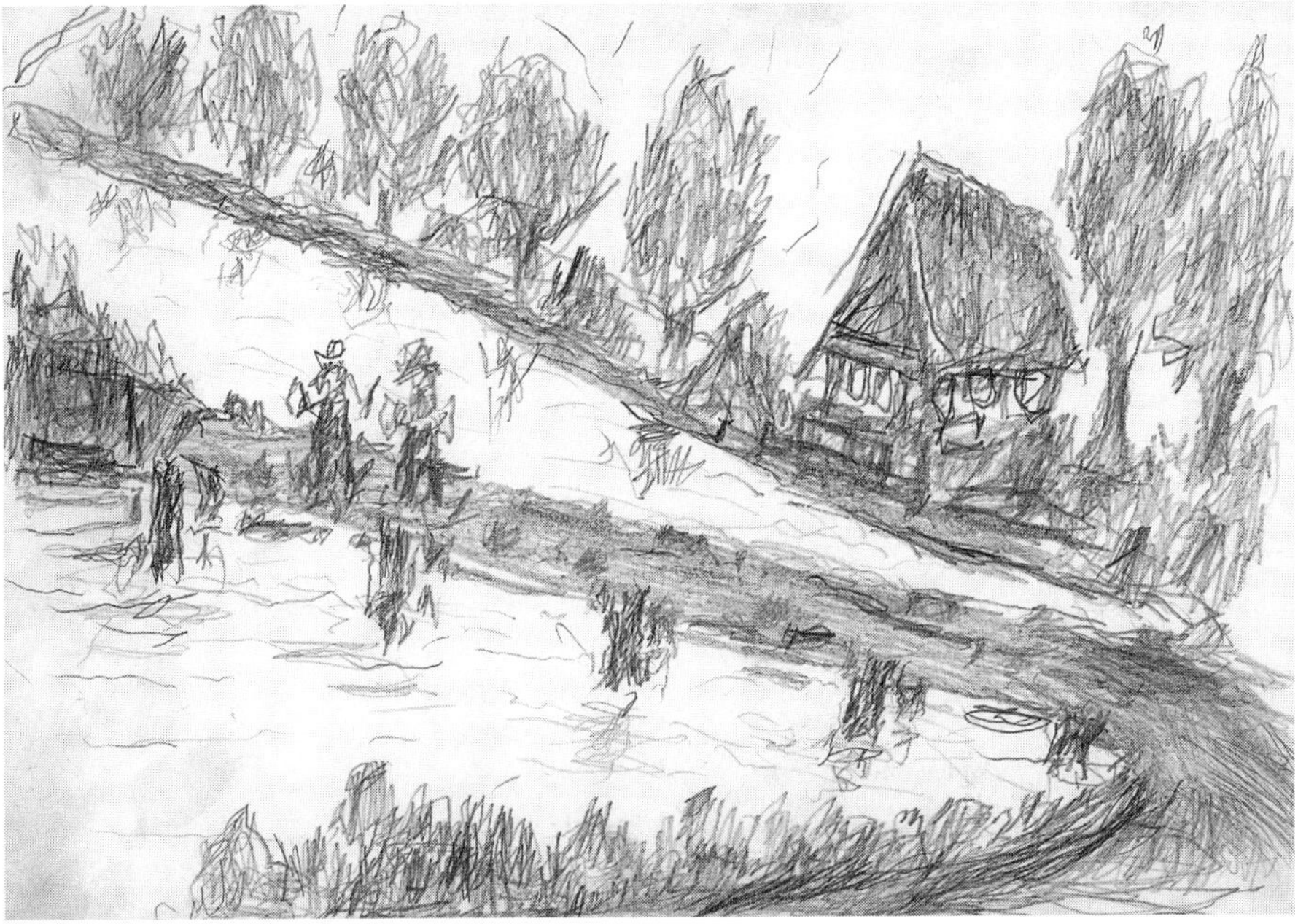

スケッチブック第４集
作品10　1986年

スケッチブック第４集
作品11　1986年11月18日

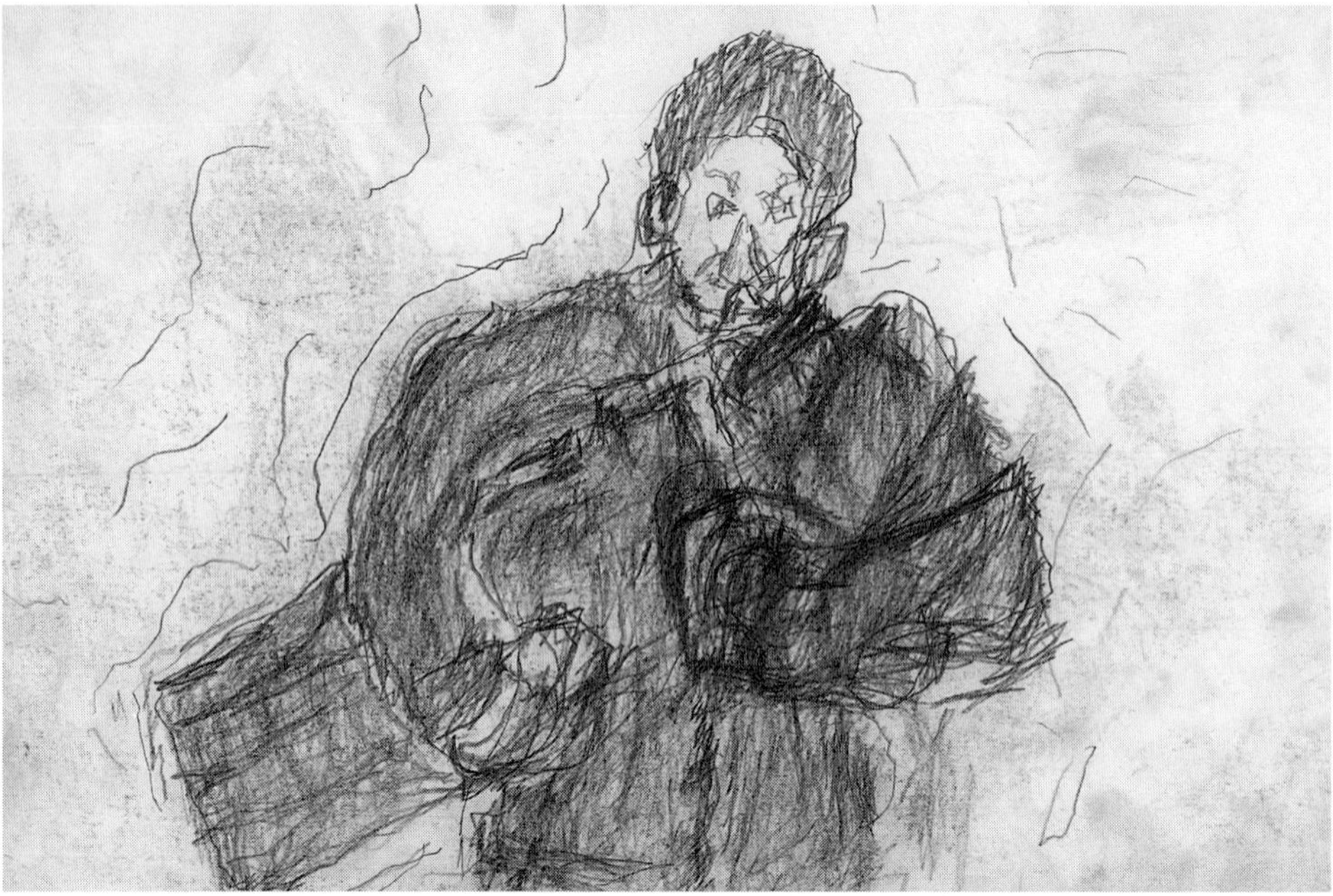

スケッチブック第４集
作品12　1986年11月19日

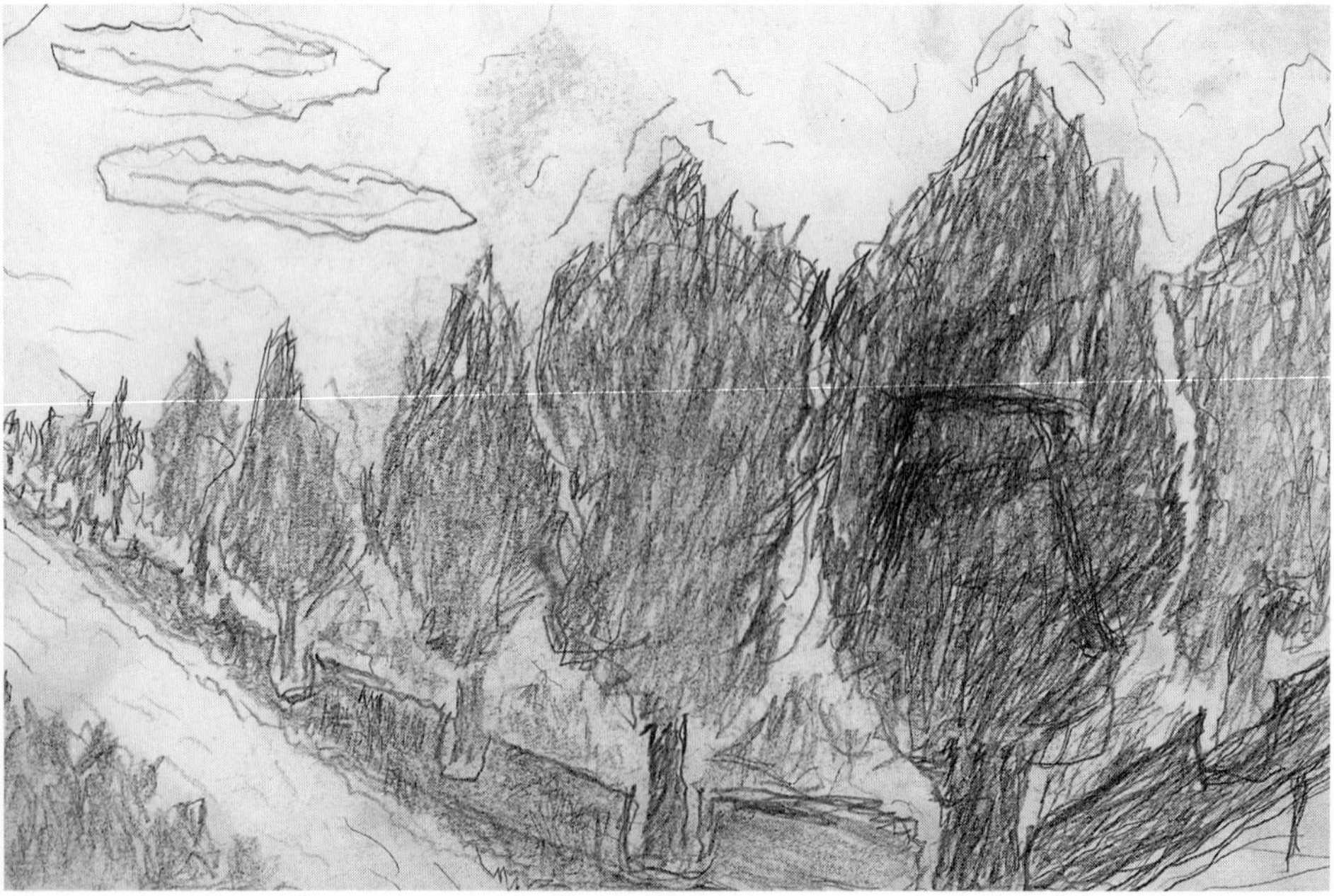

スケッチブック第４集
作品13　1986年11月19日

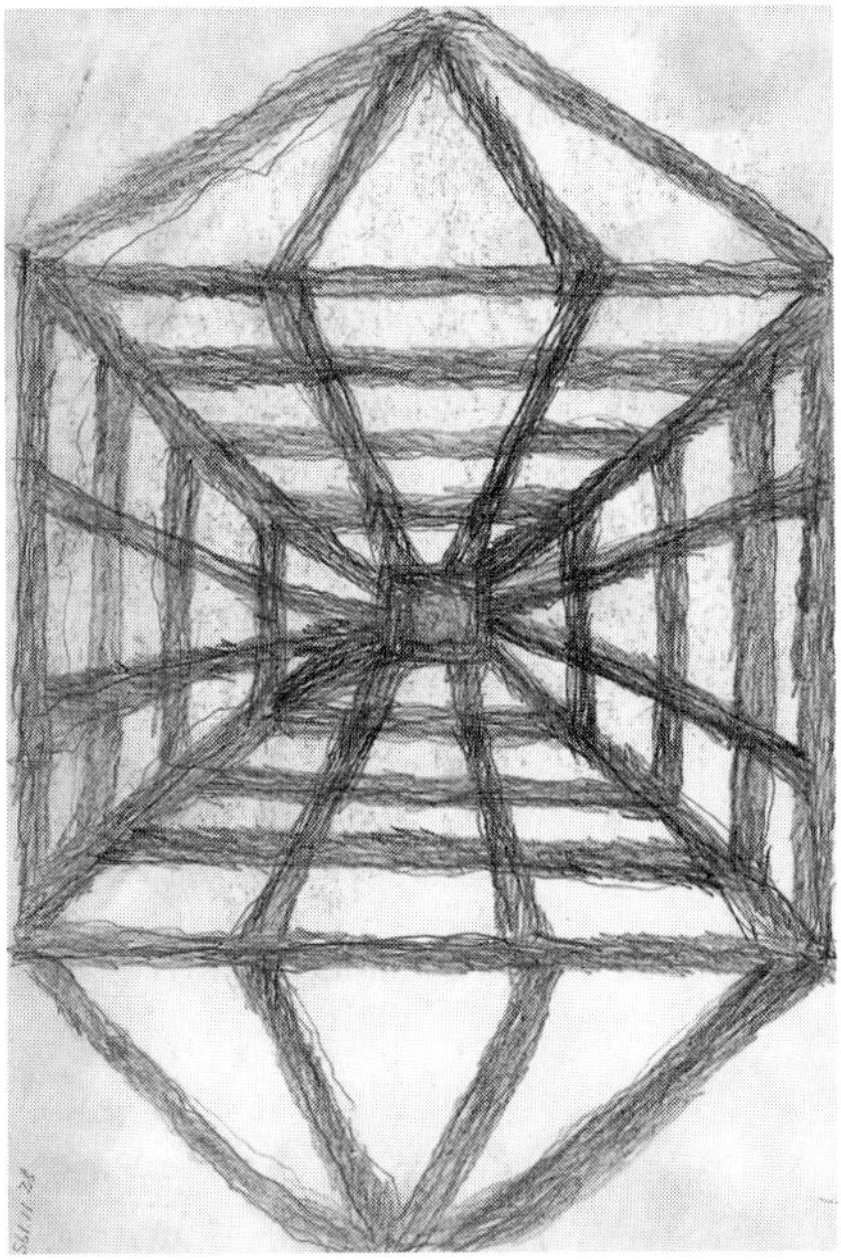

スケッチブック第４集
作品16　1986年11月25日

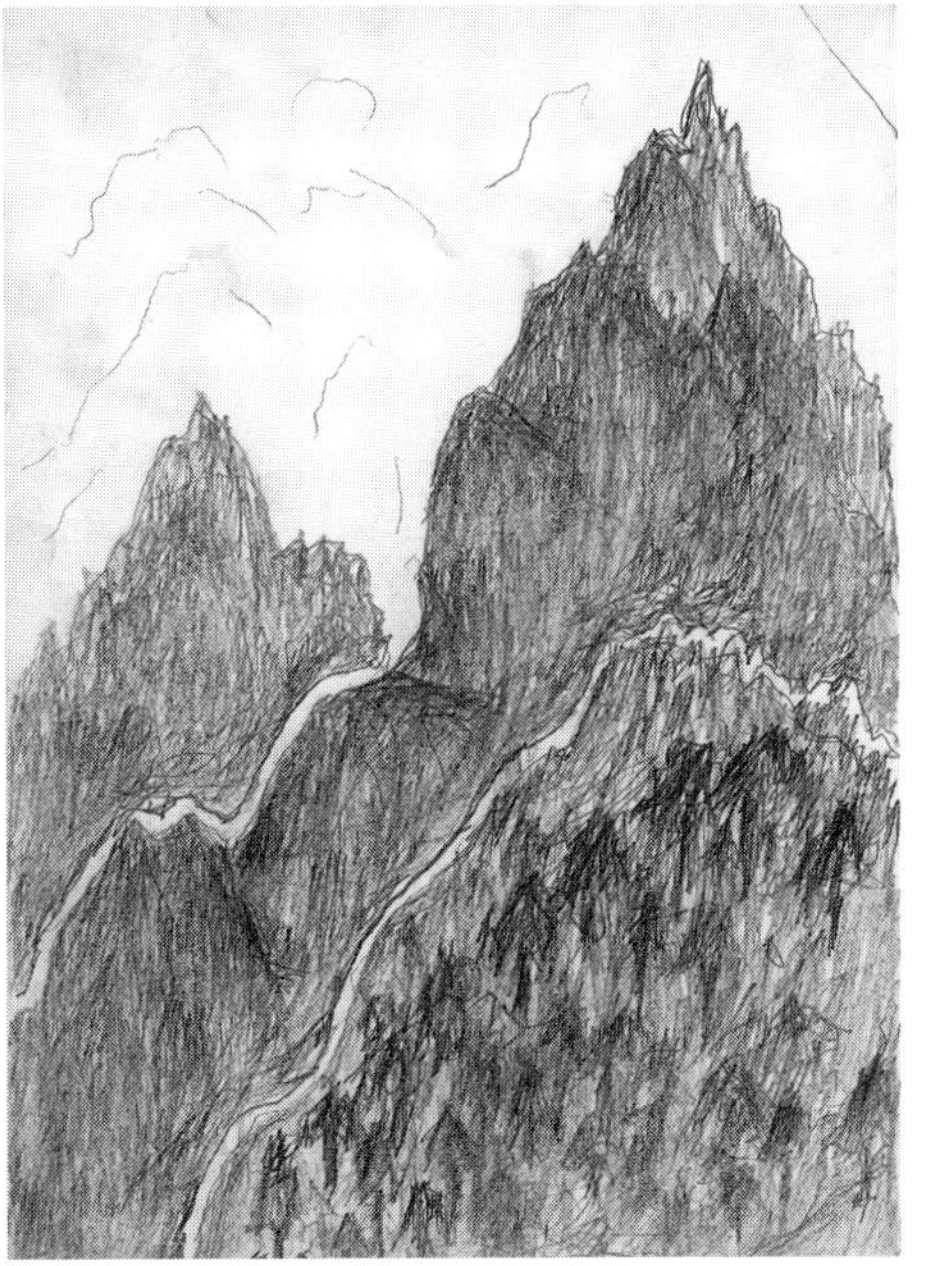

スケッチブック第４集
作品14　1986年11月20－21日

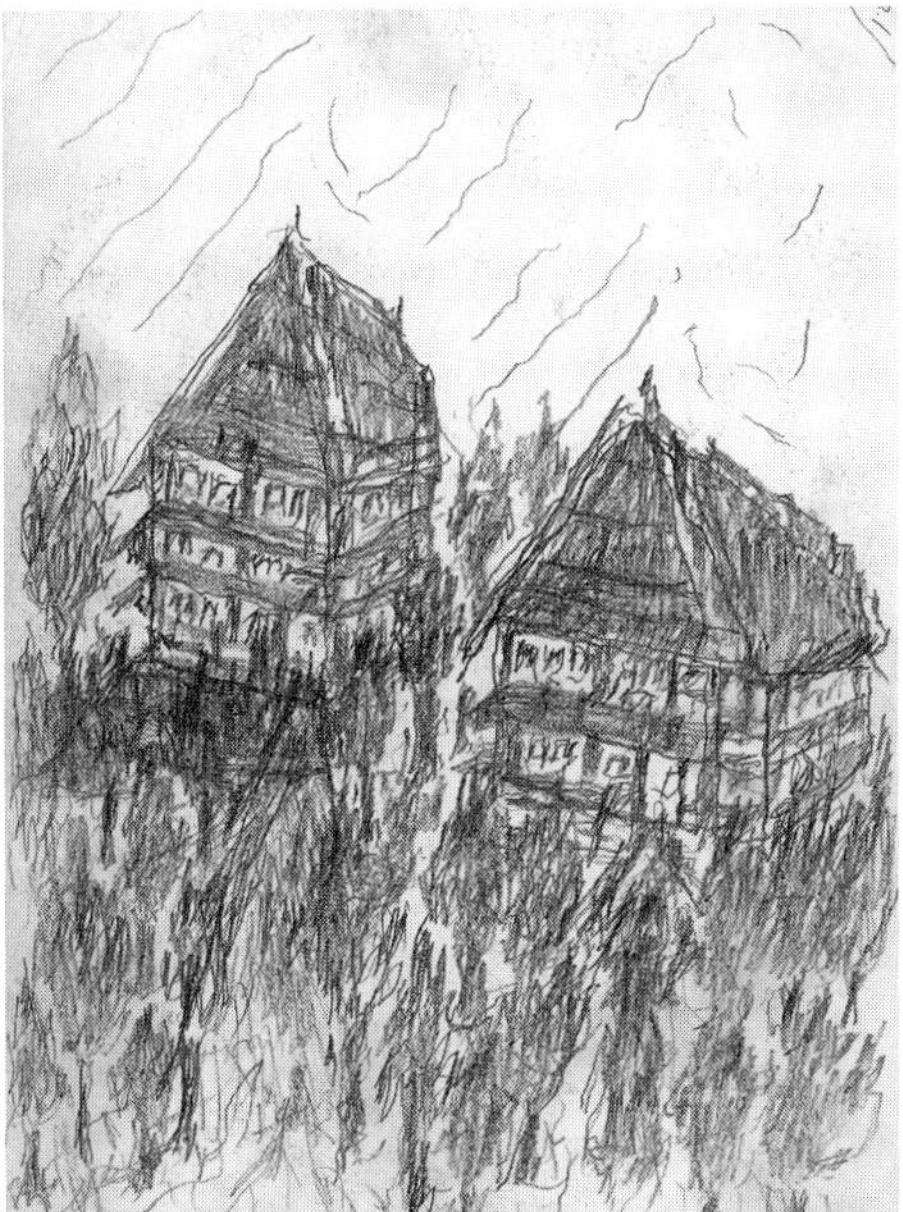

スケッチブック第４集
作品17　1986年12月１日

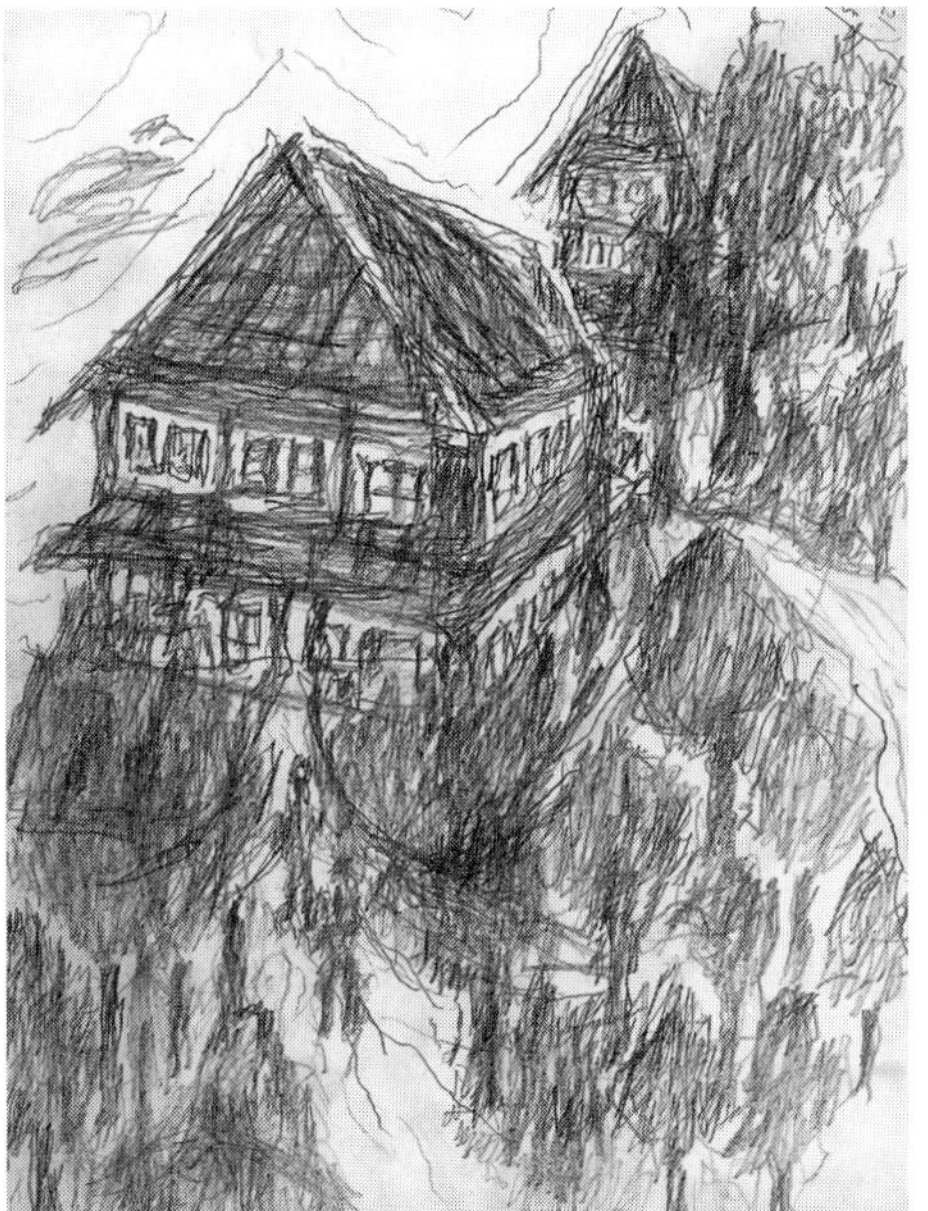

スケッチブック第４集
作品15　1986年11月21－25日

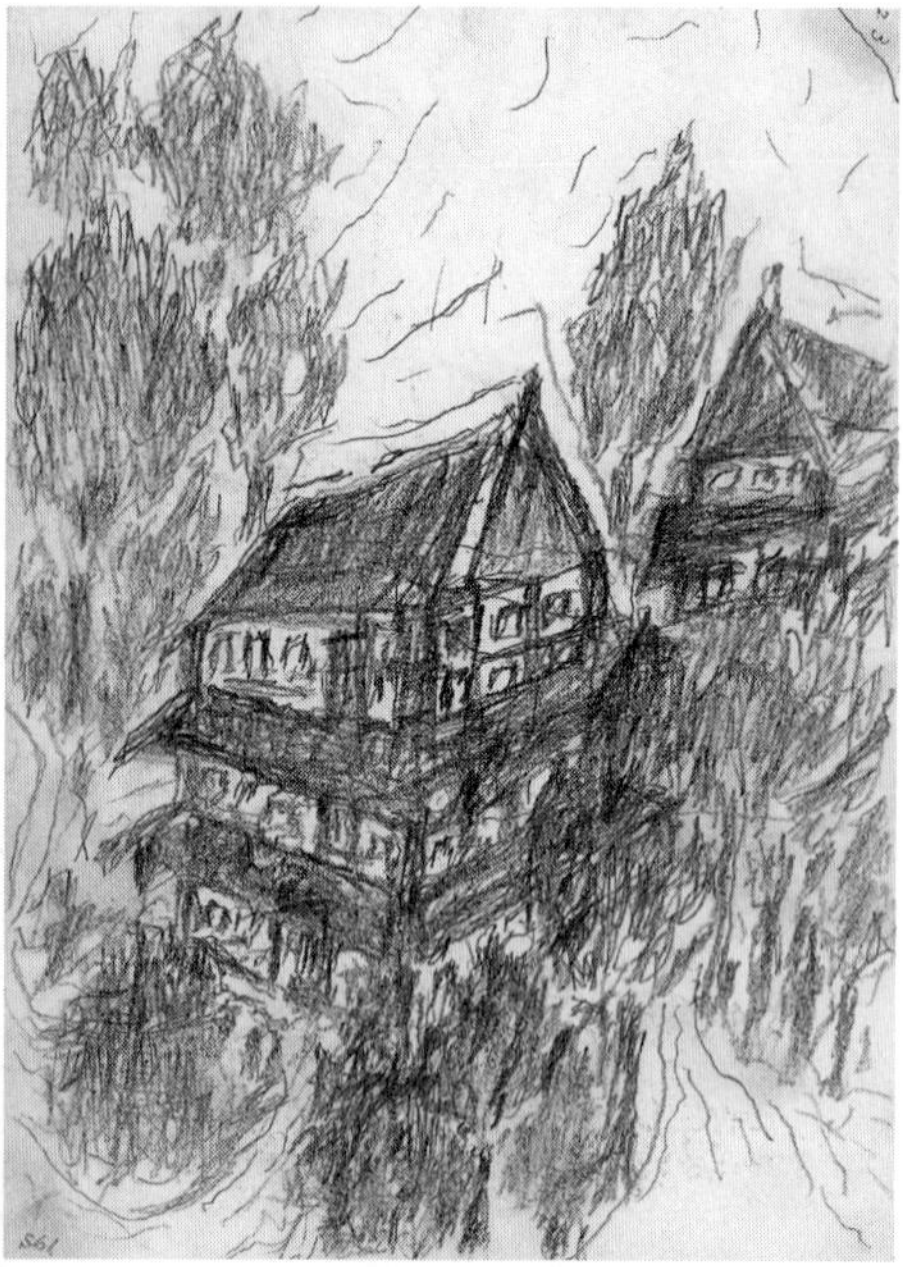

スケッチブック第４集
作品20　1986年12月３日

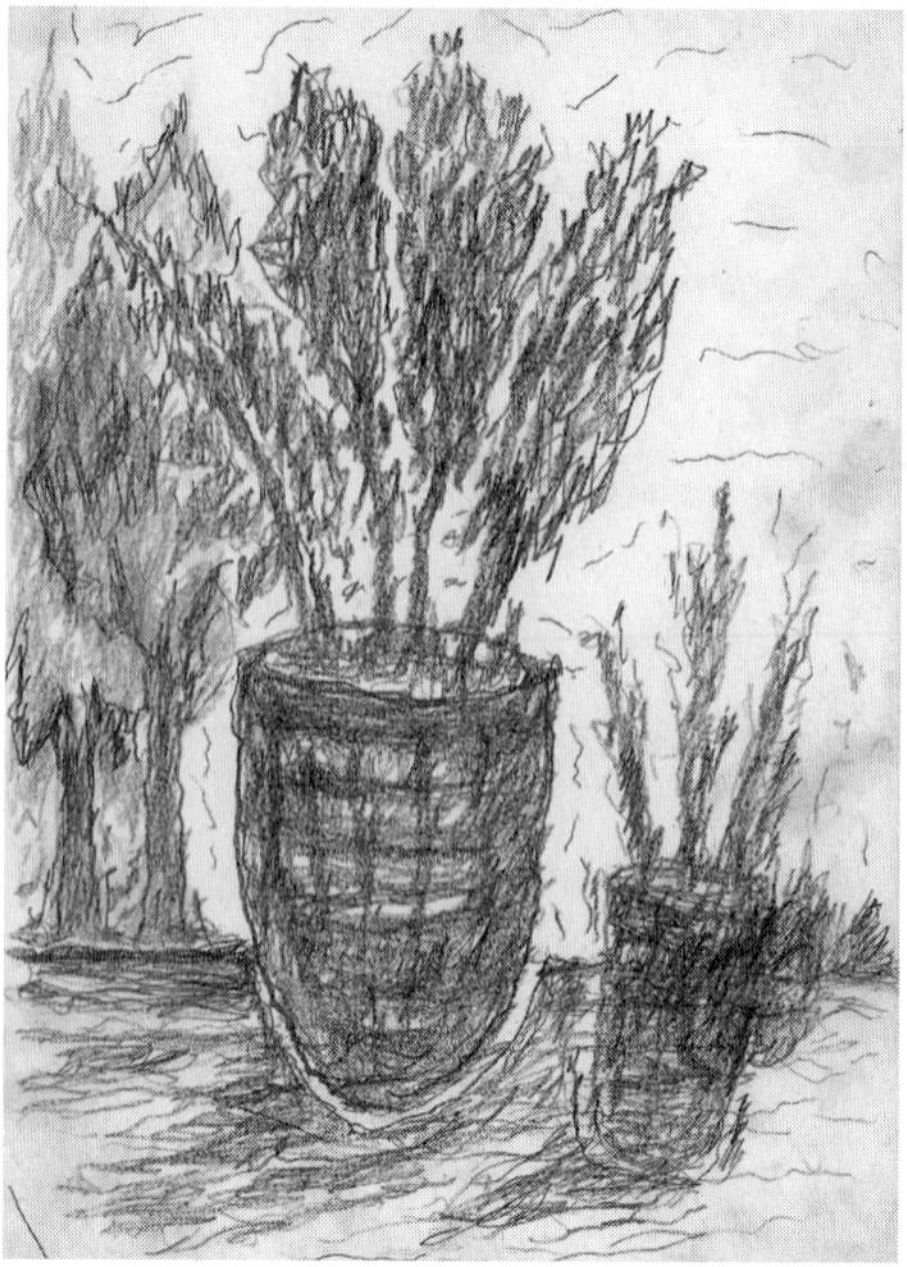

スケッチブック第４集
作品18　1986年12月２日

スケッチブック第４集
作品22　1986年12月５日

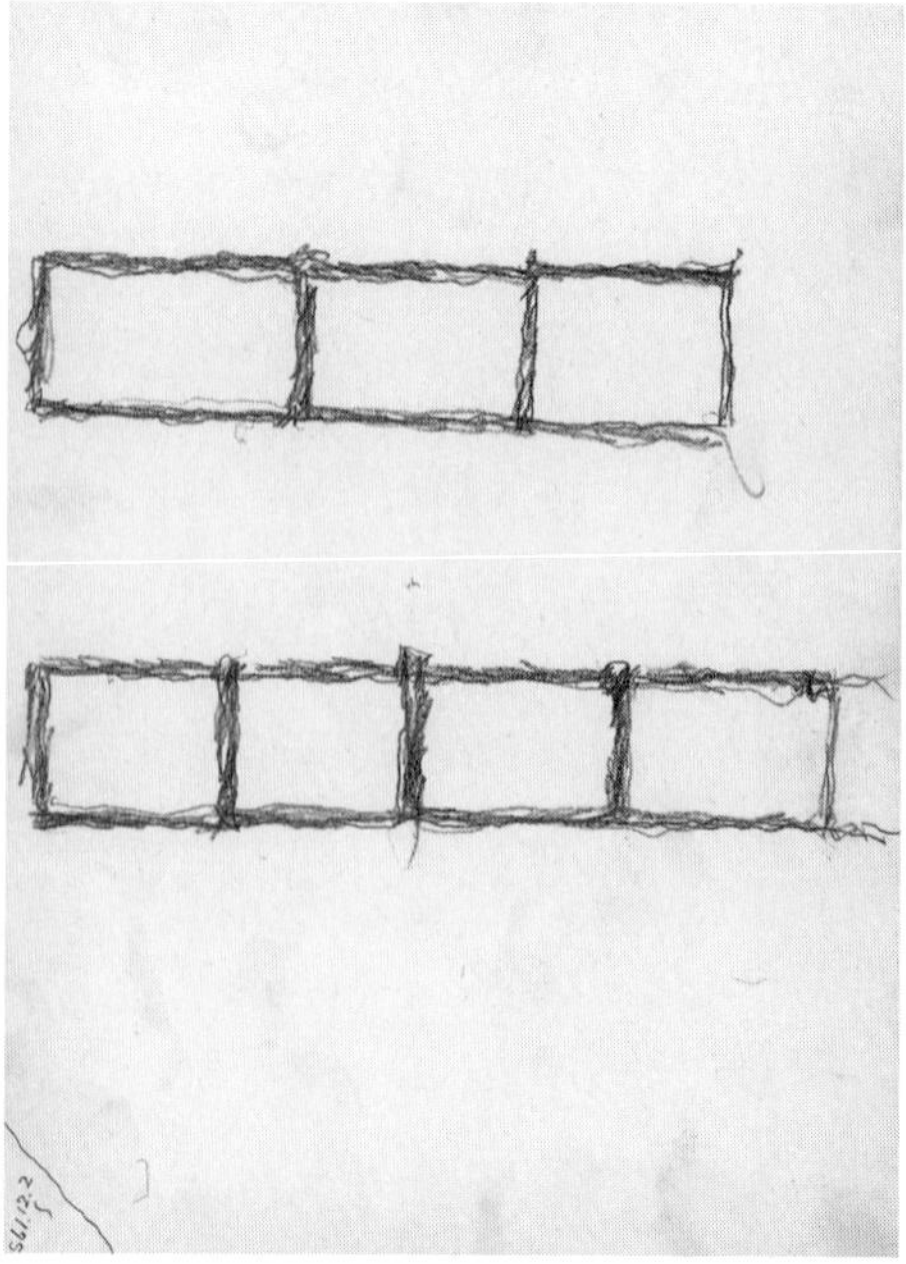

スケッチブック第４集
作品19　1986年12月２日

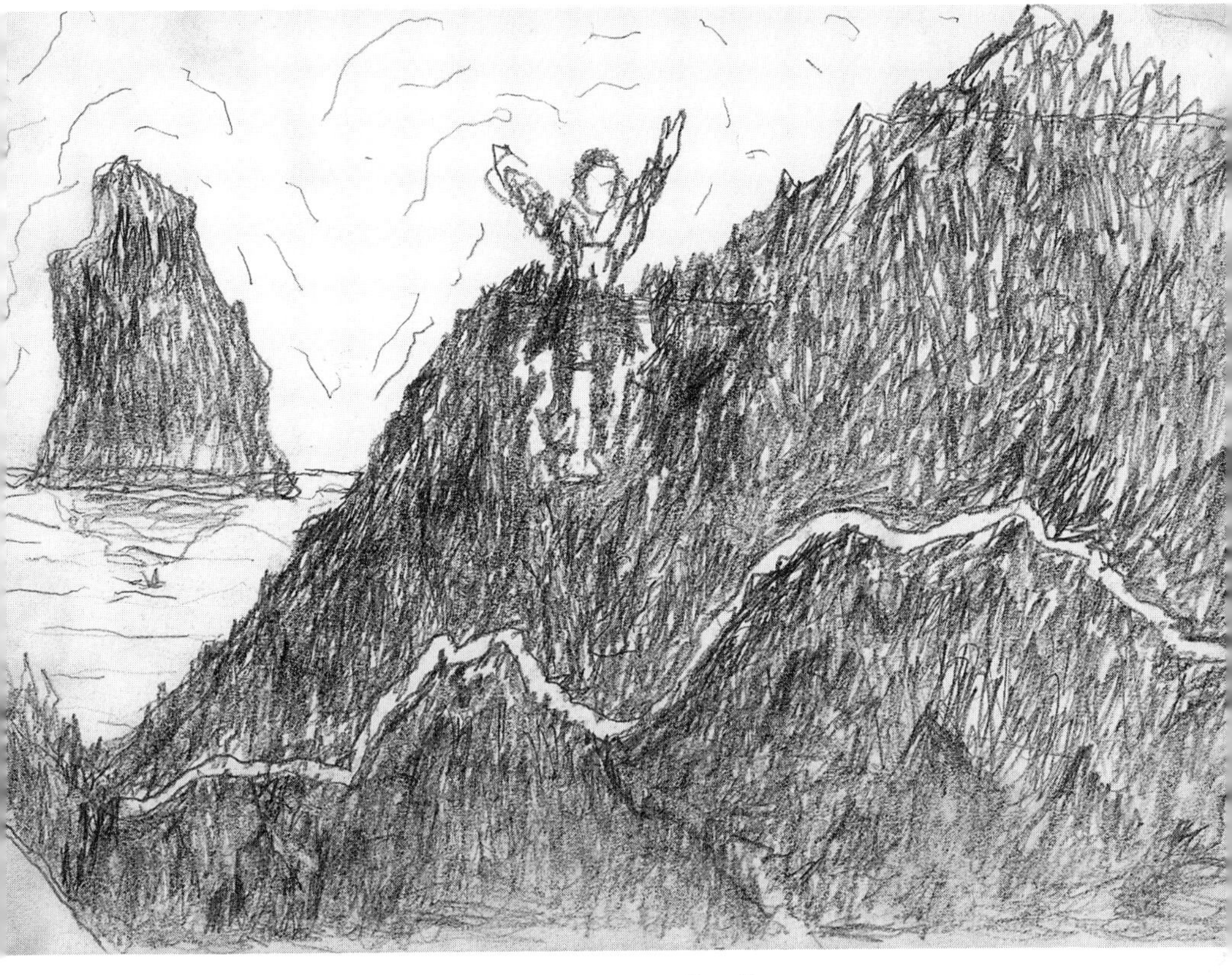

スケッチブック第４集
作品21　1986年12月４日

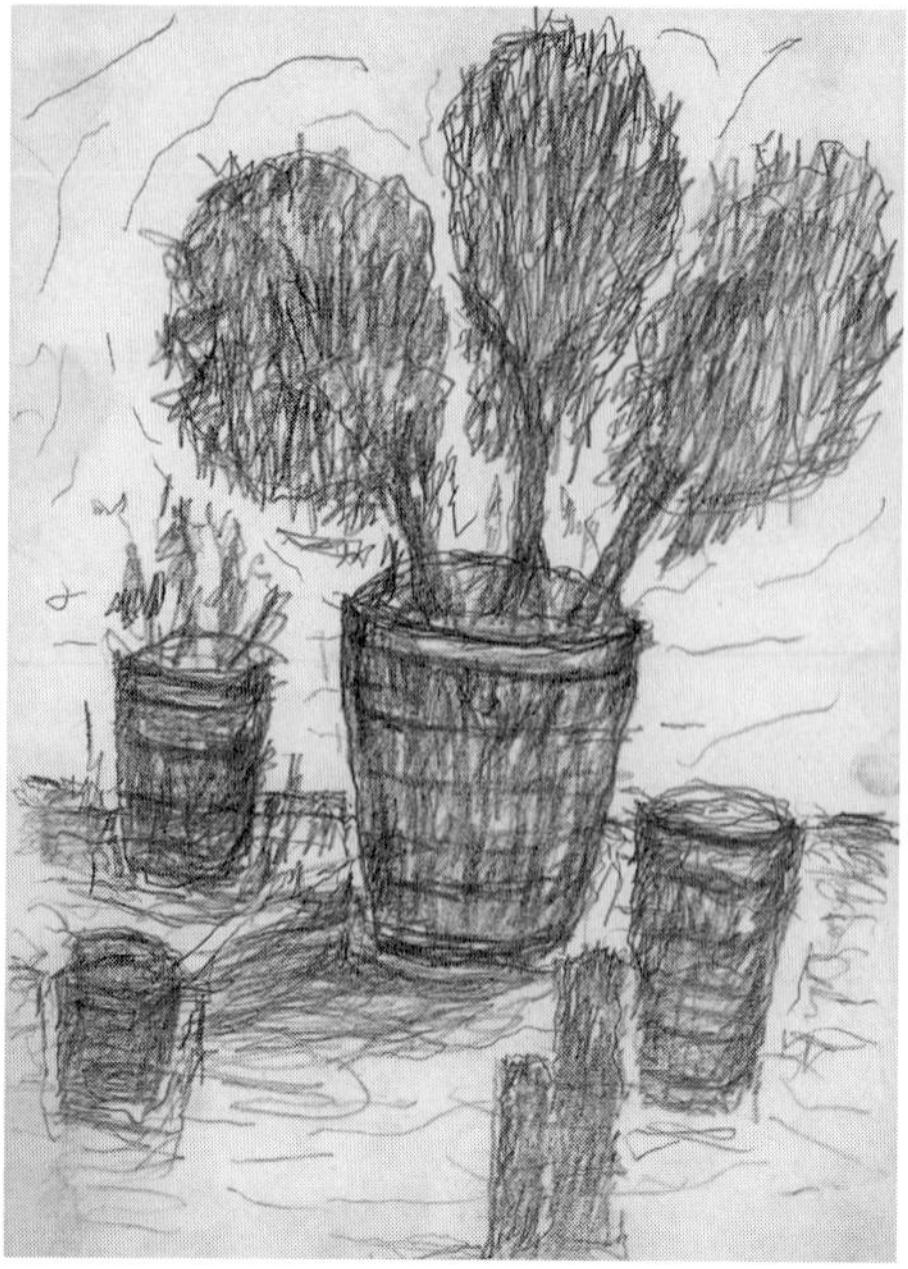

スケッチブック第５集
作品２　1986年

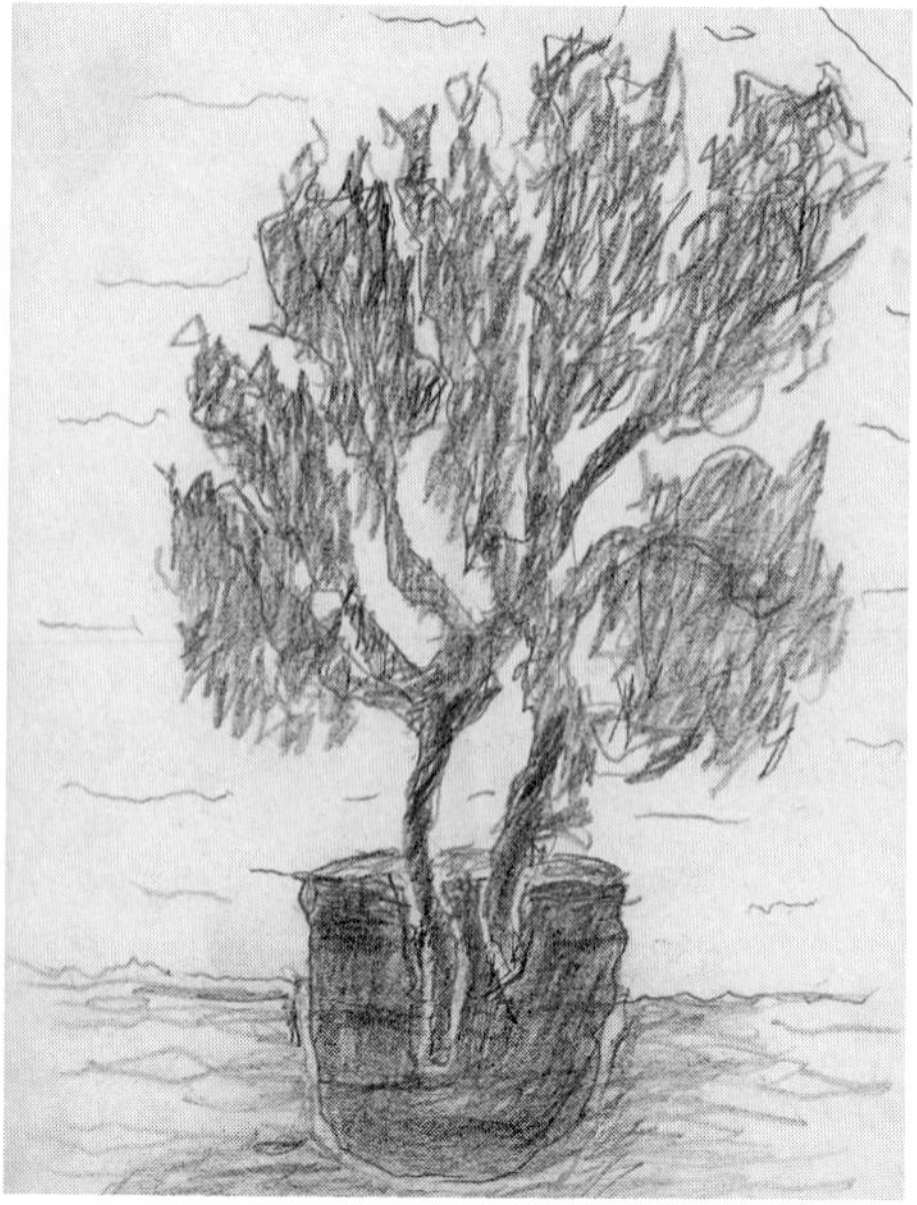

スケッチブック第５集
サイズ290ミリ ×210ミリ
作品１　1986年11月

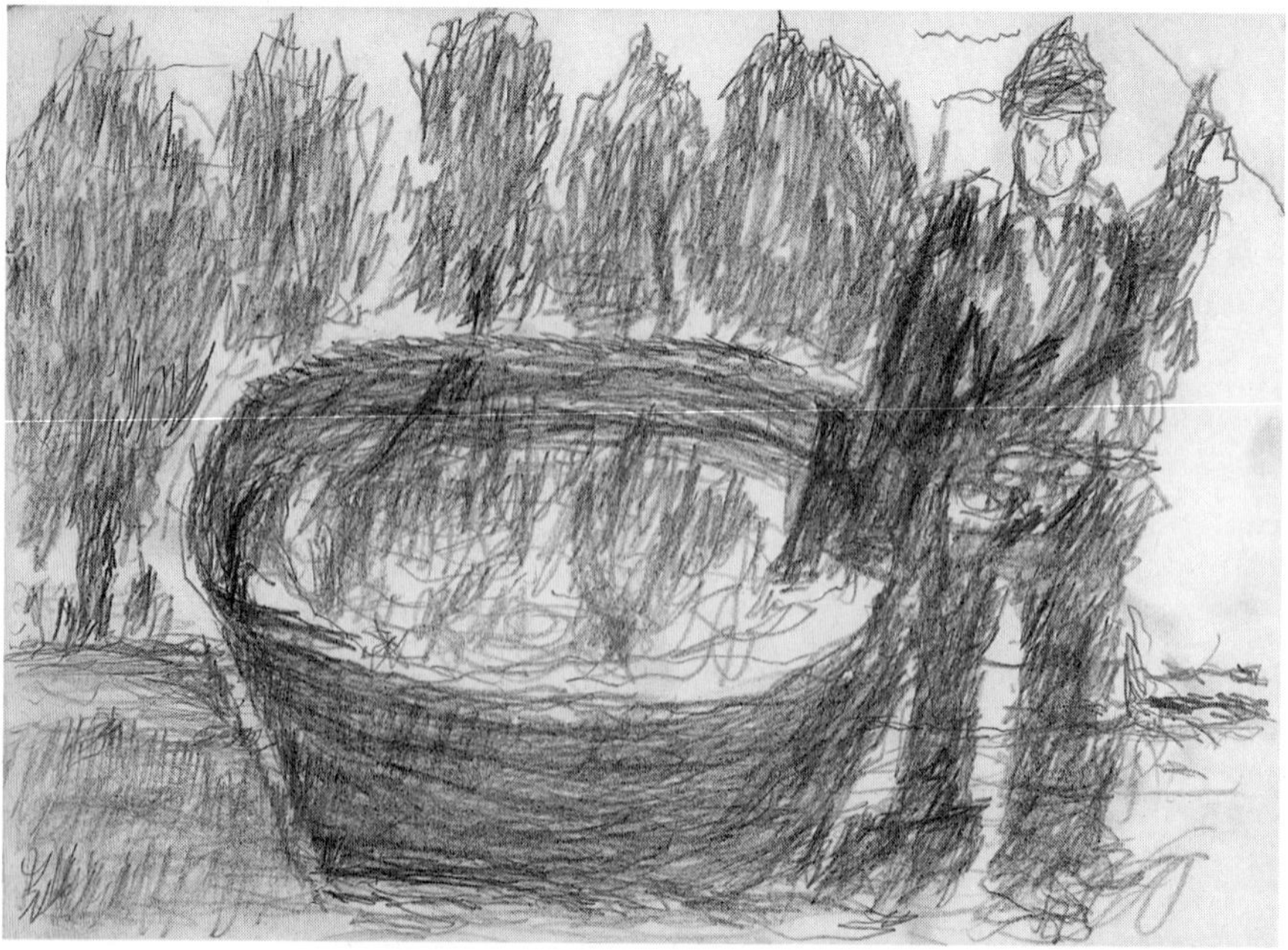

スケッチブック第５集
作品３　1986年11月26日

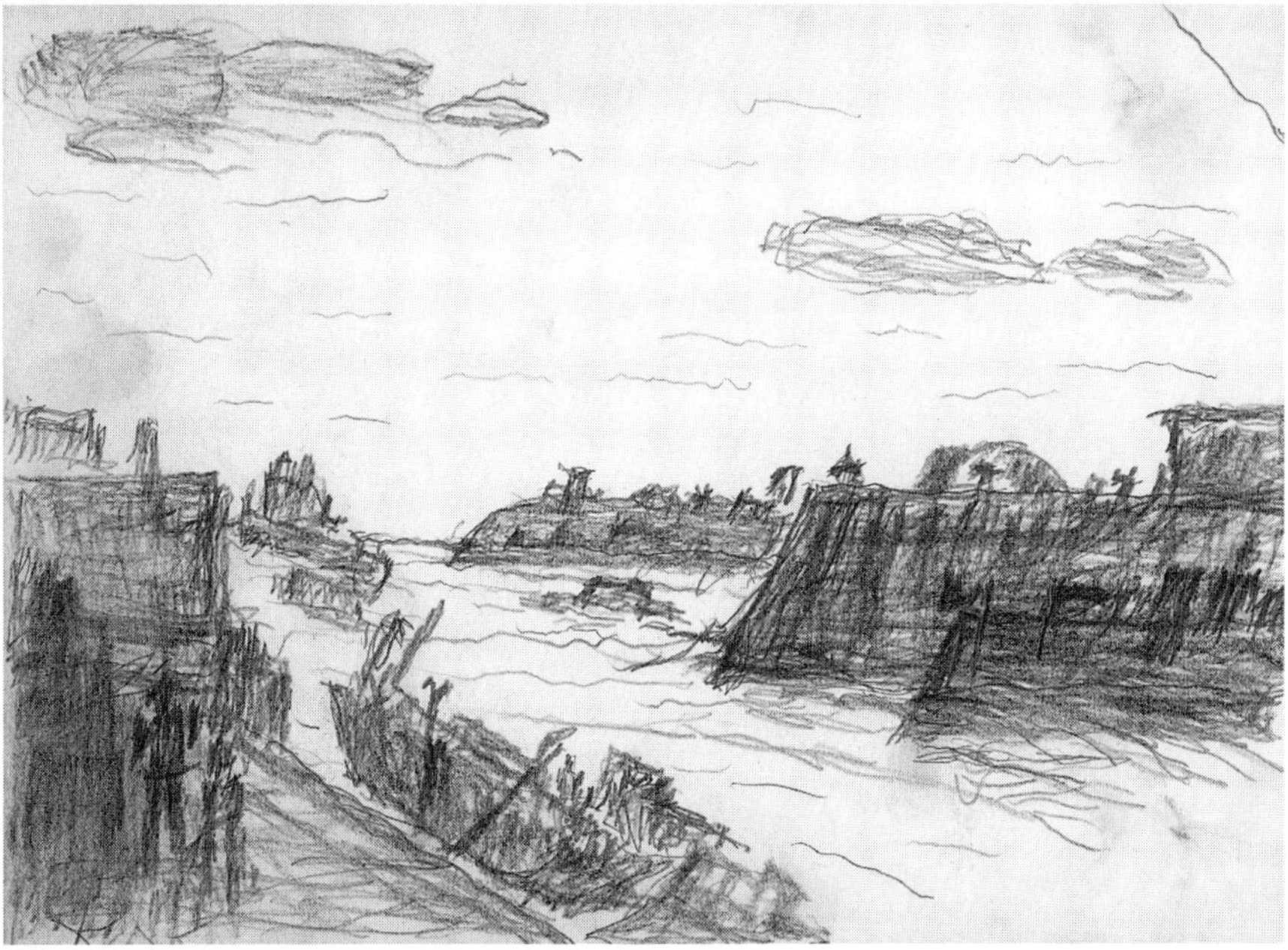

スケッチブック第５集
作品４　1986年

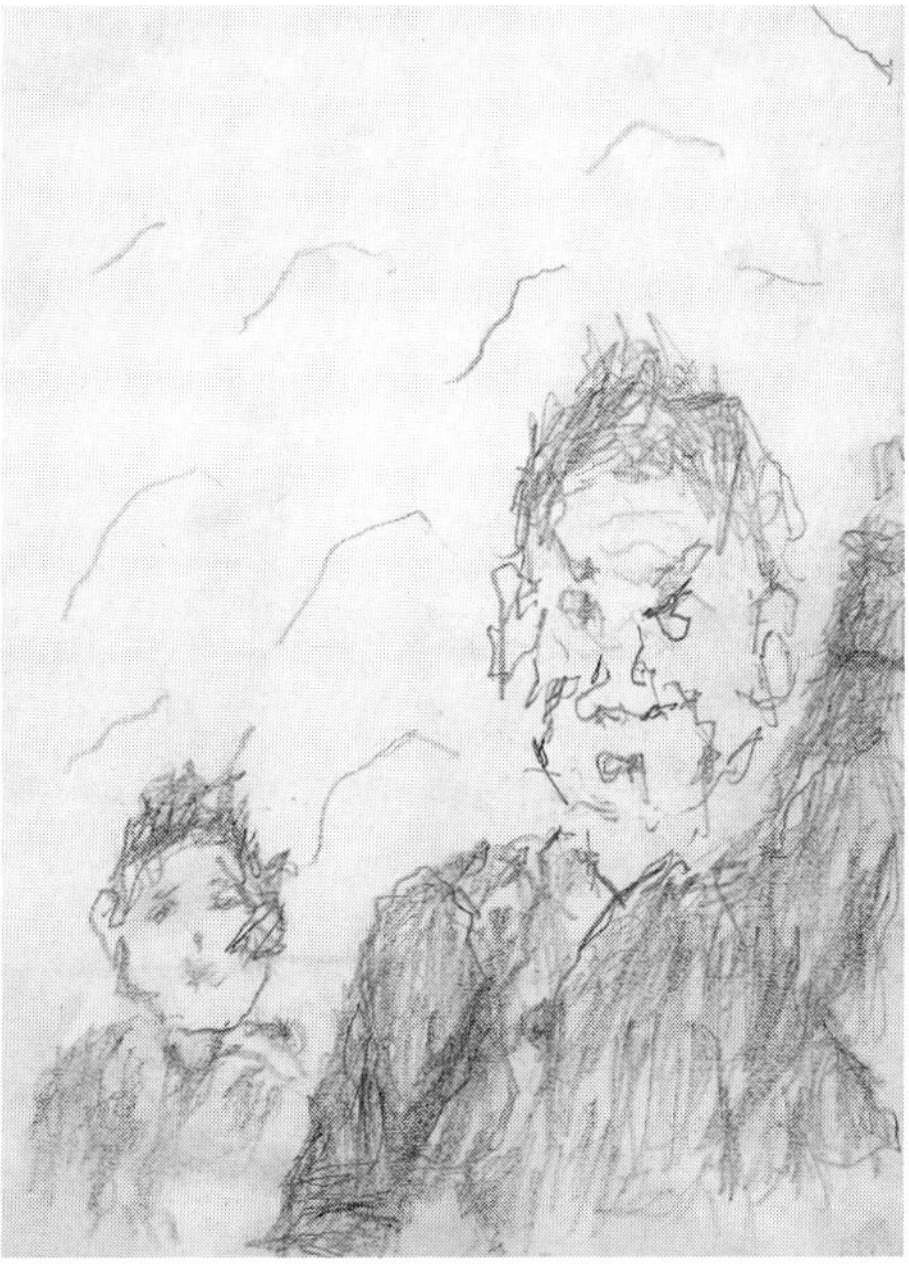

スケッチブック第５集
作品６　1986年

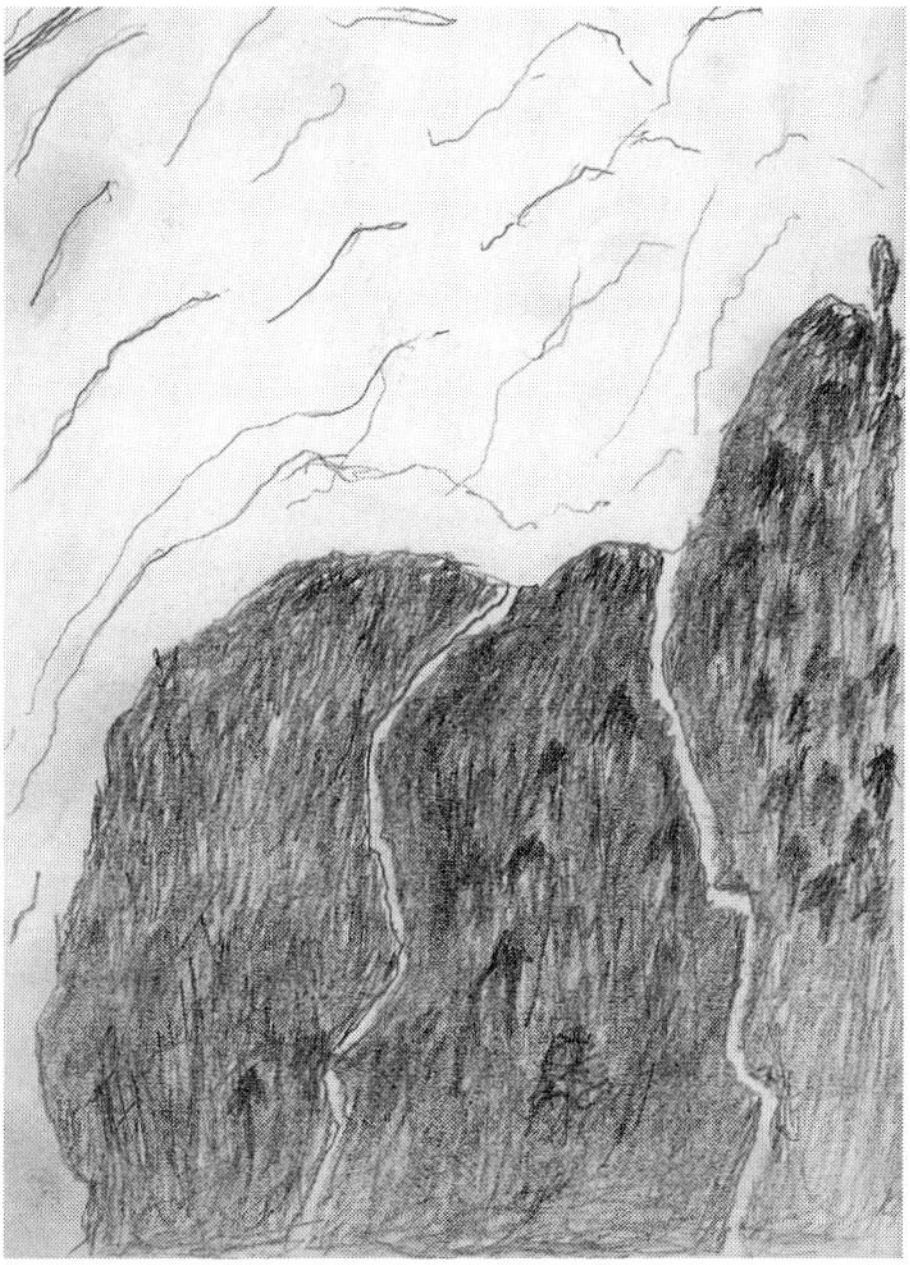

スケッチブック第５集
作品５　1986年

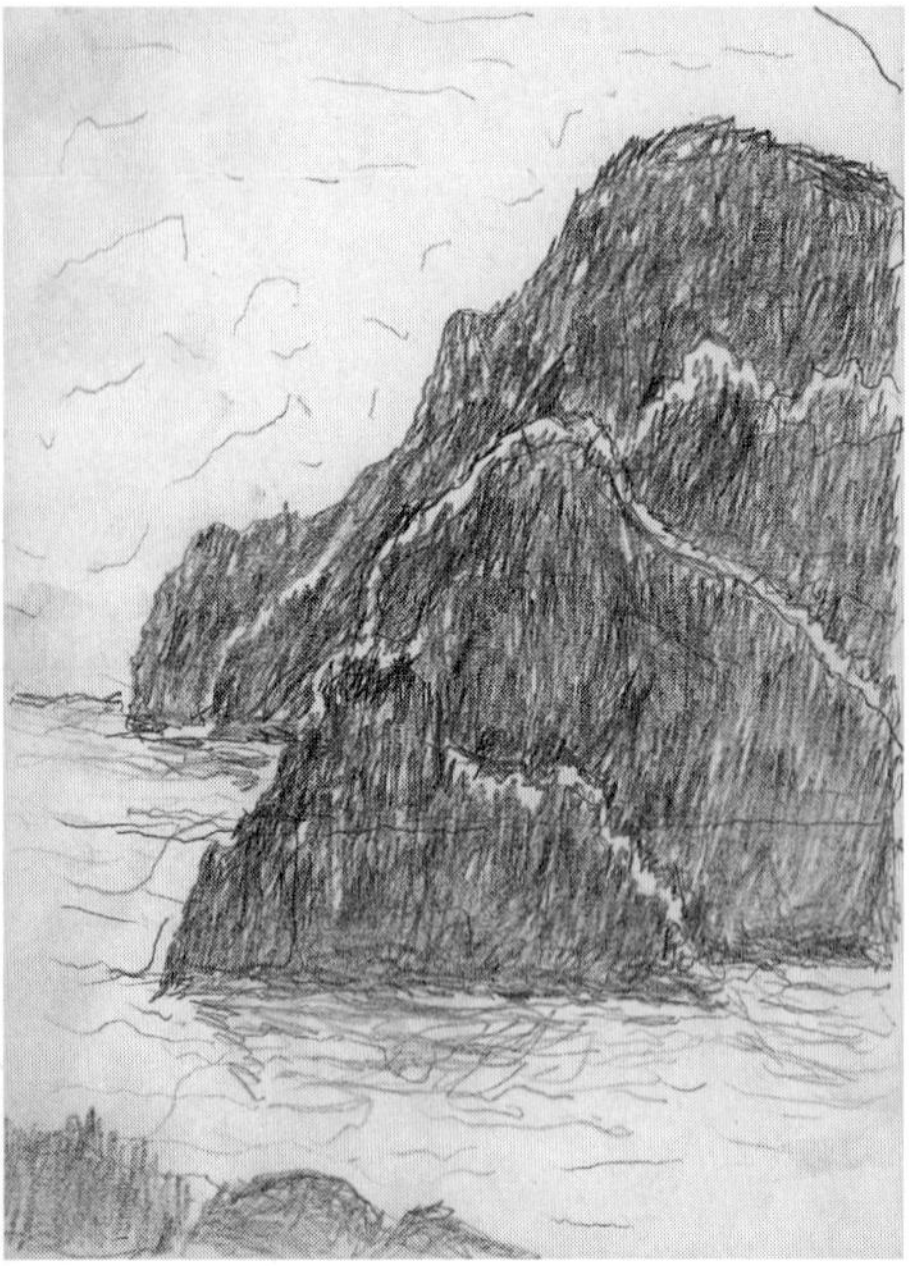

スケッチブック第５集
作品９　1986年12月11日

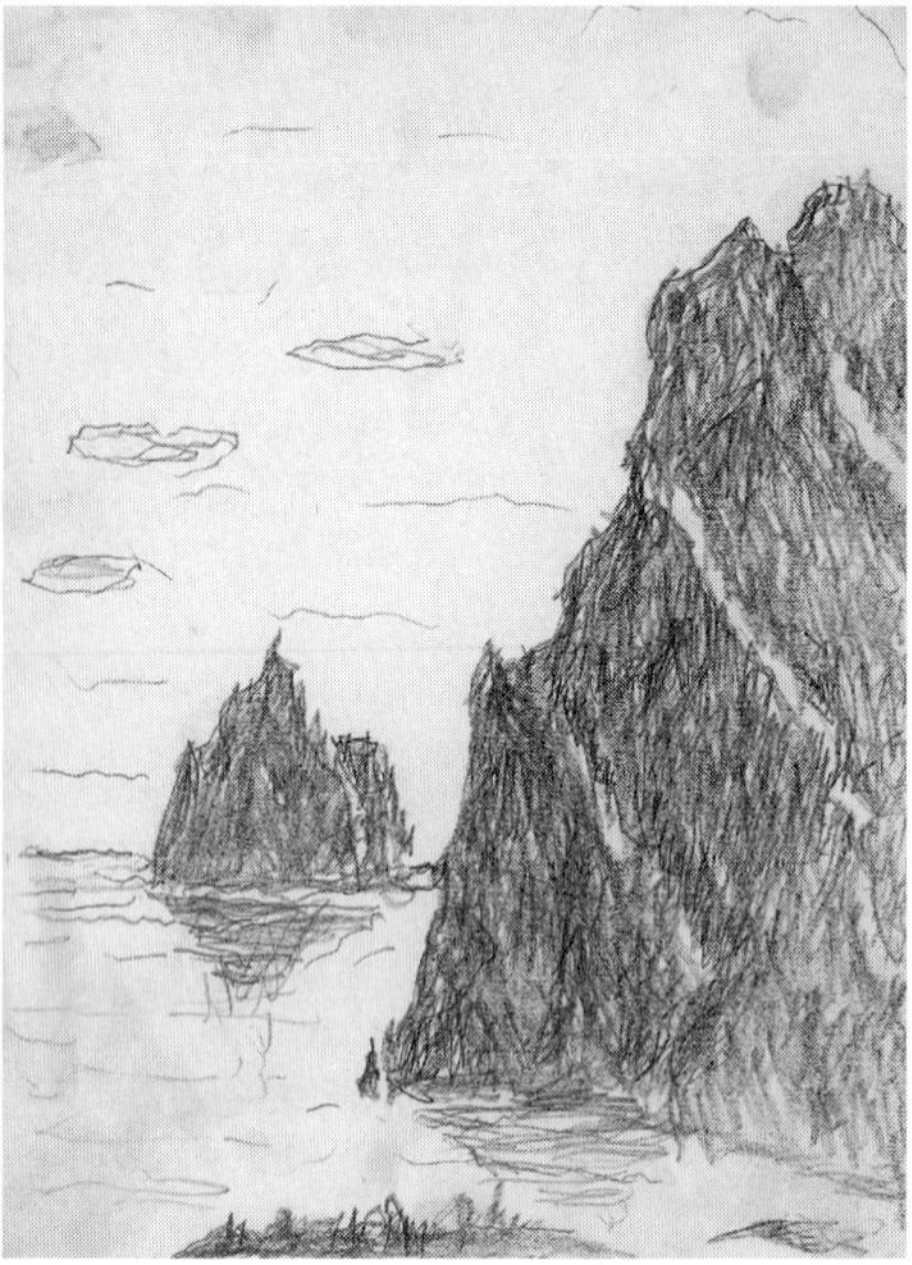

スケッチブック第５集
作品７　1986年12月２日

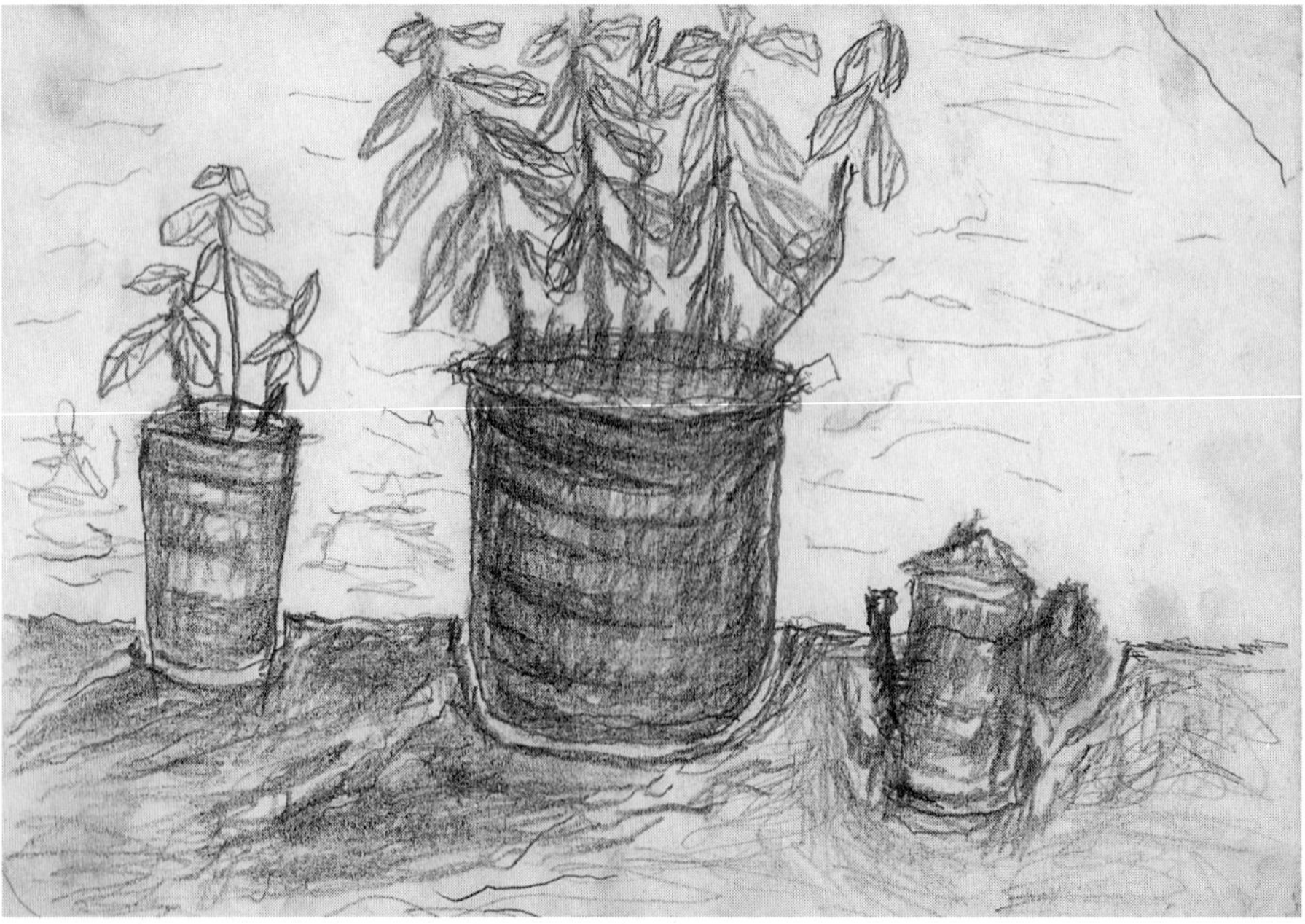

スケッチブック第５集
作品８　1986年12月11日

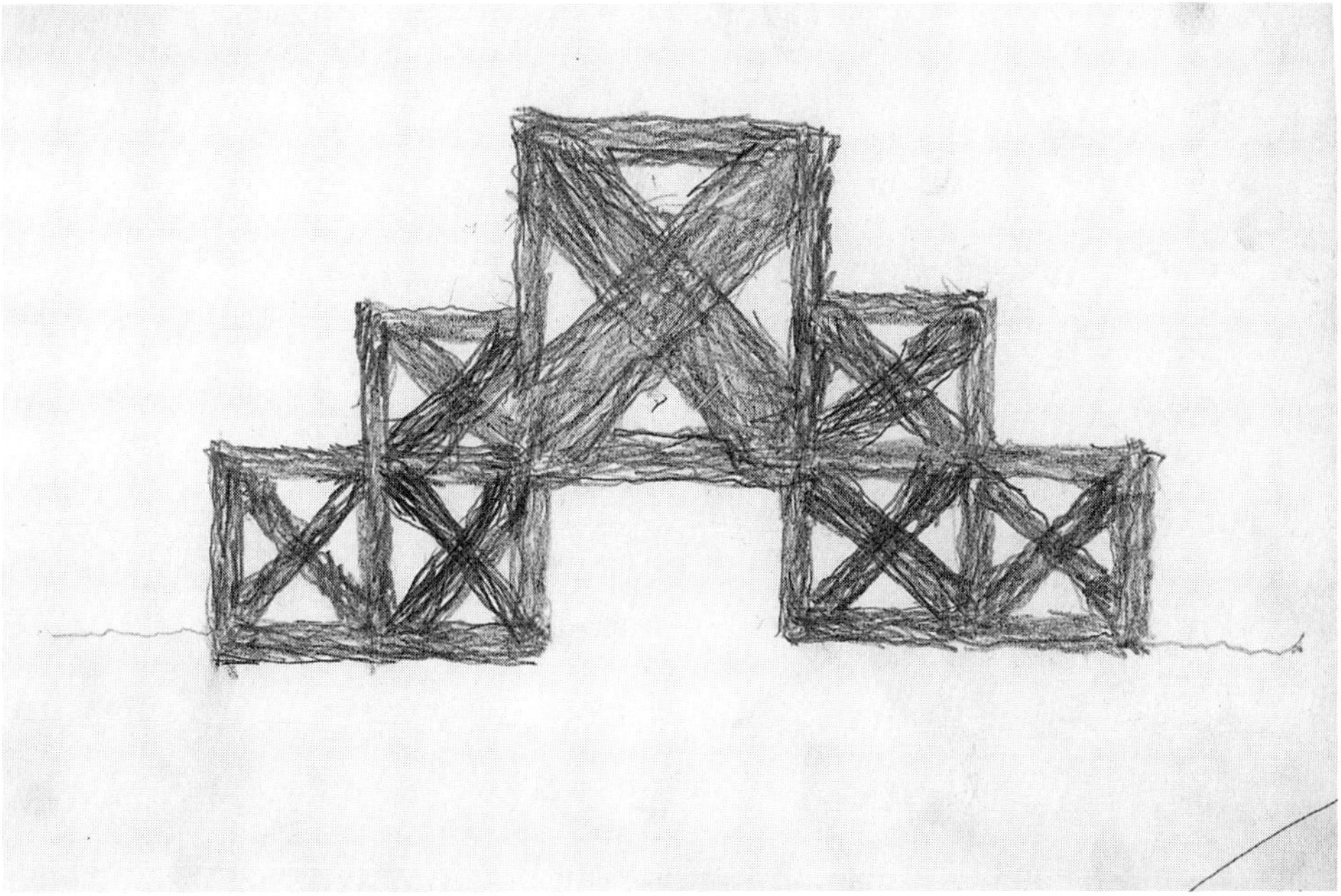

スケッチブック第５集
作品10　1986年12月11日

スケッチブック第５集
作品12　1986年12月16日

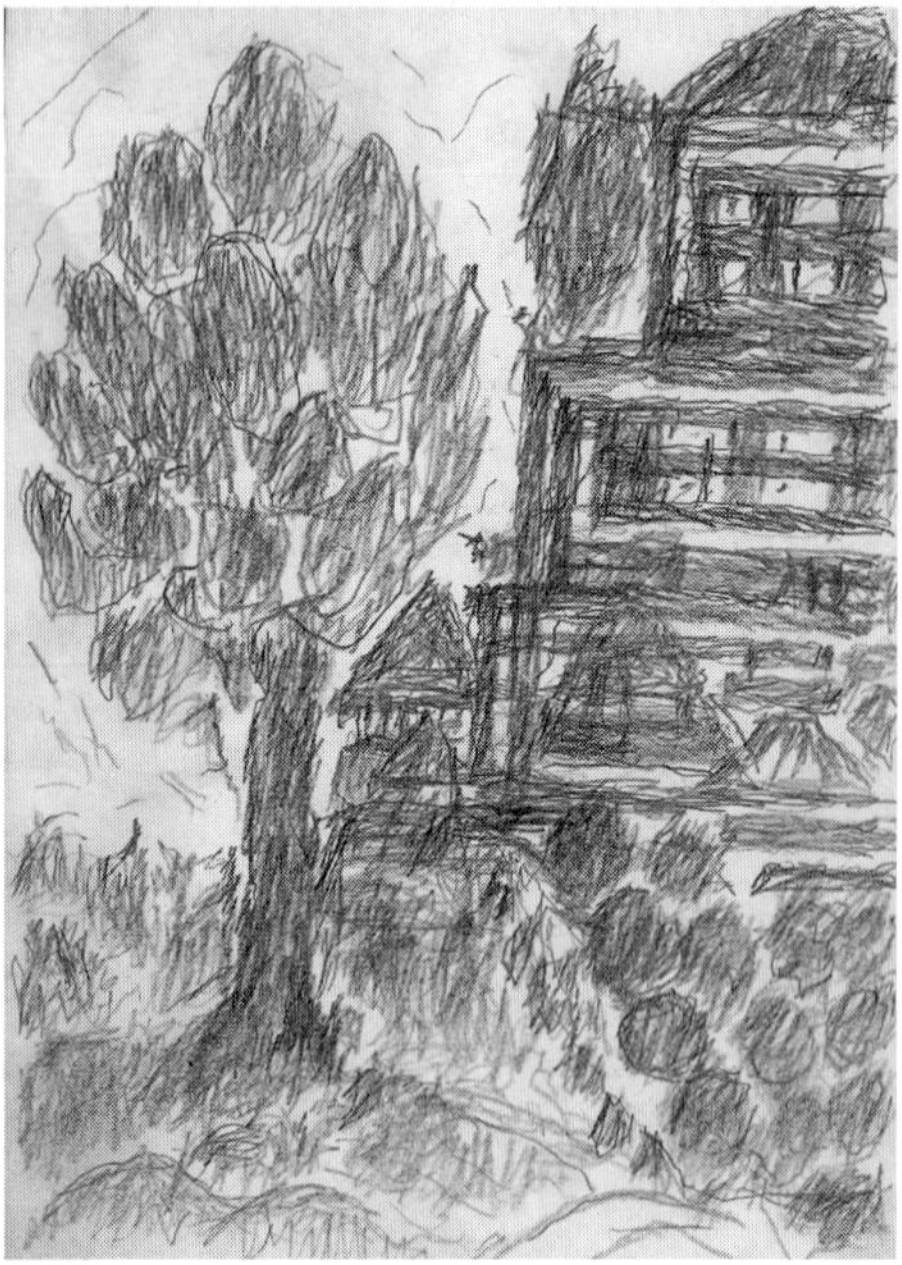

スケッチブック第５集
作品13　1986年12月17日

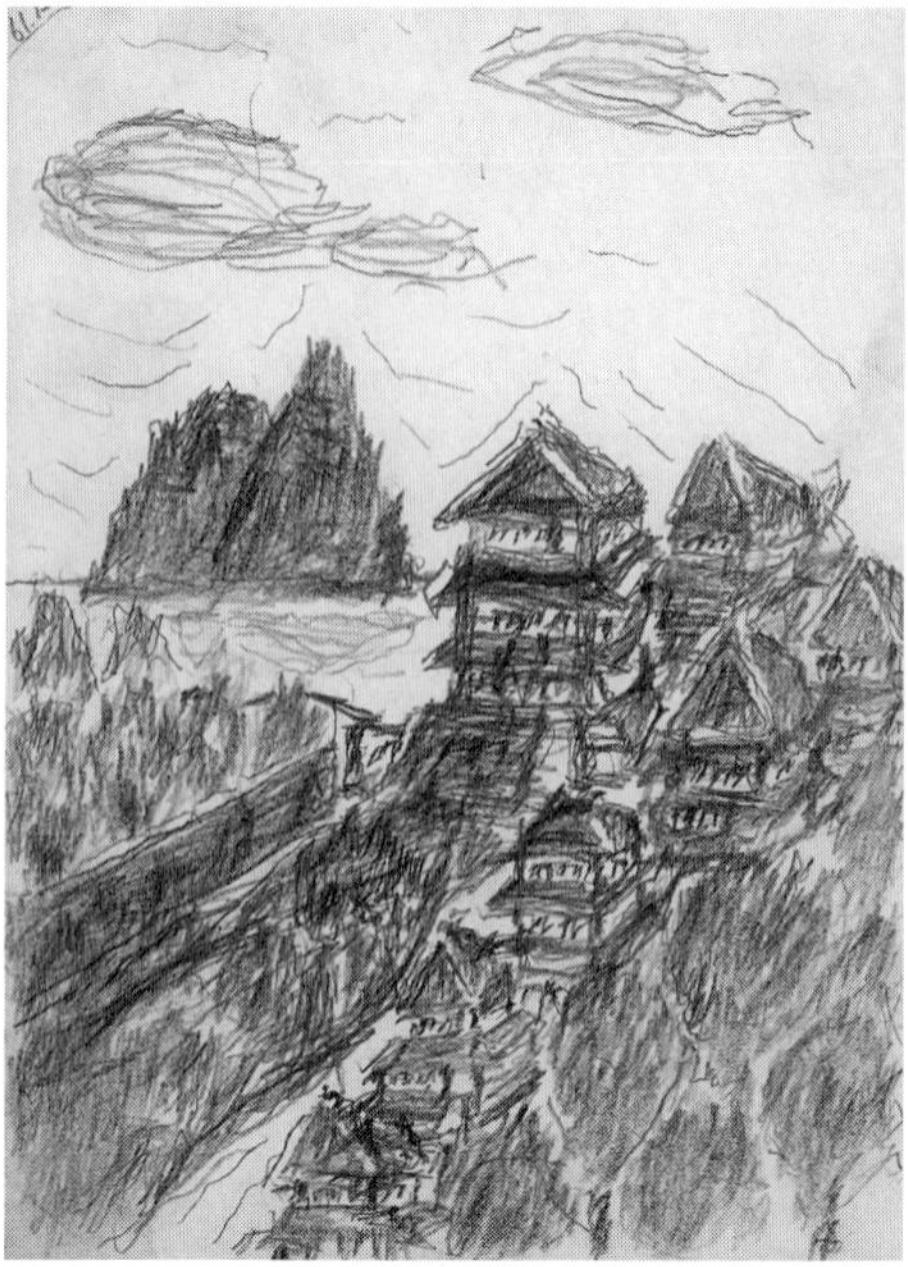

スケッチブック第５集
作品11　1986年12月15日

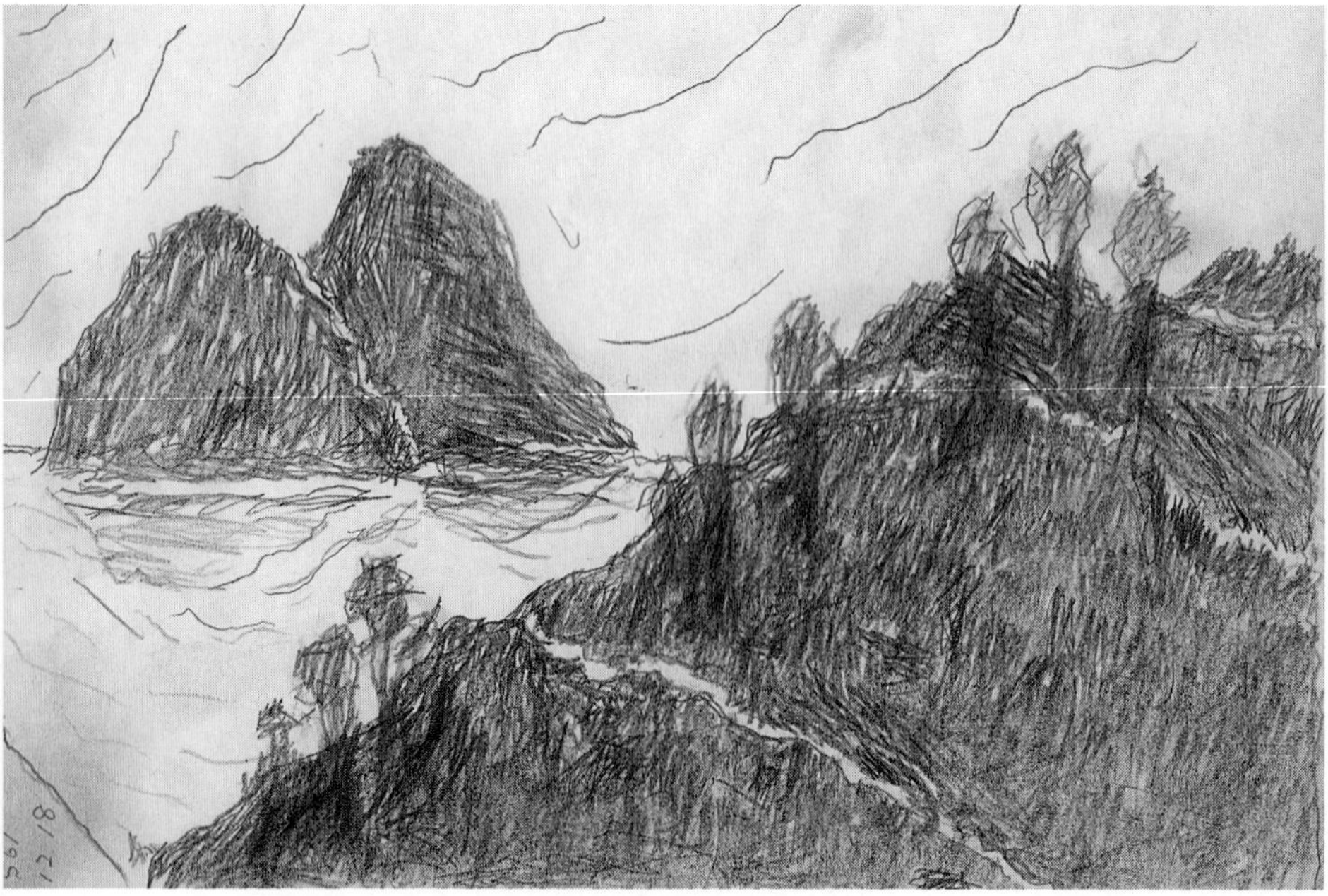

スケッチブック第５集
作品14　1986年12月18日

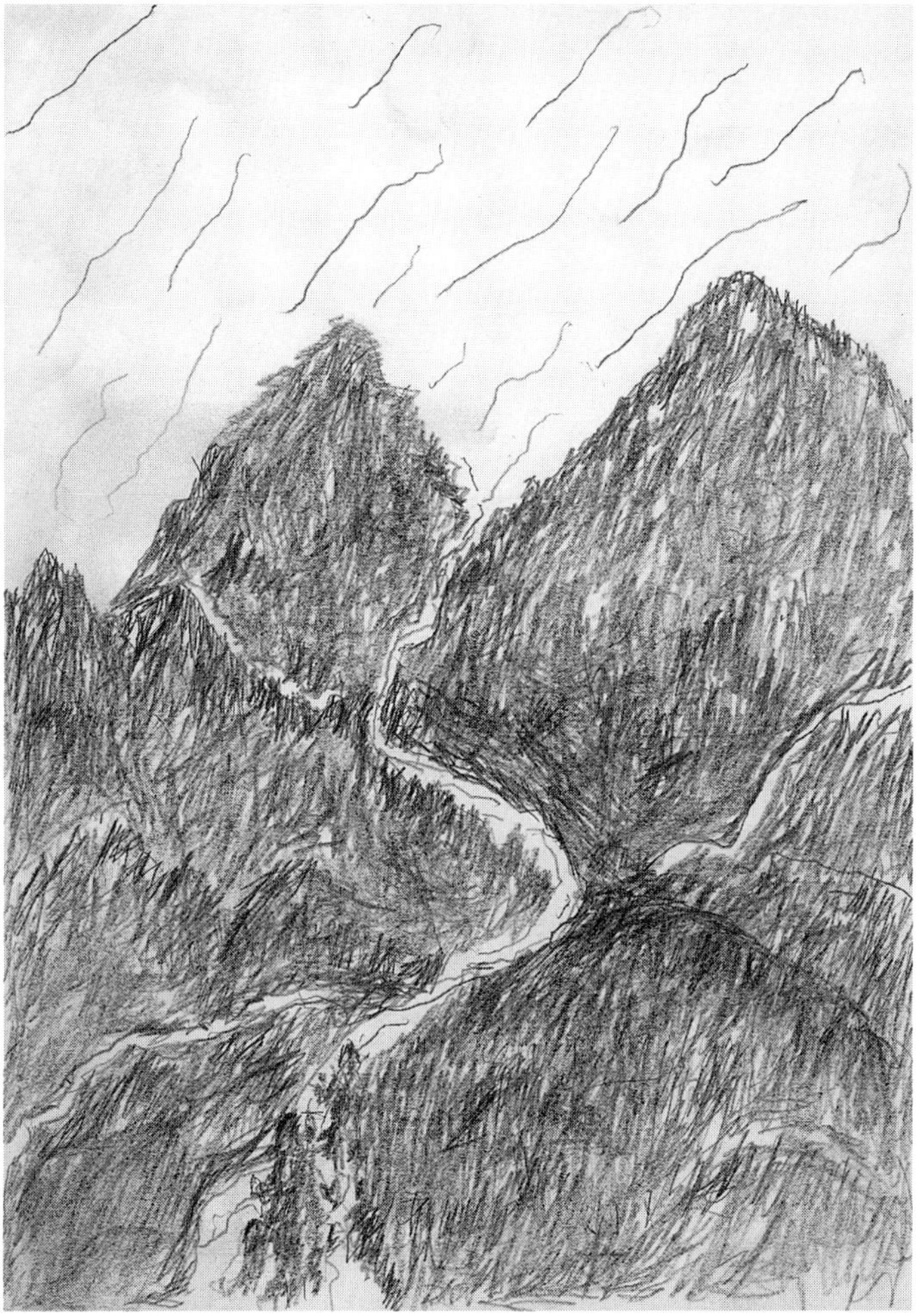

スケッチブック第５集
作品15　1986年12月19日

スケッチブック第５集
作品16　1986年12月23日

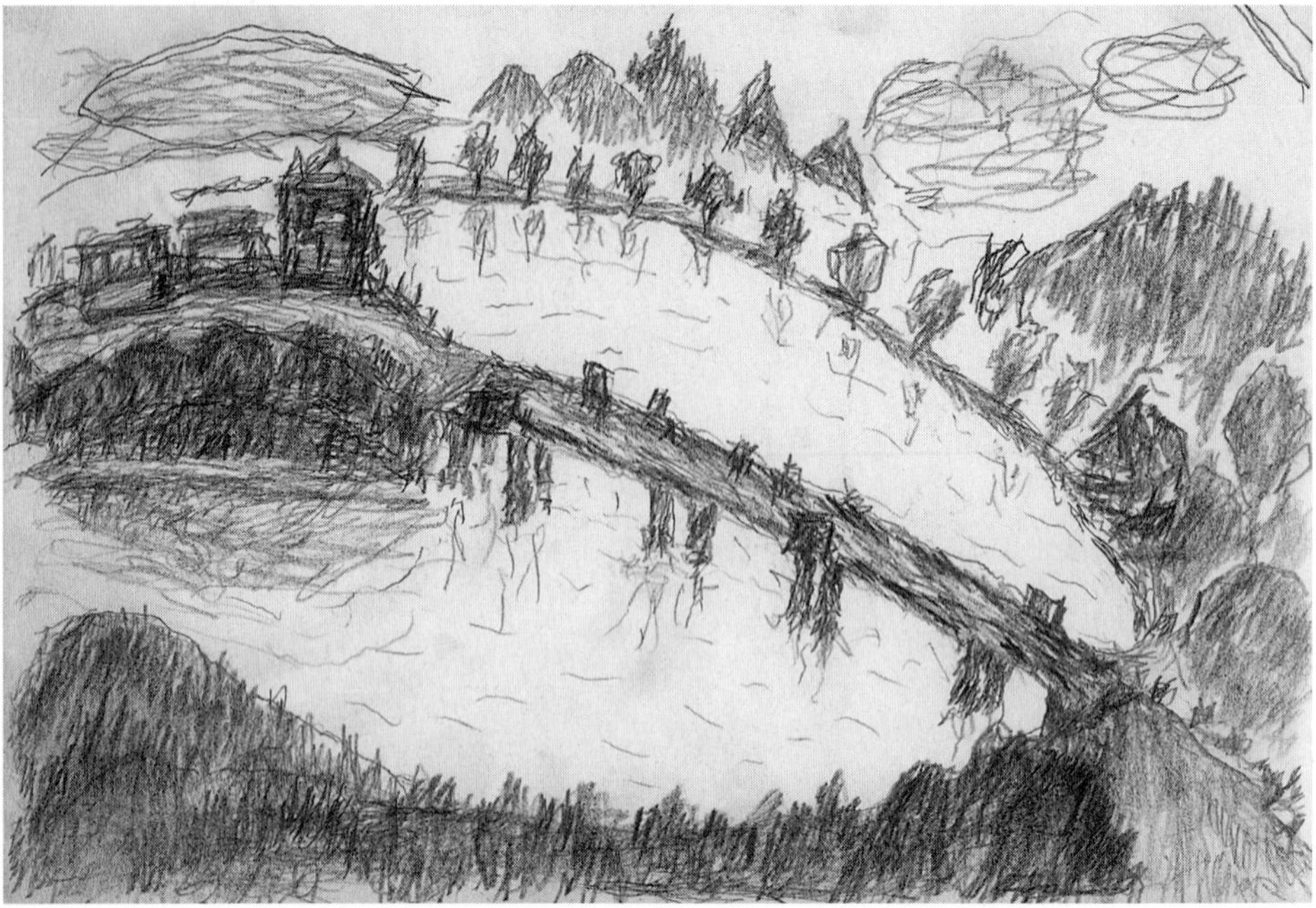

スケッチブック第５集
作品17　1986年12月24日

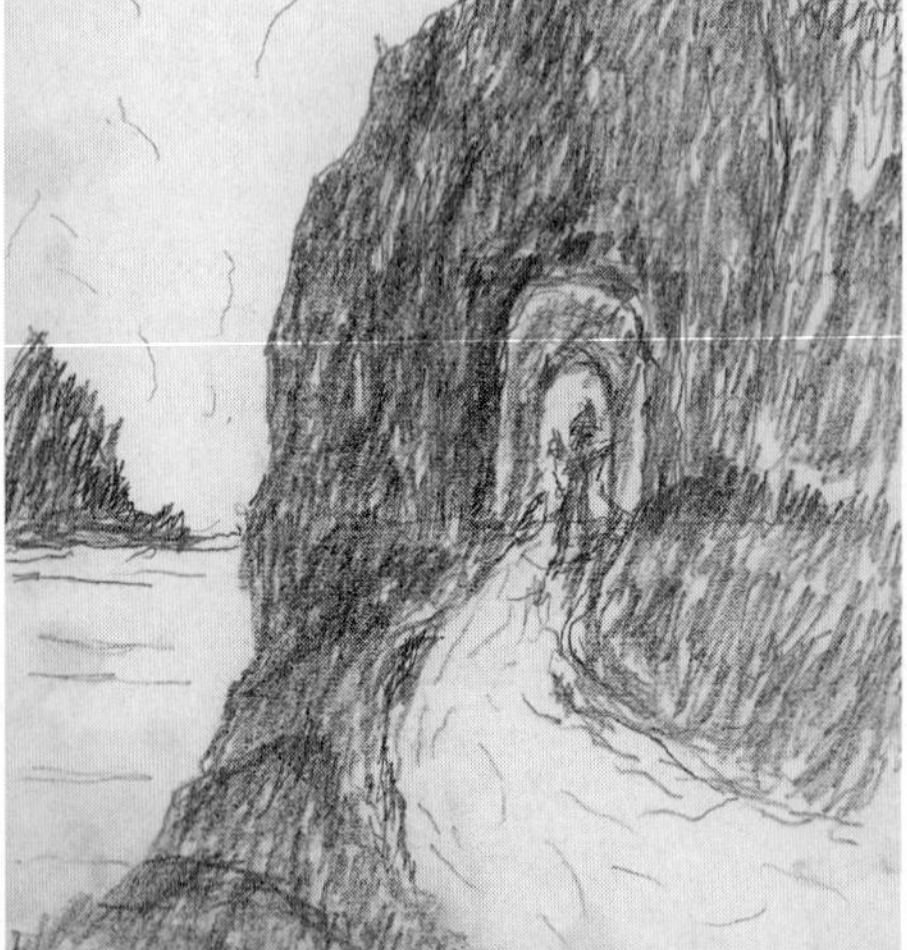

スケッチブック第５集
作品20　1987年１月13－14日

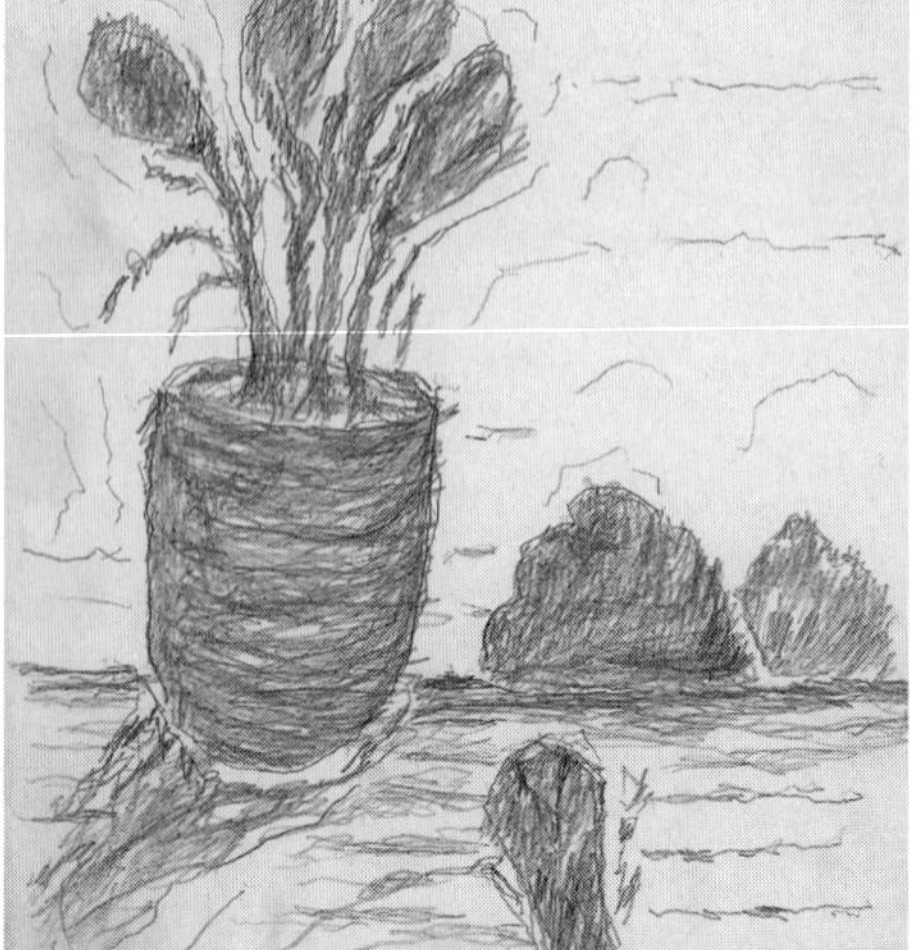

スケッチブック第５集
作品19　1987年１月13日

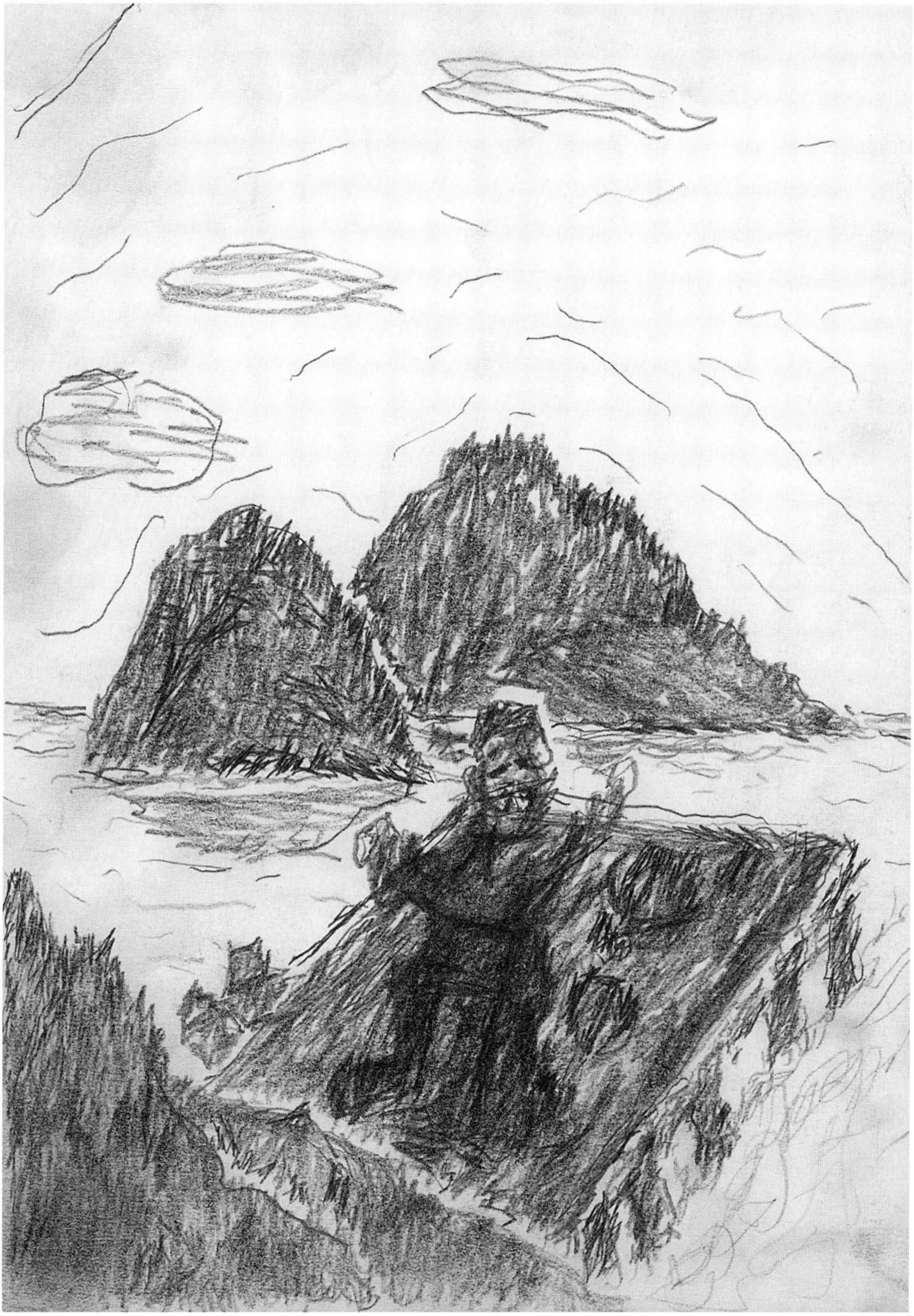

スケッチブック第５集
作品18　1986年12月26日

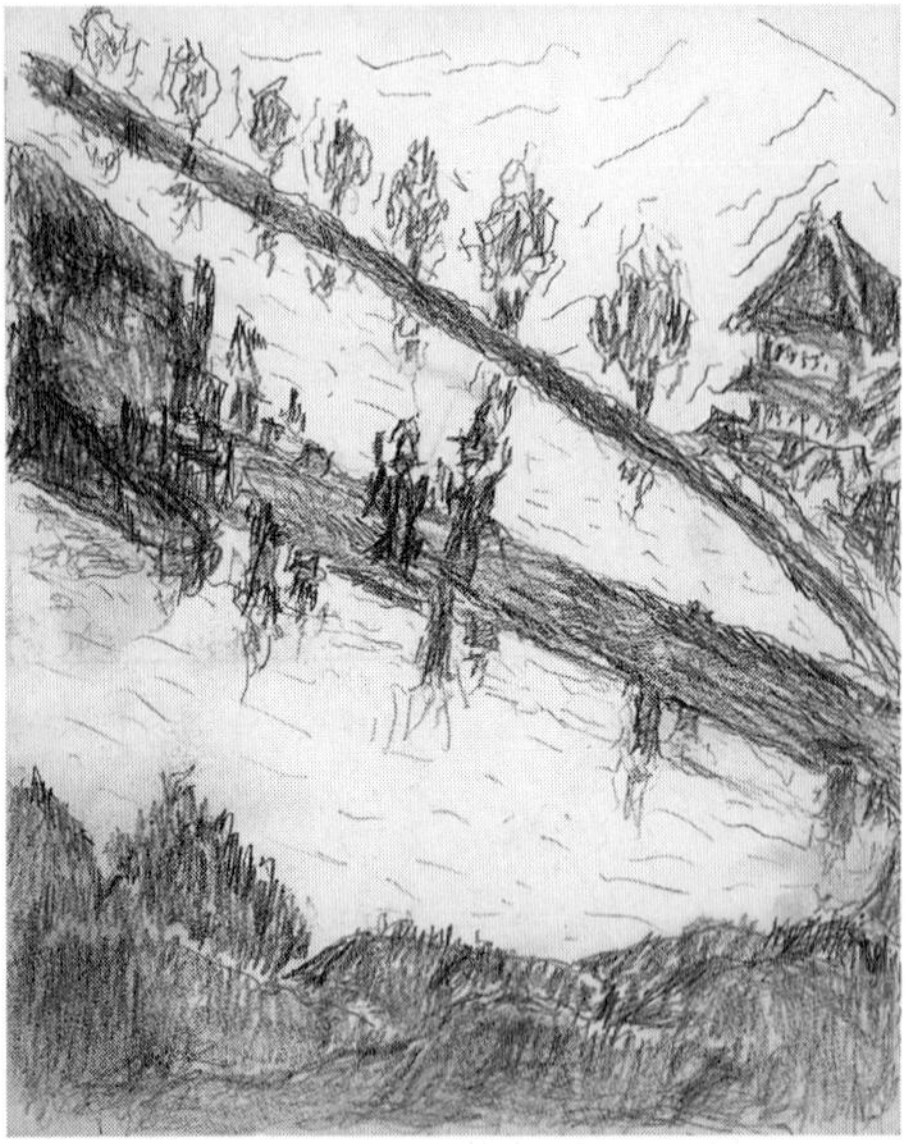

スケッチブック第６集
作品２　1986年12月８－９日

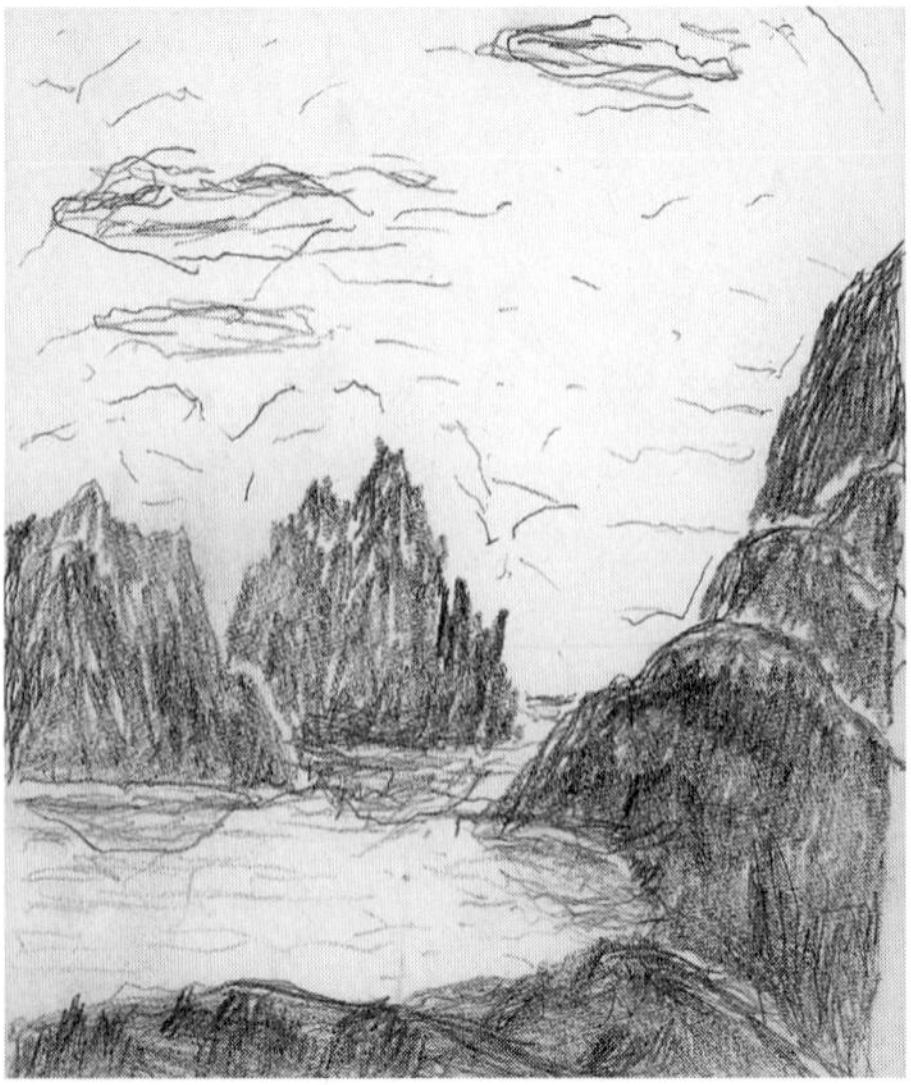

スケッチブック第６集
サイズ　Ｆ３（272ミリ ×217）
作品１　1986年12月８日

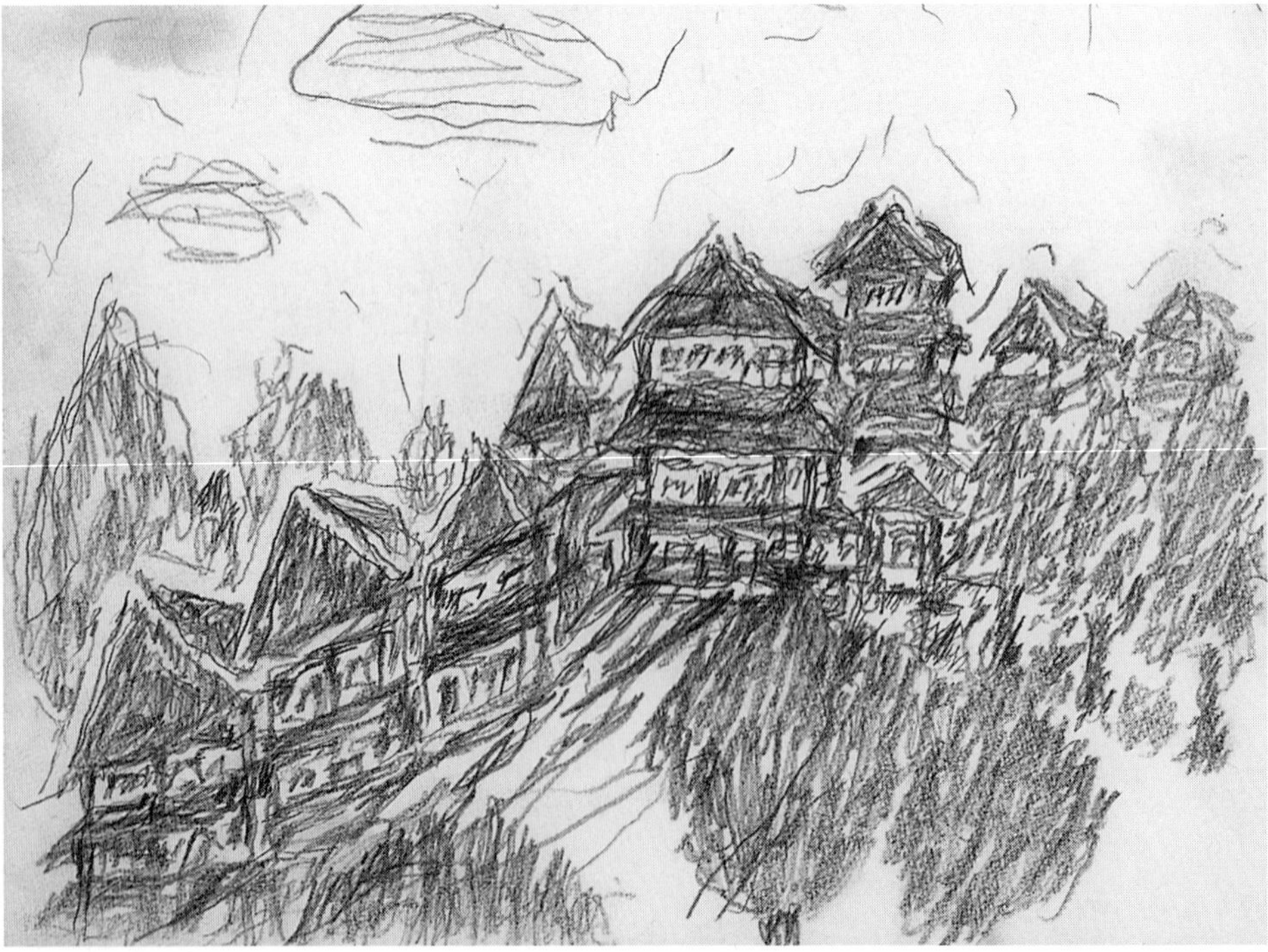

スケッチブック第６集
作品４　1986年12月12日

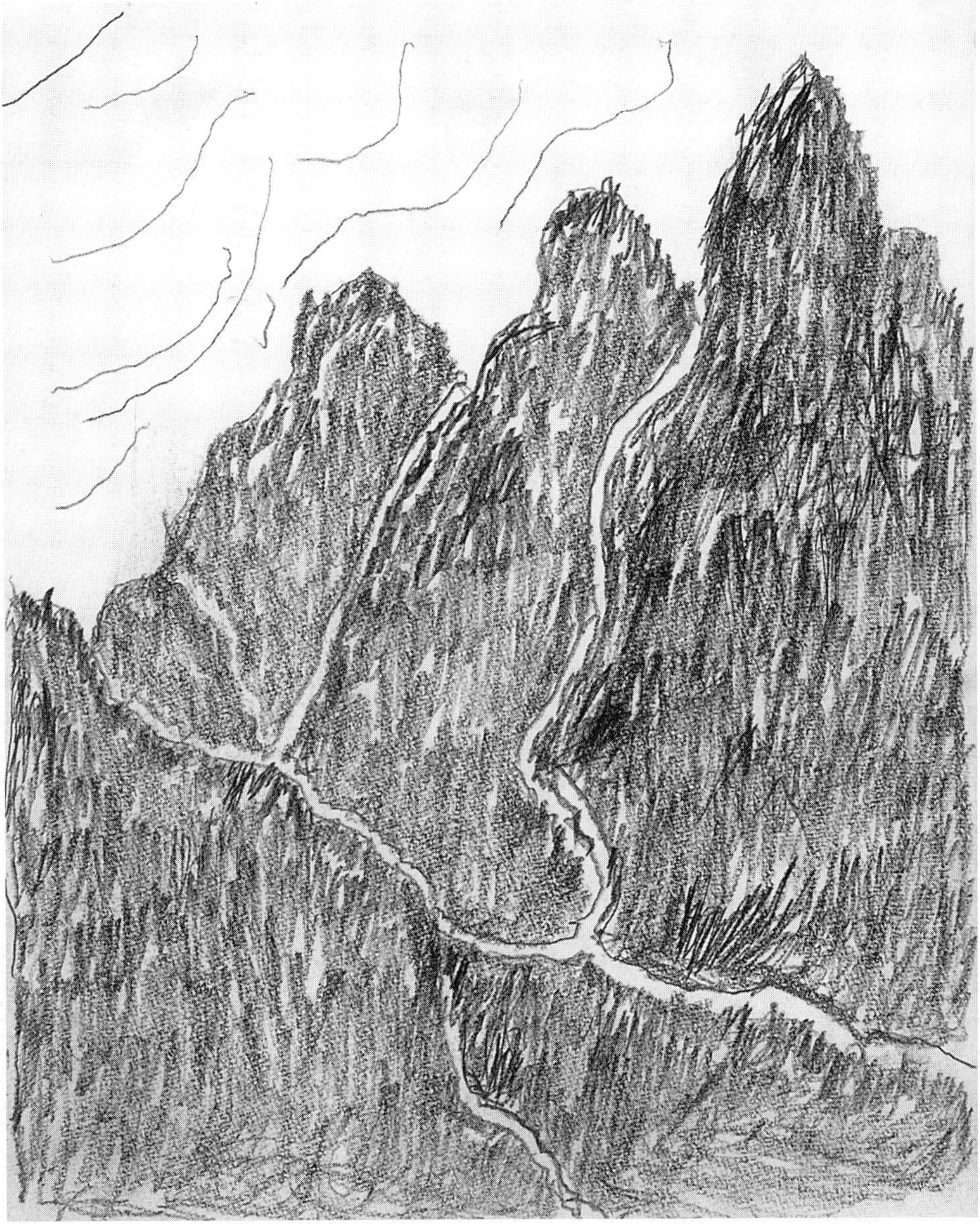

スケッチブック第６集
作品３　1986年12月９日

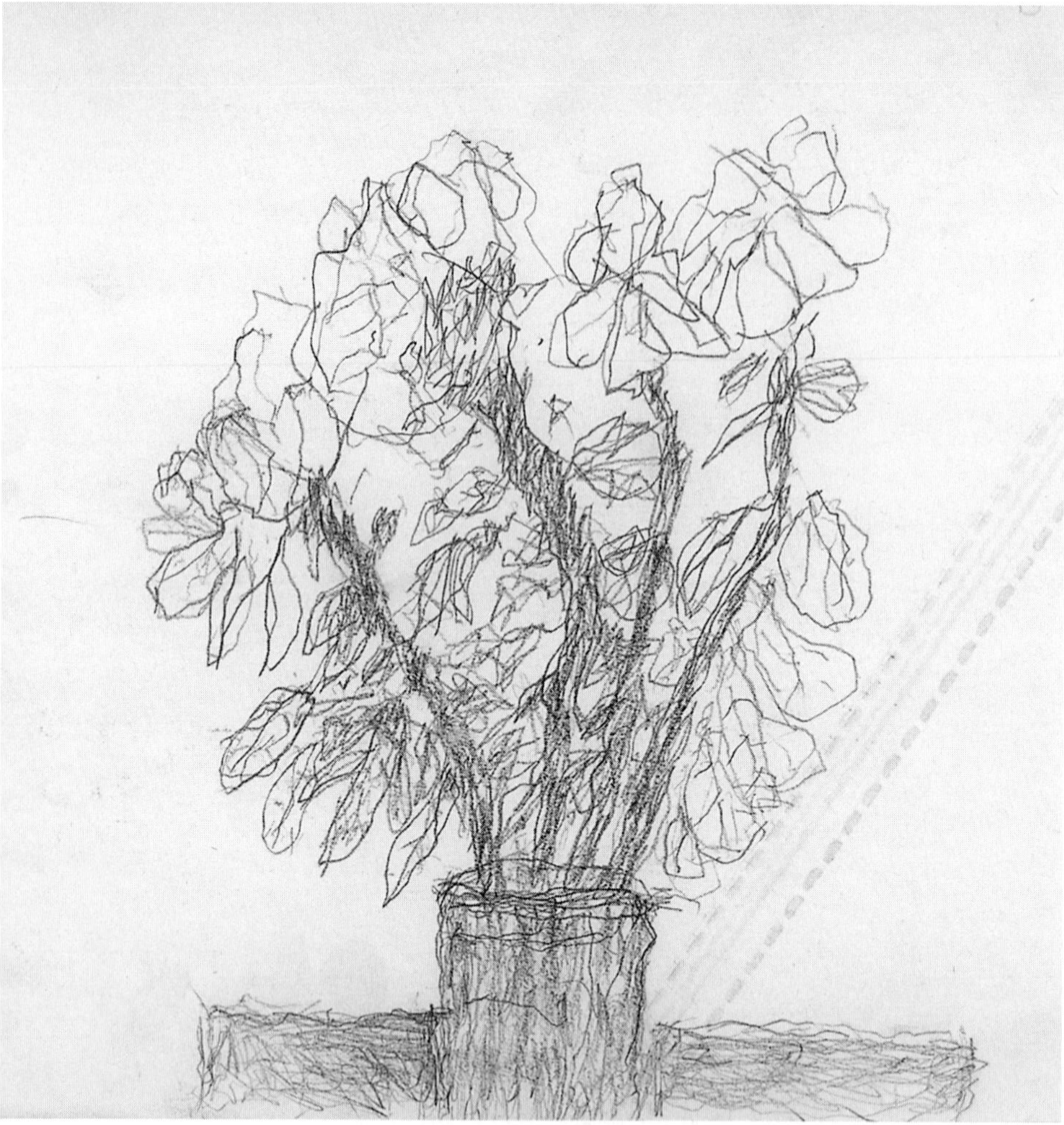

スケッチブック第７集
サイズ　Ｆ６（407ミリ ×320ミリ）
作品１　1986年５月22日

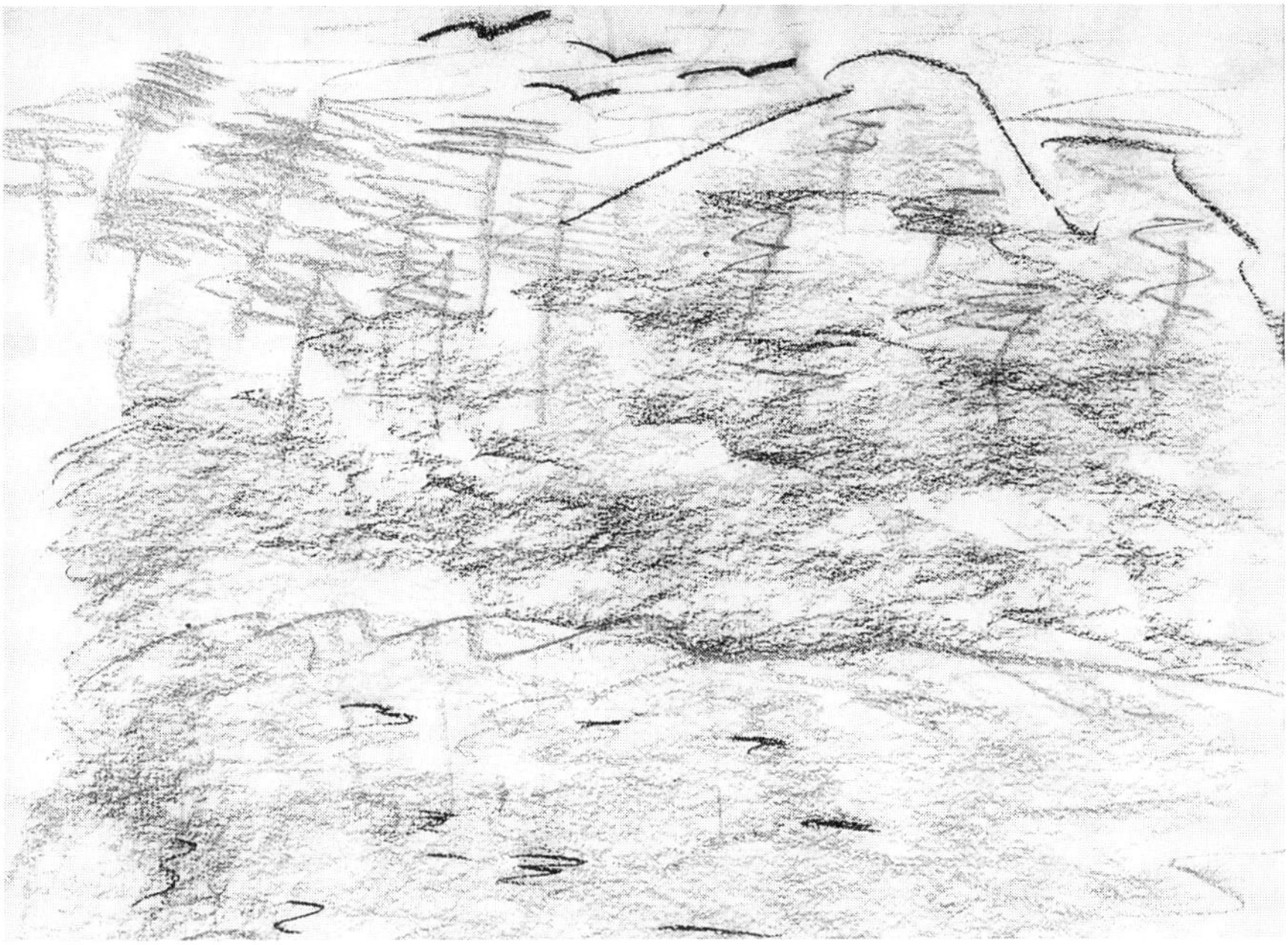

スケッチブック第７集
作品２　1987 年

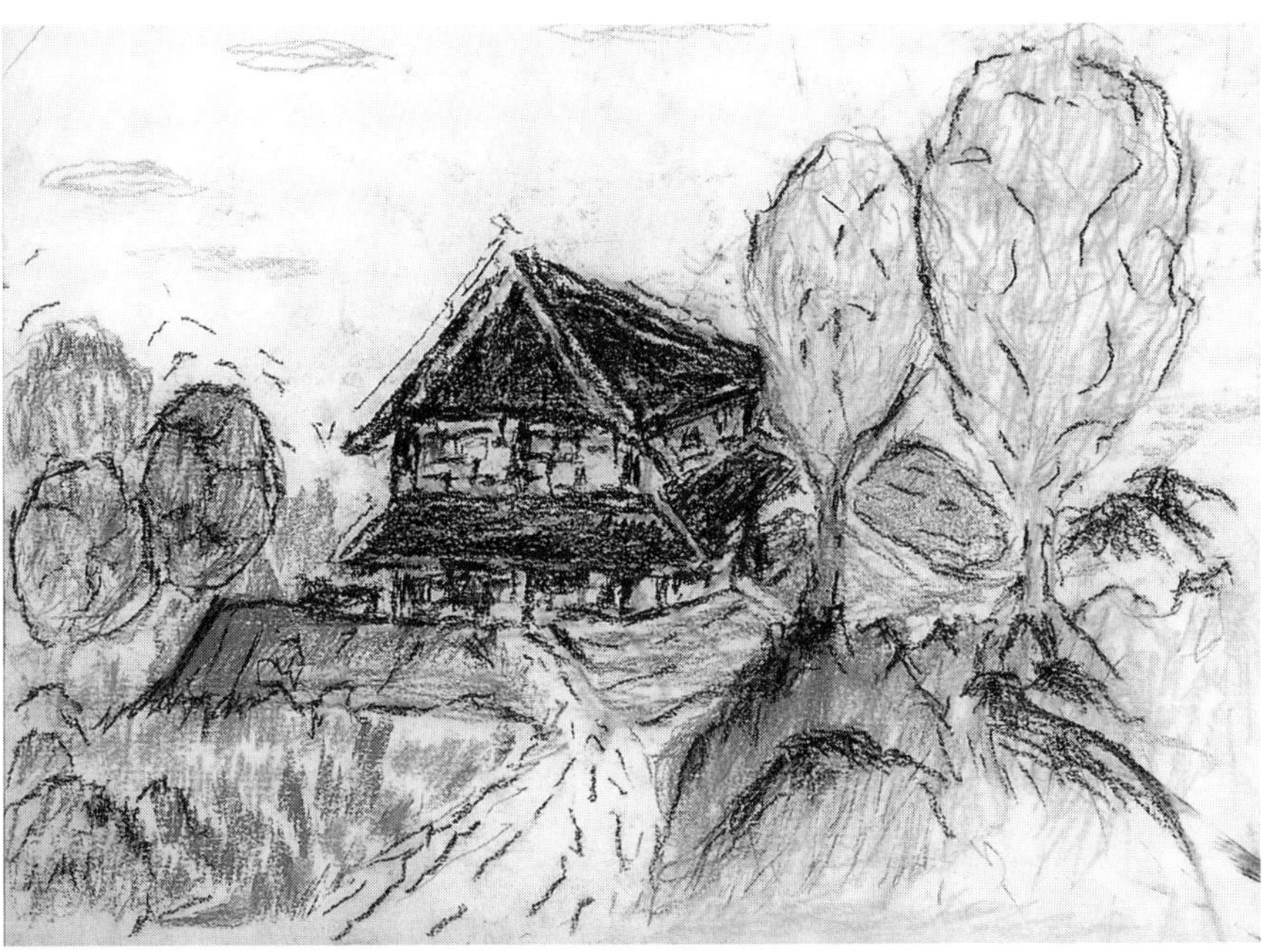

スケッチブック第７集
作品３　1987年２月13－16日

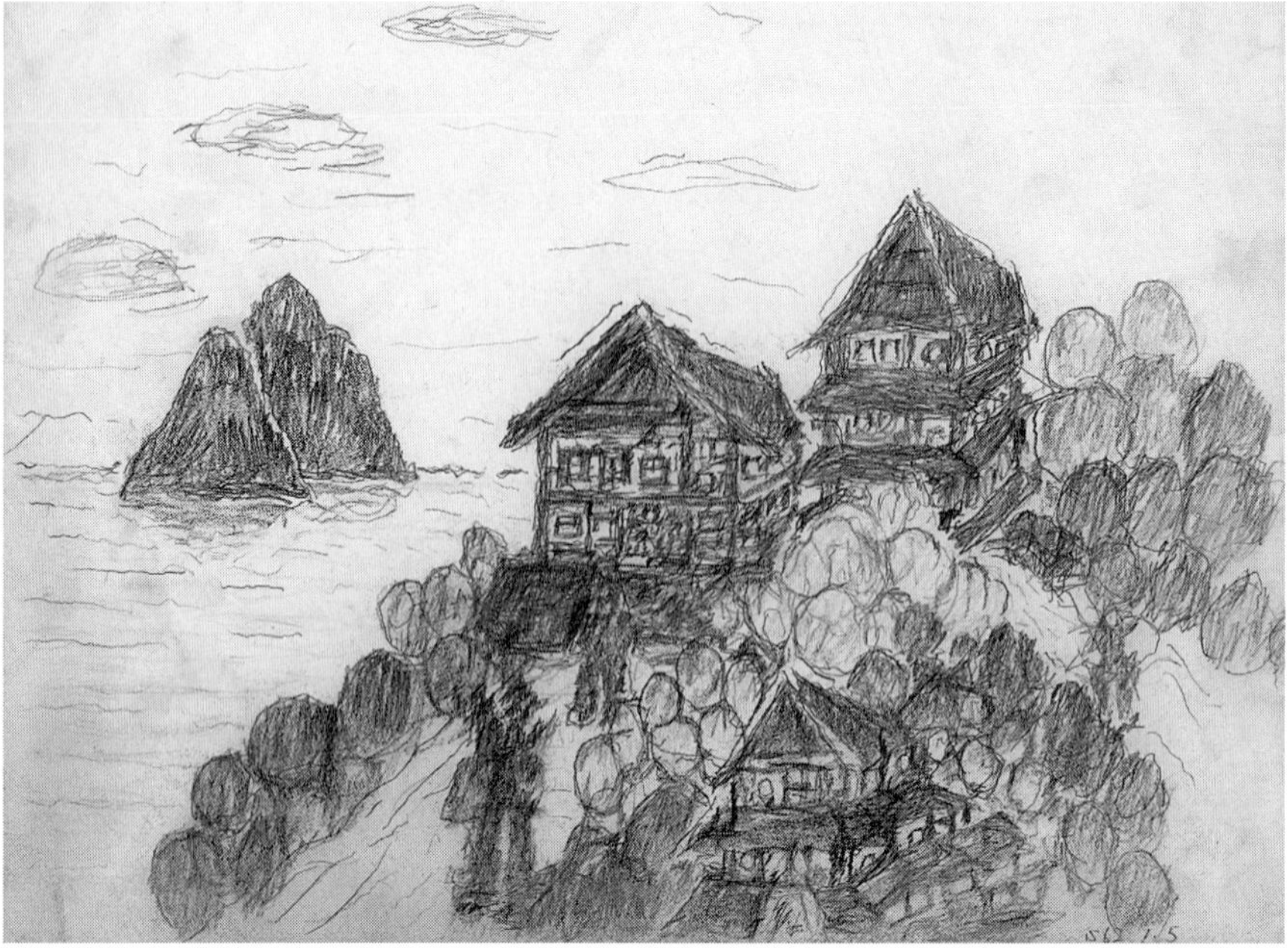

スケッチブック第８集　サイズ　Ｆ８（452ミリ ×379ミリ）
作品１　1987年１月５日

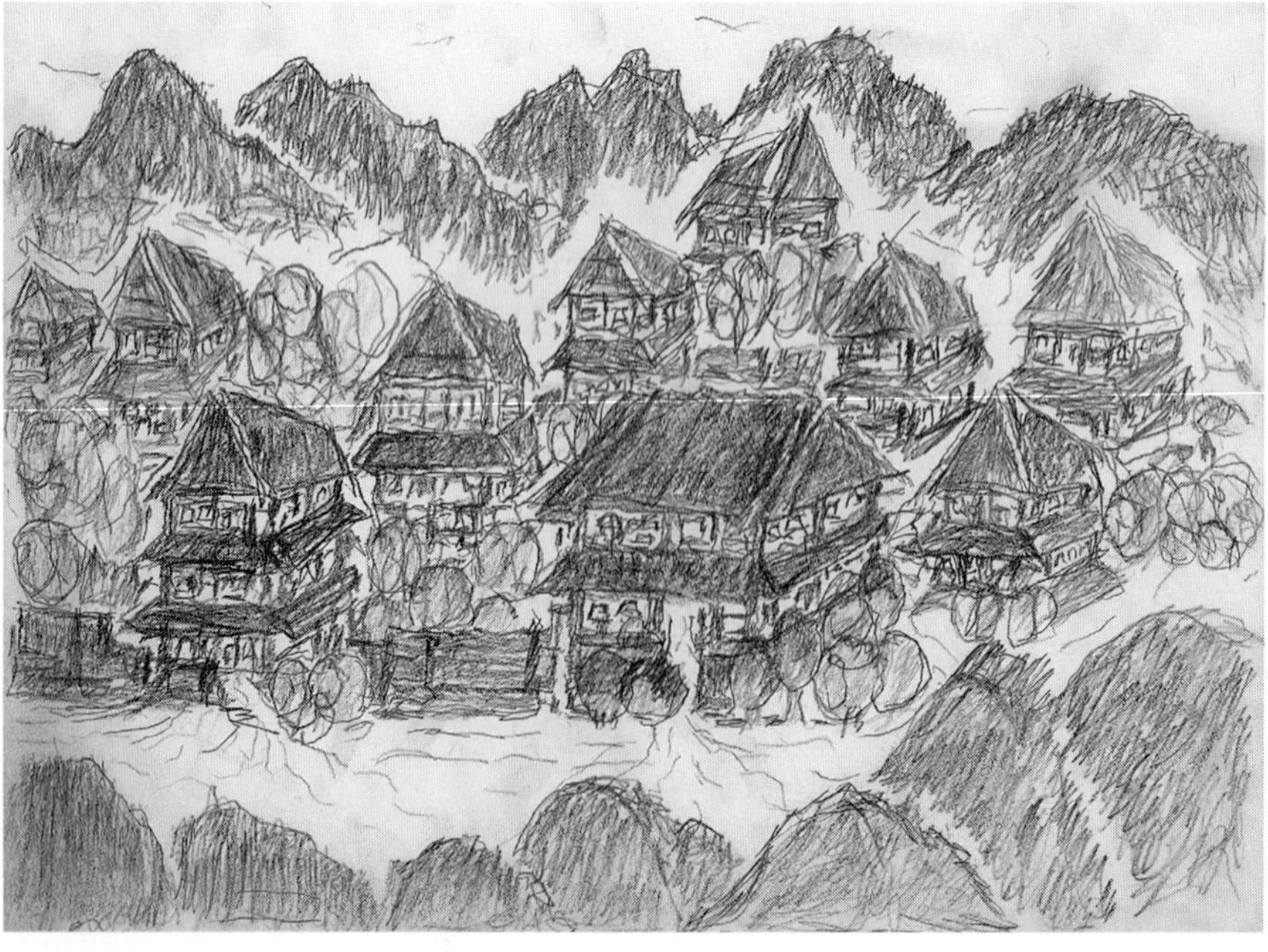

スケッチブック第８集
作品２　1987年１月８－12日

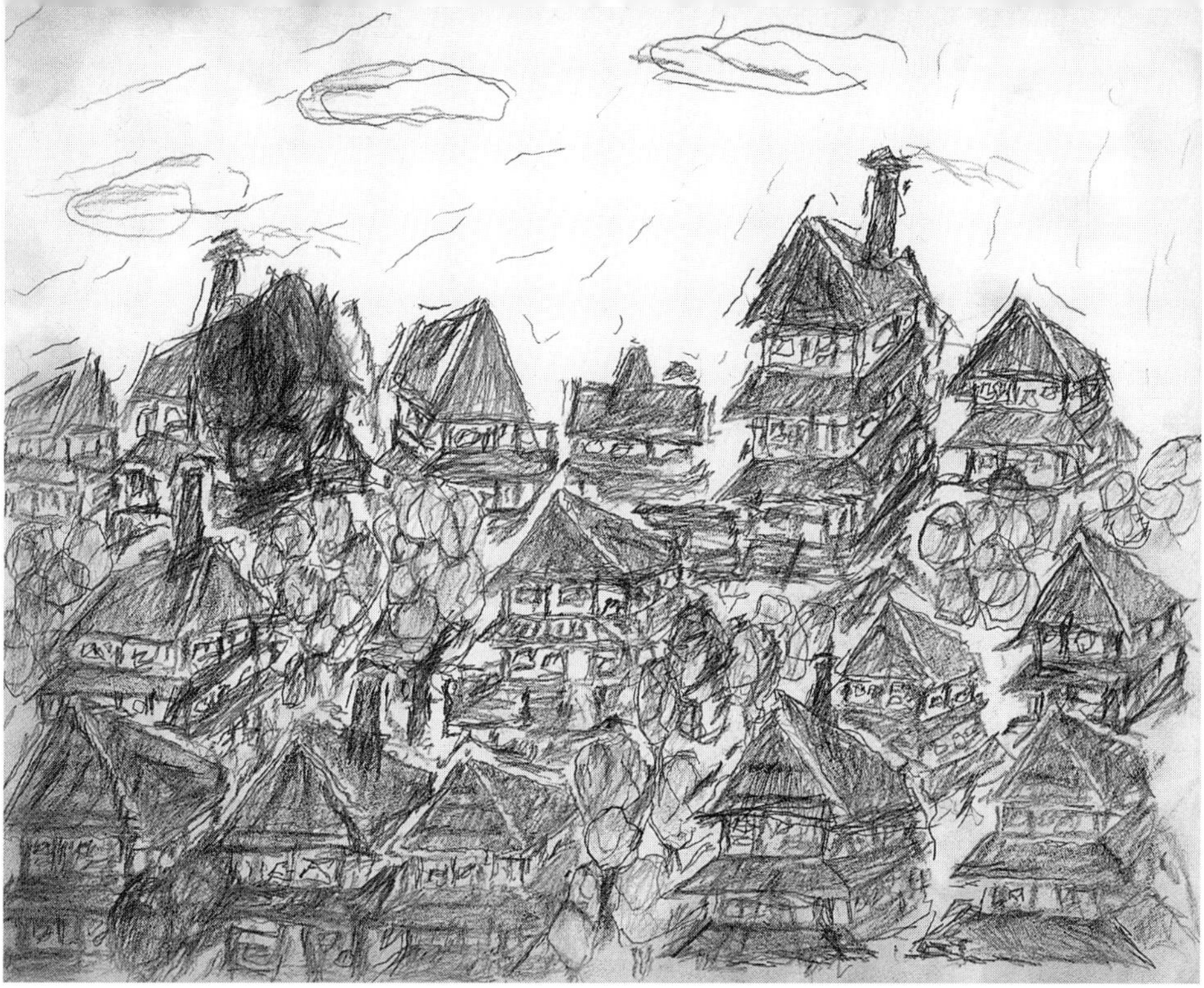

スケッチブック第８集
作品３　1987年１月14－16－19日

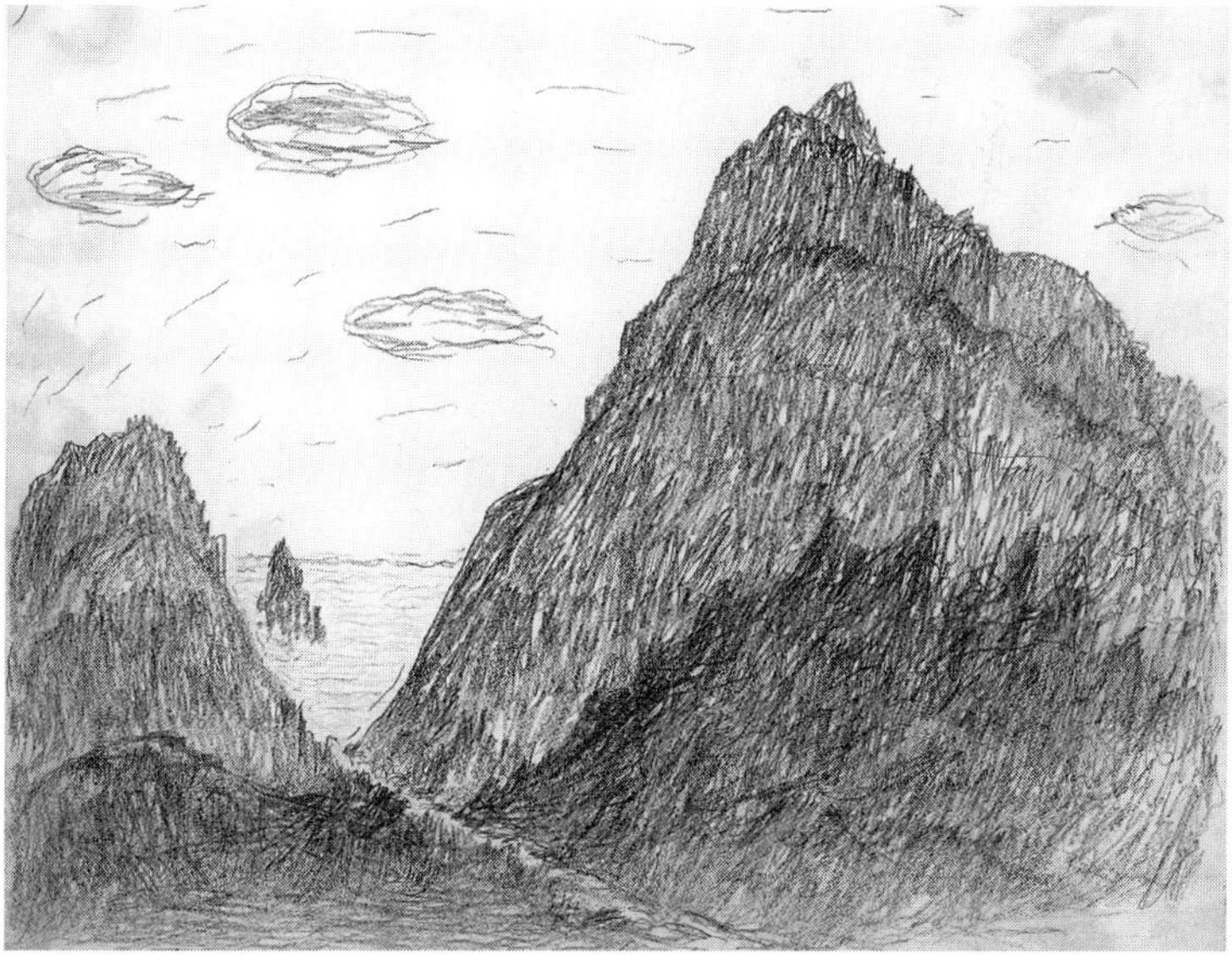

スケッチブック第８集
作品４　1986年１月20－21日

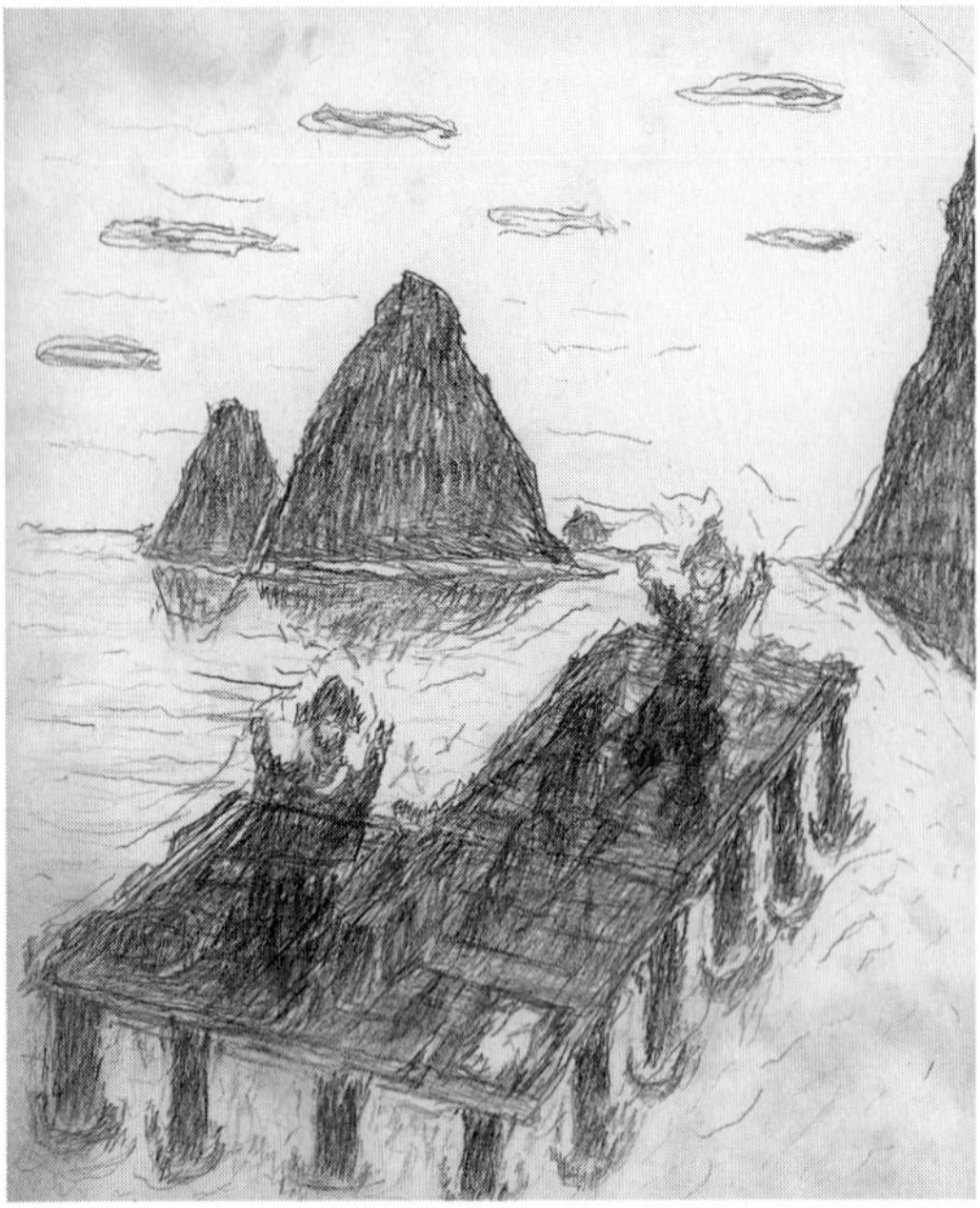

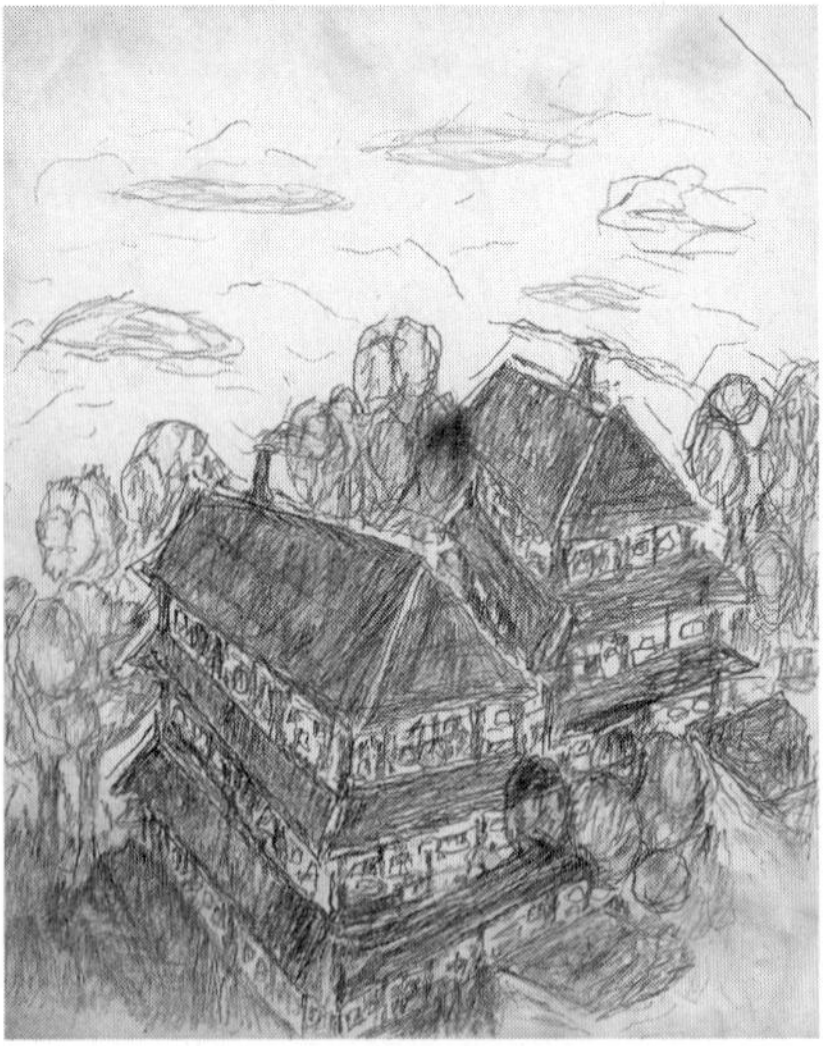

スケッチブック第８集
作品５　1987年１月21－23－26日

スケッチブック第８集
作品７　1987年１月28－29日

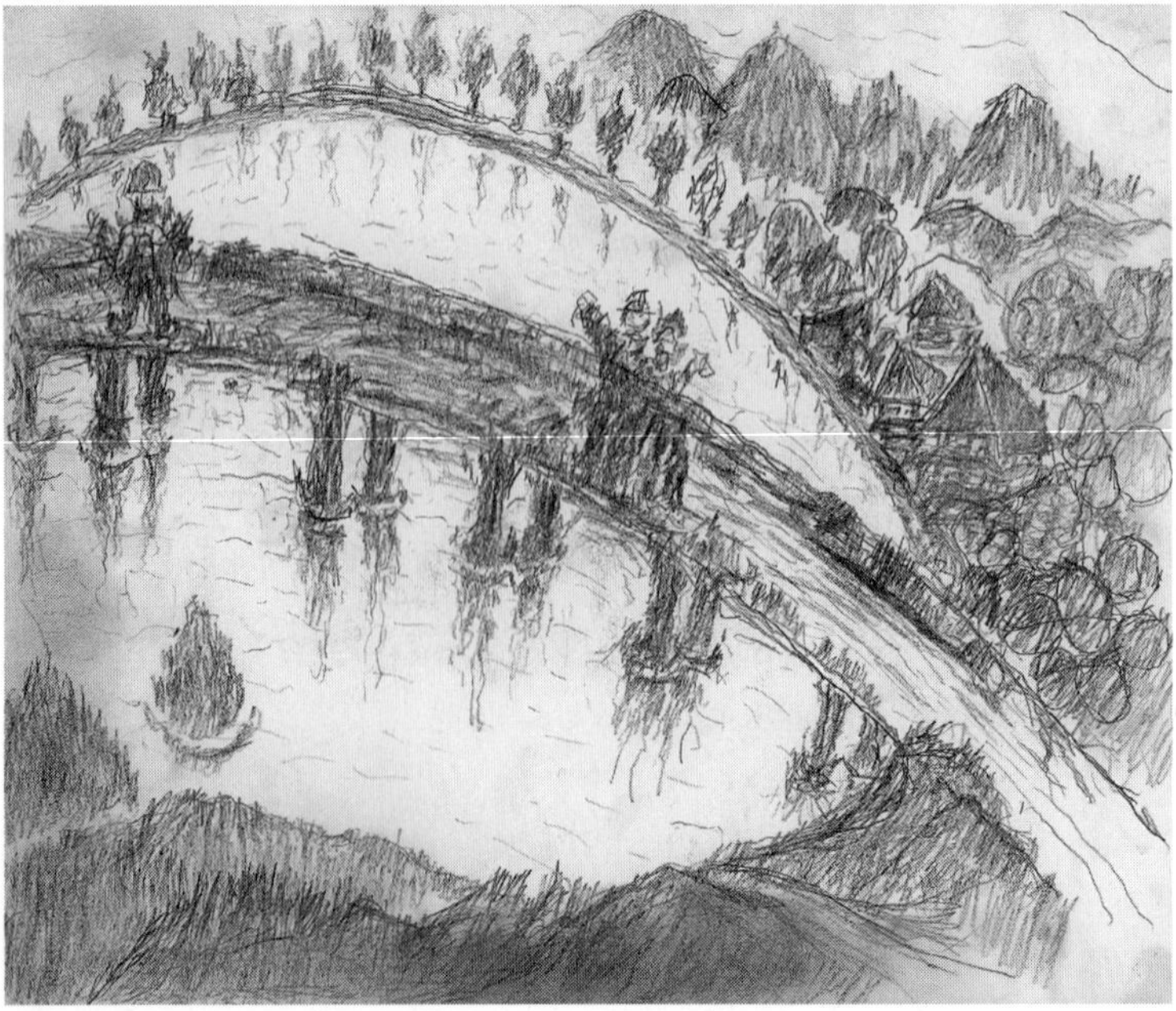

スケッチブック第８集
作品６　1987年１月26－27日

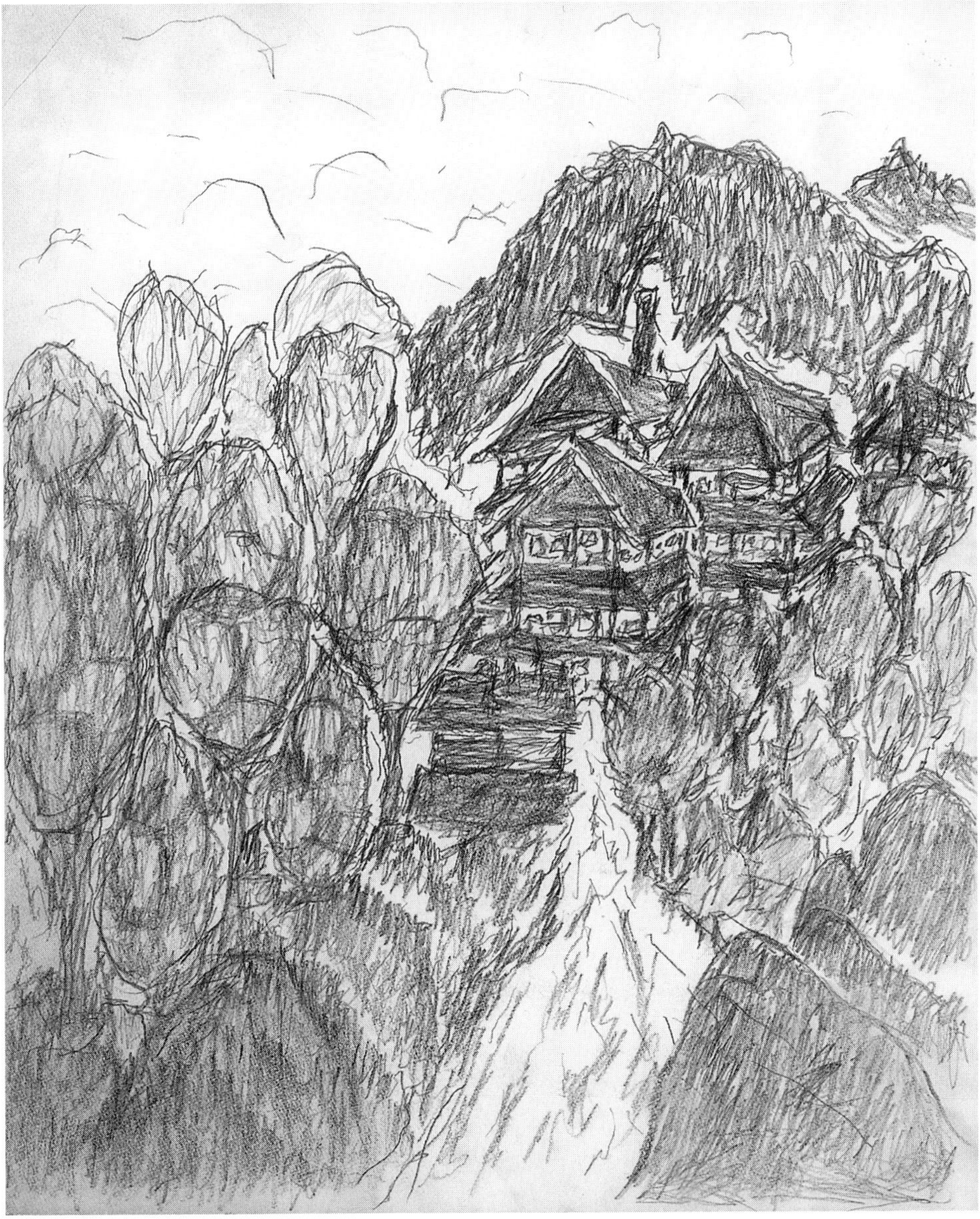

スケッチブック第８集
作品８　1986年１月30日－２月２日

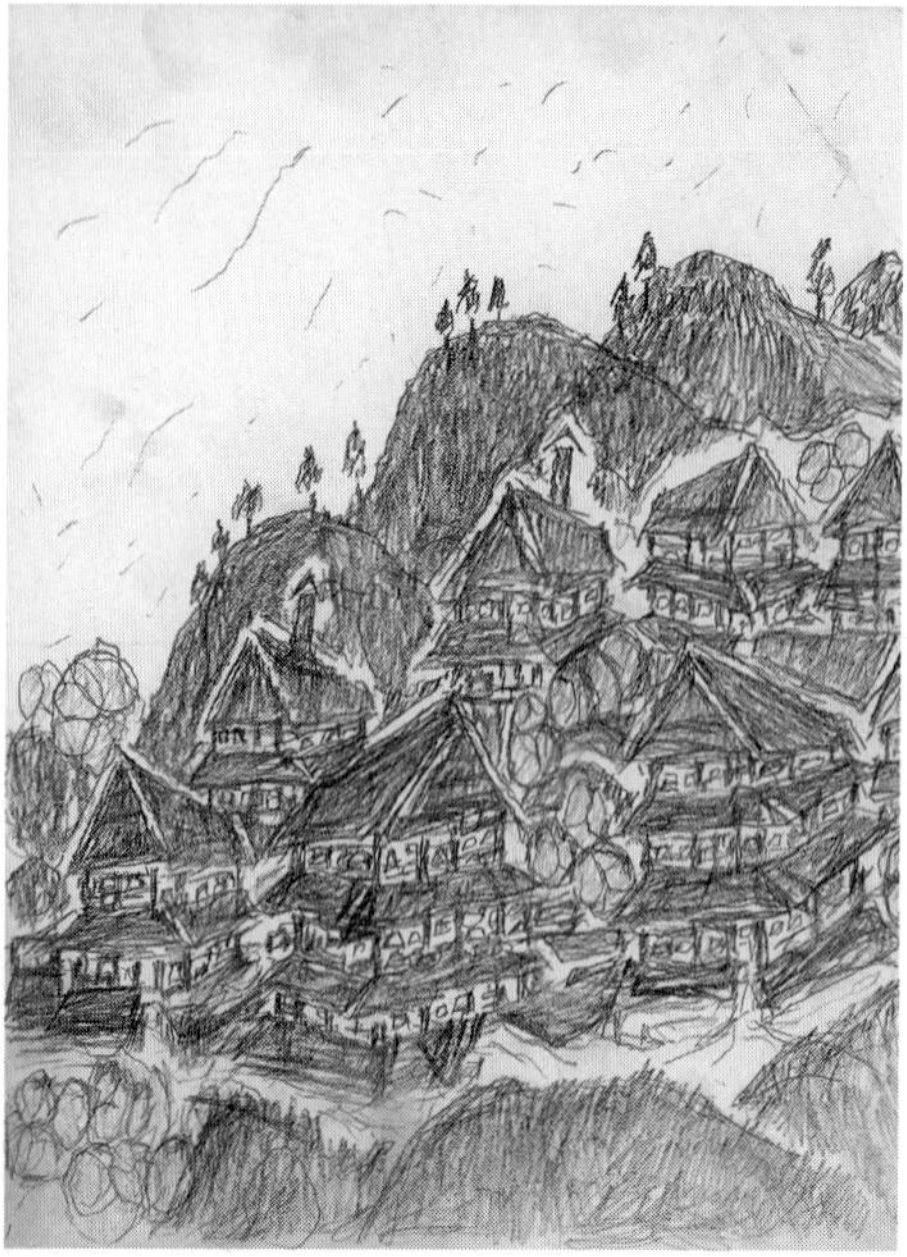

スケッチブック第８集
作品11　1987年２月５日

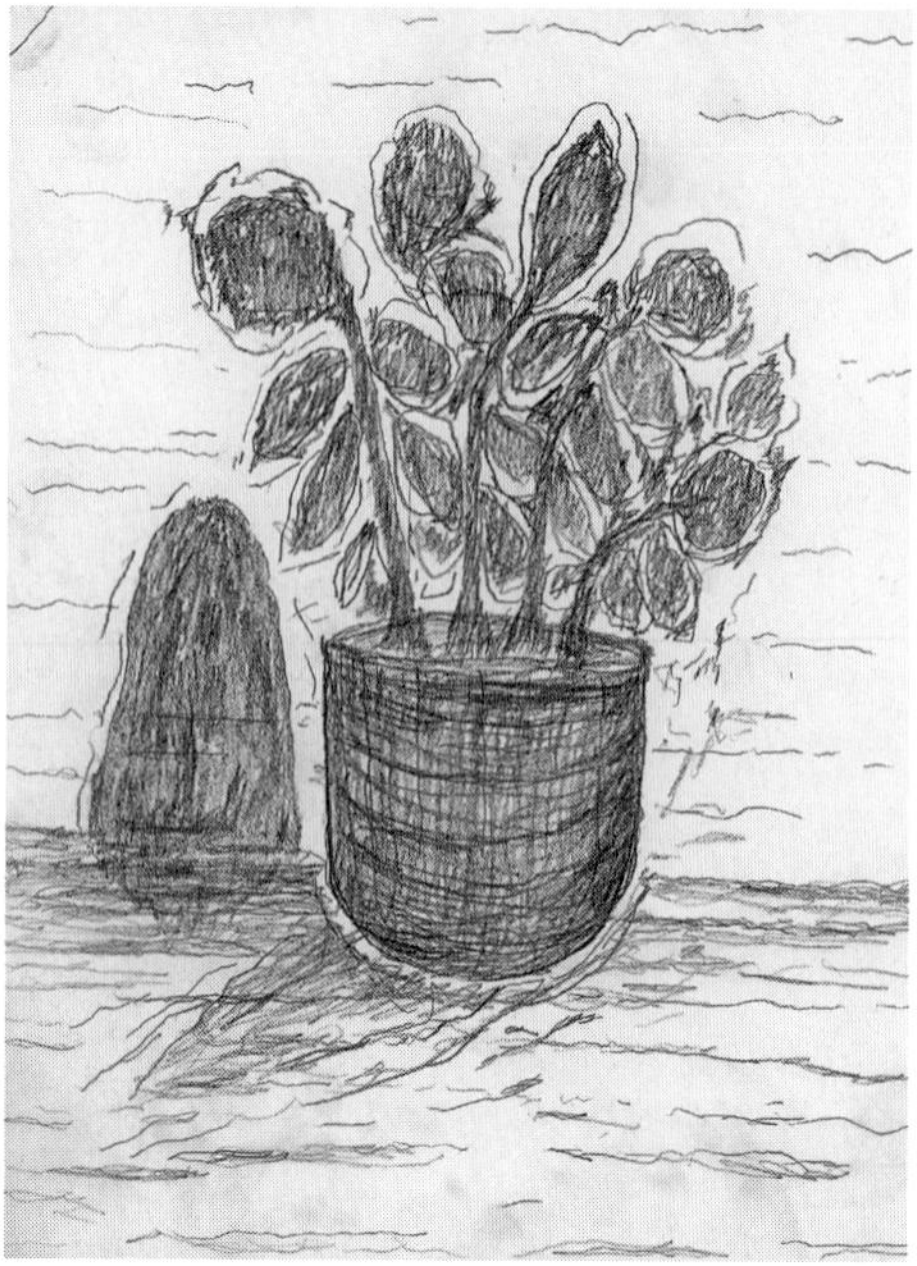

スケッチブック第８集
作品９　1987年２月２日

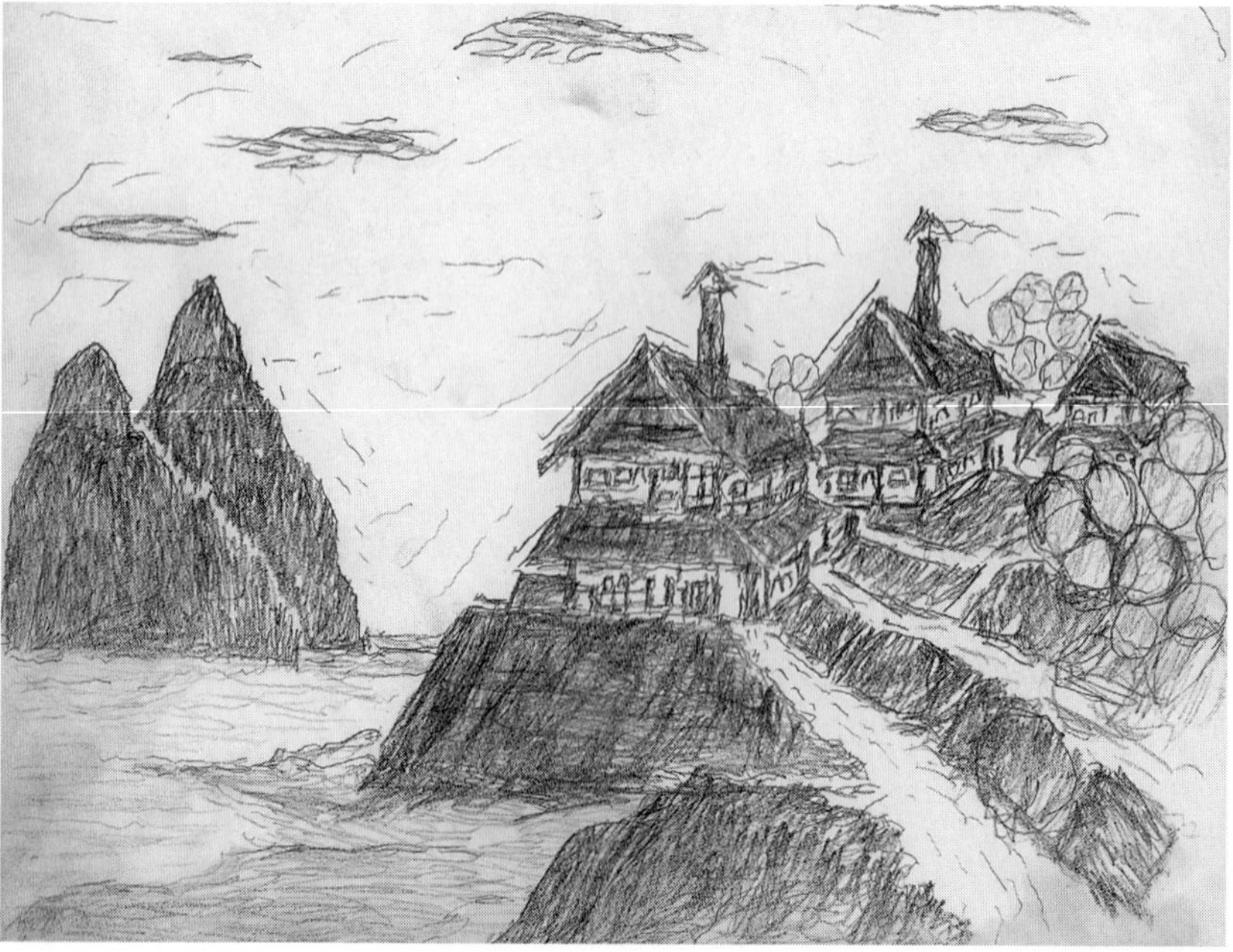

スケッチブック第８集
作品10　1987年２月３－４日

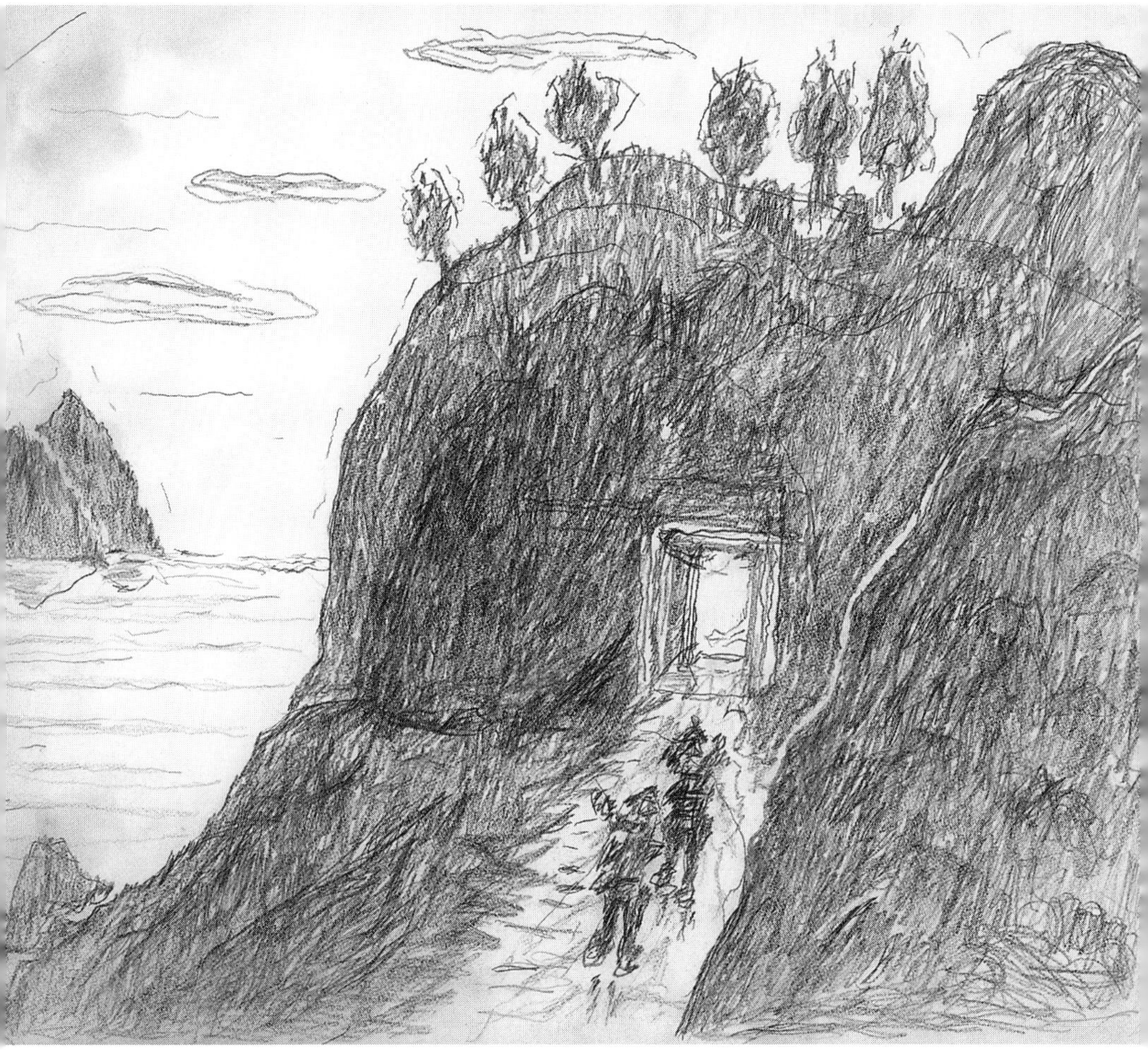

スケッチブック第８集
作品12　1986年２月６日

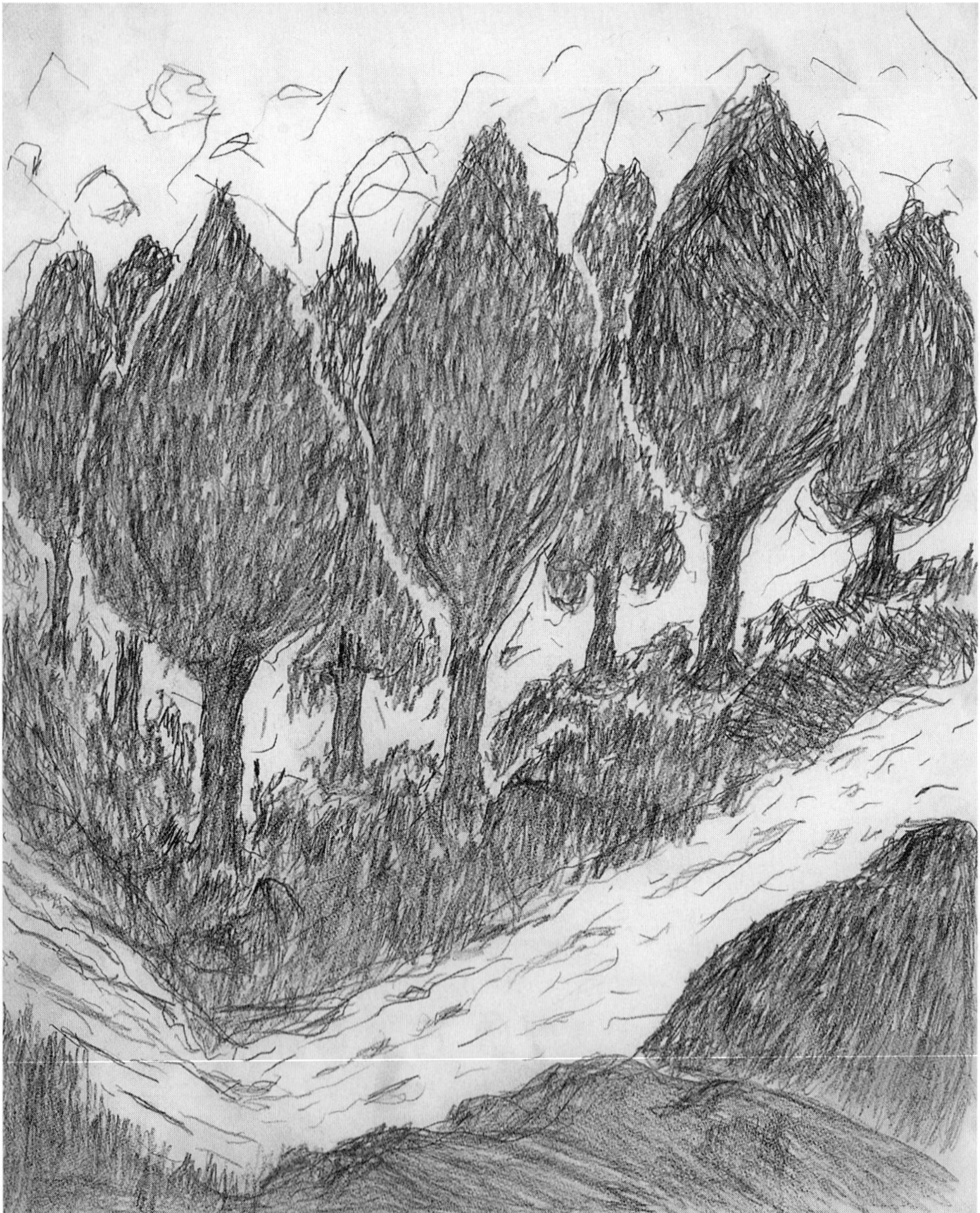

スケッチブック第８集
作品13　1987年２月９日

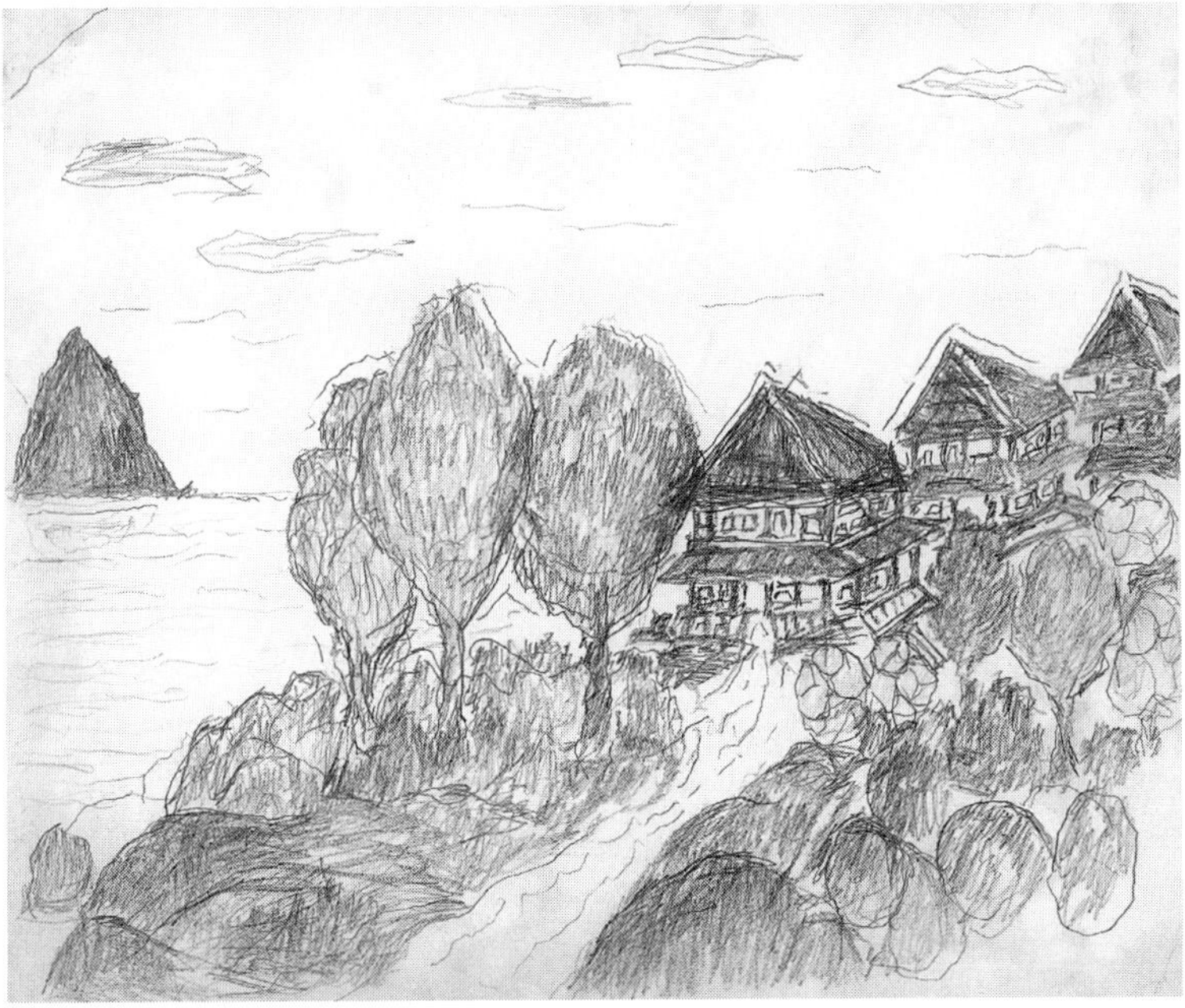

スケッチブック第８集
作品14　1986年１月20日－２月10日、12日

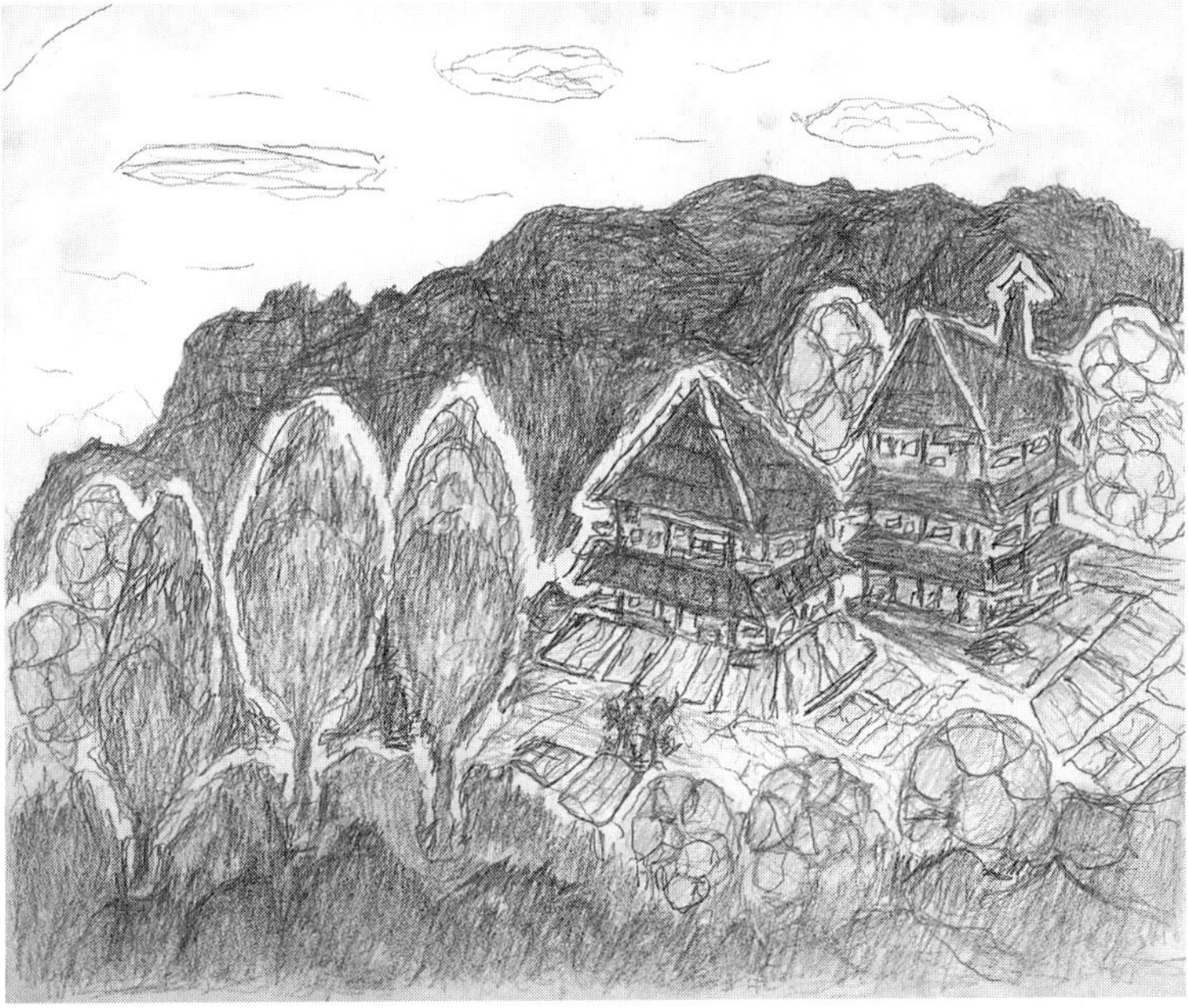

スケッチブック第８集
作品15　1987年２月17－19日

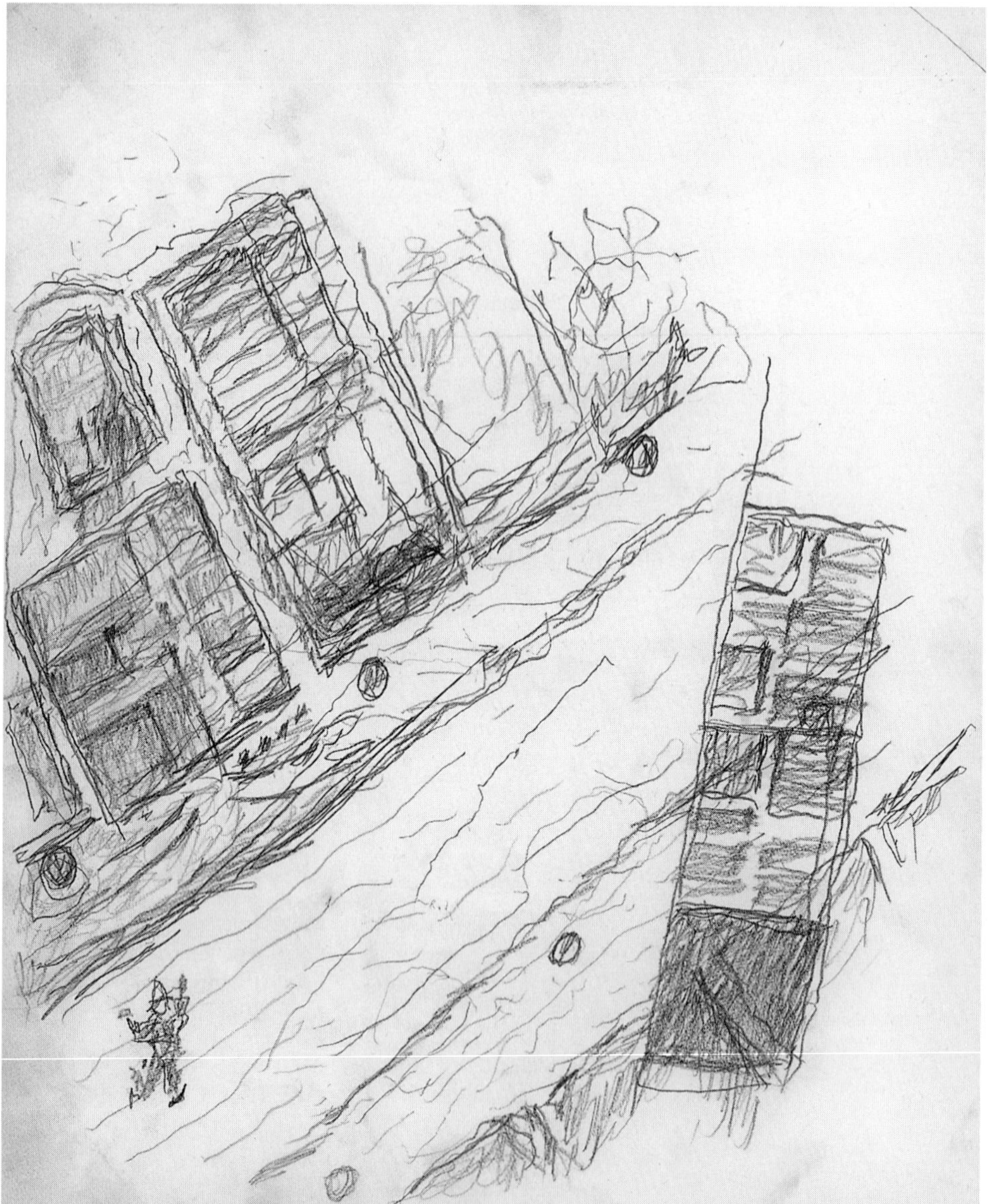

スケッチブック第８集
作品16　1987年２月20日

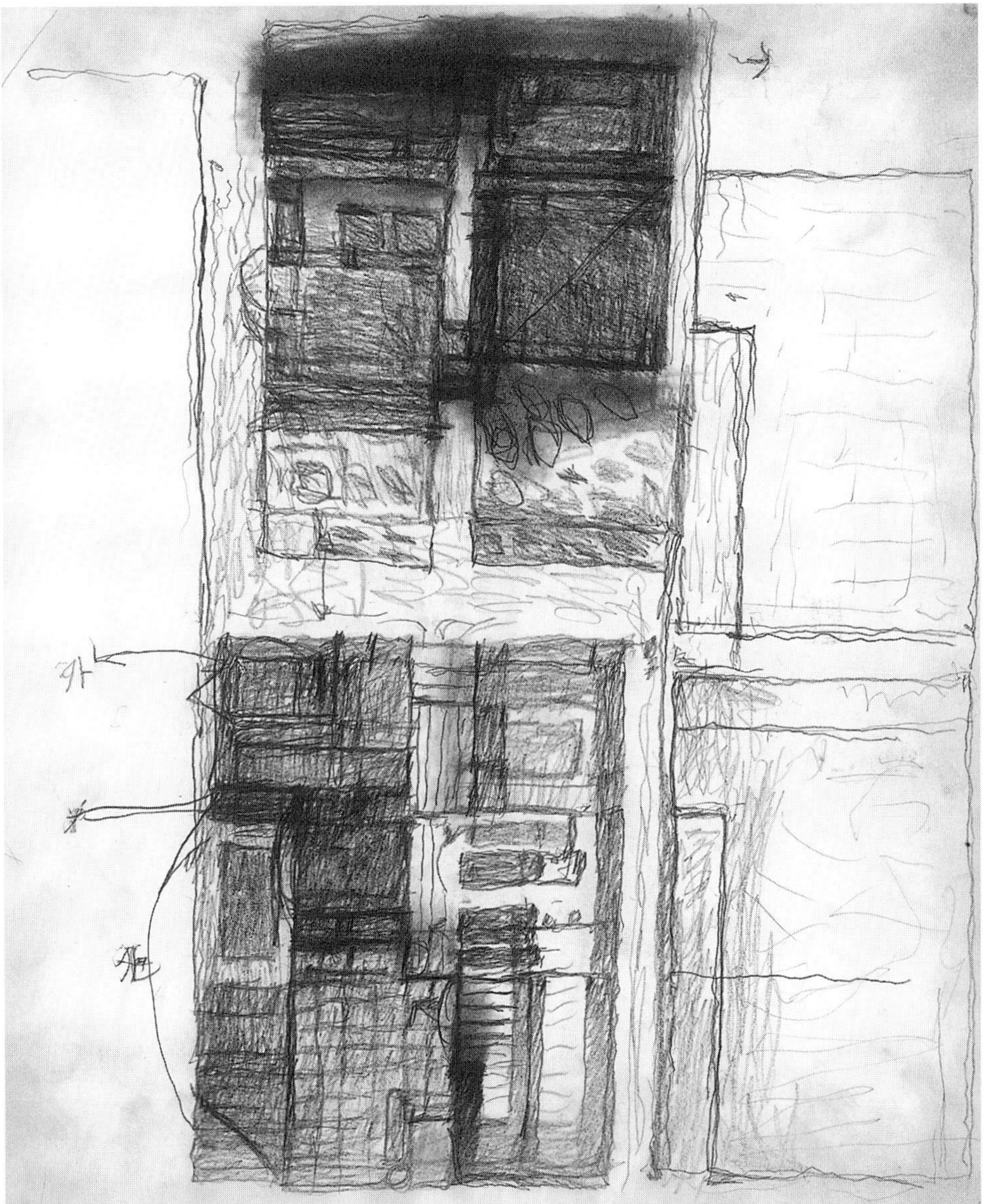

スケッチブック第８集
作品17　1987年２月23－27日

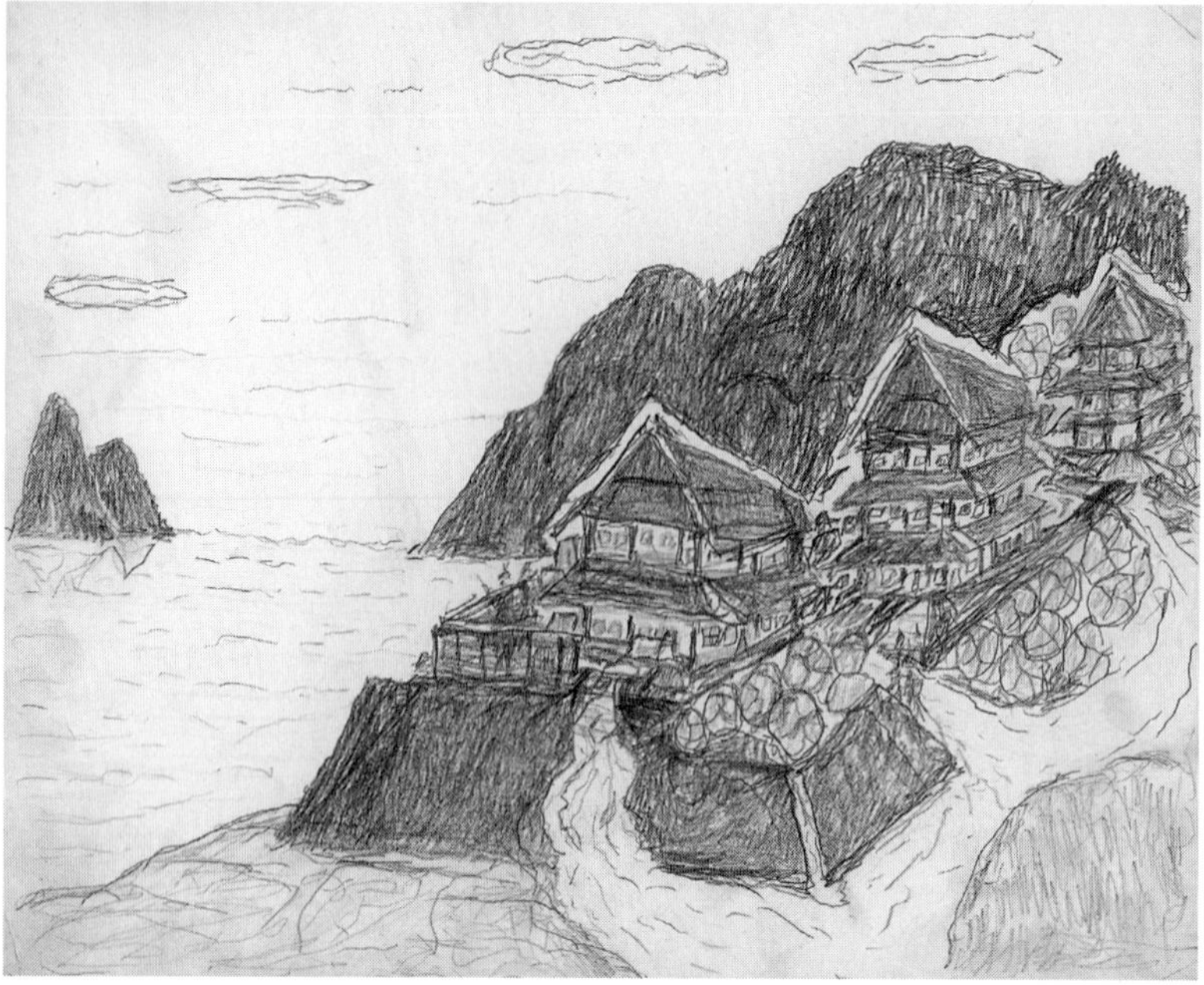

スケッチブック第８集
作品18　1987年３月２-４日

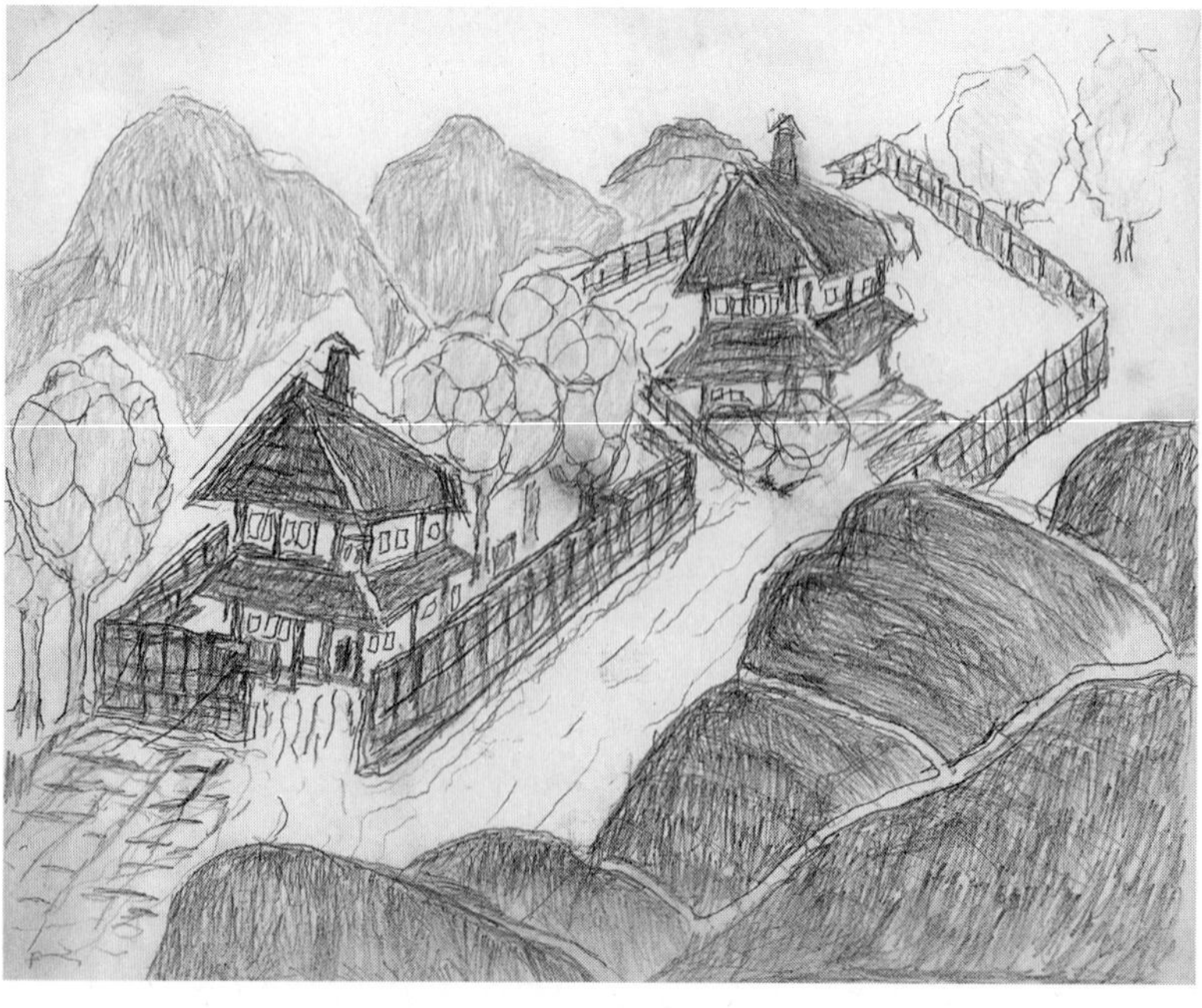

スケッチブック第８集
作品19　1987年３月５－９日

注

中村京亮の作品は、全体で八冊のスケッチブックからなる。「中村京亮描画全作品」での「集」はこの一冊を指し、もっとも古いものを第一集とし、順次、ナンバーを付した。掲載は各スケッチブックの頁順に掲載し、順次ナンバーを付した。作品制作月日は当該の頁に記入されたものを付した。記入がないものは年のみを記した。

中村京亮（なかむら・きょうすけ）

一九〇〇年、山口県厚狭郡山陽町（現・山陽小野田市）に生まれる。一九二五年、九州帝国大学医学部卒業。一九三三年、平壌医学専門学校教授。一九四六年、一家とともに三十八度線を越えて帰国。一九四七年、国立療養所「清光園」院長。一九六二年、国立福岡東病院初代院長。一九七一年、国立福岡東病院を定年退官。名誉院長となる。一九七二年、勲二等旭日重光章。一九八五年二月、脳出血発症一九八七年五月十二日逝去、従三位に叙せらる。

参考文献

中村京亮『遠くて近き』有文社、一九七四年
中村京亮『傘寿多忙』太平印刷、一九八〇年
横田整三『脳卒中リハビリ日記』朝日新聞社、一九九〇年
笹沼澄子『失語症の記録』大修館書店、一九八五年
勝木司馬之助「無題」(『第二内科同門会報』第三八号、一九八六年)
全国失語症友の会連合会「失語症便覧」全国失語症友の会連合会、二〇〇一年全国失語症友の会連合会「失語症者のリハビリテーションと社会参加に関する調査研究事業報告書」全国失語症友の会連合会、二〇〇八年
中村京亮「老医の日記から」(『杏林』第三一号、杏林会本部、一九八〇年)
中村京亮「老医の日記」(『杏林』第三六号、杏林会本部一九八五年)

あとがき

海鳥社の西俊明社長に、この本のことを相談したら、初対面のときから、「いま活字離れがひどいですからね」といった。出版社の社長が、初対面からこんなことをいってもいいのかなと思ったが、「では、字を少なくして、絵本のようなものを作ったらどうだろう」と話し合ってできたのが、この本である。

スケッチ・ブックのページを繰り返しめくっていると、二十年まえには分からなかったことが、改めて見えてくる。

この本には、見る人には退屈かもしれないけれども、先生の全描画を入れたいと思った。私の頭のなかには、画集の末尾に付いているカタログ・レゾネのようなものがあった。それが、この本のなかにあるように、大小不同の全図録に纏められるなどとは、思いもしなかった。これを勧めてくれたのも西さんである。西さんには、スケッチ・ブックを見てもらった最初から、本が形をなしてできあがるまで、本当にお世話になった。同氏は勿論、海鳥社の皆さんに感謝する。
なお、当時福岡東病院に勤務していた、作業療法士の勝木弘美さんがいなかったら、この本は生まれなかった。あわせて勝木さんに感謝する。

二〇〇九年五月十二日

菅　正明

菅　正明（すが・まさあき）1926年，福岡県若松市（現・北九州市若松区）に生まれる。1949年，医師国家試験合格。1950年，医籍登録。現在，医療法人親和会介護老人保健施設「しんわ苑」勤務。
訳書に，H．ラスク・P．ホワイト『心臓血管病のリハビリテーション』（診断と治療社），H．クレープサトル『メイヨーの医師たち』（近代出版）がある。

ことばを超《こ》える
中村京亮の素描 — 失語症《しつごしょう》の世界《せかい》から

■

2009年6月25日　第1刷発行

■

著者　菅　正明
発行者　西　俊明
発行所　有限会社海鳥社
〒810－0074　福岡市中央区大手門3丁目6番13号
電話092（771）0132　FAX092（771）2546
http://www.kaichosha-f.co.jp
印刷・製本　九州コンピュータ印刷
ISBN978－4－87415－736－7
［定価は表紙カバーに表示］